兰州大学教材建设基金项目
兰州大学医学人文系列教材

主　编　张云德
副主编　张　鹏　乔　昆　张　艺　万平新
编　委　王　丽　李丽君　朱荣康　郭建娜

医患沟通学

STUDY ON DOCTOR-PATIENT COMMUNICATION

医学人文系列教材编委会组成人员
主　　任　王维平
副主任　张云德　张新平　宋焱峰
执行主任　张云德
编　　委　杨　静　张　艺　乔　昆　唐秀花
　　　　　郭鹏军　张晓兰　秦仪燕

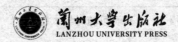

兰州大学出版社
LANZHOU UNIVERSITY PRESS

图书在版编目（CIP）数据

医患沟通学 / 张云德主编. -- 兰州：兰州大学出
版社，2017.12
ISBN 978-7-311-05268-3

Ⅰ．①医… Ⅱ．①张… Ⅲ．①医药卫生人员－人际关
系学－教材 Ⅳ．①R192

中国版本图书馆CIP数据核字(2017)第310221号

策划编辑　梁建萍
责任编辑　马继萌
封面设计　郇　海

书　　名　医患沟通学
作　　者　张云德　主编
出版发行　兰州大学出版社　（地址：兰州市天水南路222号　730000）
电　　话　0931-8912613(总编办公室)　0931-8617156(营销中心)
　　　　　0931-8914298(读者服务部)
网　　址　http://press.lzu.edu.cn
电子信箱　press@lzu.edu.cn
印　　刷　兰州北辰印务有限公司
开　　本　787 mm×1092 mm　1/16
印　　张　13
字　　数　258千
版　　次　2018年1月第1版
印　　次　2018年1月第1次印刷
书　　号　ISBN 978-7-311-05268-3
定　　价　26.00元

（图书若有破损、缺页、掉页可随时与本社联系）

总　序

　　医学的本质是人学，作为研究人类健康与疾病的科学，医学在本质上具有两重性：一方面，表现为其内在的科学性；另一方面，它无时无刻都需要人文精神的滋养与维护，又表现出其内在的人学特性。医学从来都不是一门与社会文化和人文精神无关的纯自然科学，特别是在高科技的临床应用取得重大成果之后，医学也因在很大程度上忽视人文关怀而付出了沉重的代价。特别是近年来发生的医患关系纠纷个案中，大多同医务人员的情感、爱心、同情心、责任心、法律意识以及知识面都有一定关系。正如世界医学教育联合会在《福冈宣言》中所指出的："所有医生必须学会交流和人际关系的技能。缺少共鸣（同情）应该看作与技术不够一样，是无能力的表现。"医务人员只有走出"健康维修工"的错误认知，将对患者治疗的过程从修理机器零部件转向人与人的交流，才能真正实现作为医生的人对作为患者的人的帮助和鼓励，促进医患关系和谐发展，减少医疗纠纷和医疗事故的发生。

　　医学模式作为人们思考和研究医学问题时所必须遵循的总的原则和基本出发点，是人们从总体上认识健康和疾病以及相互转化的哲学观点，它包括健康观、疾病观、诊断观、治疗观等，影响着特定时期整个医学工作的思维及行为方式，从而使医学带有一定的倾向性、习惯化的风格和特征。不同历史发展阶段有着不同的医学模式，每次医学模式的转型也必然带来一系列关于医疗与健康认识及行为方面的重大变革。人们依据医学模式的发展来解决人类的健康与疾病问题，确定诊断标准，选择治疗手段，解释疾病发生、发展及其转归的机制，进而形成相应的理论。目前的"生物—心理—社会医学模式"从自然和社会两个方面揭示了人的本质属性，即人既是自然界的人——生物人，又是生活在一定社会中的人——社会人；因此，新的医学模式主张在更高的层次上把人作为一个整体来认识，从生物学、心理学、社会学等诸多范畴来认识人类的健康疾病，认识医学的功能，从而对医生的知识结构和整个素质提出新的要求，既要提高其专业素质，也要提高其人文素养。医学教育必须遵循这种医学模式来组织教学、设置课程、培养医生。不仅应该培养医学生的科学精神，还要培养他们的人文精神。

医学人文是一种围绕医学发展，与医疗现象密不可分，并且与文化传统、伦理道德、法律规范和人们的生活方式、交往方式、认知方式及行为方式等息息相关的精神和价值取向，包括人们对生命及个人的独特价值的尊重，对自然及文化传统的关怀，对人的整体性的认同，对不同观念的宽容，对群体合作生活的真诚态度等。随着社会的发展，充满人性关怀的医学人文精神越来越在现代医疗进程中发挥重大作用。正如著名医史学家西格里斯（H. Sigerist，1892—1957）曾做出的精辟论述："医学的目的是社会的，它的目的不仅是治疗疾病使某个机体康复，还是使人调整以适应他的环境成为一个有用的社会成员。每一个医学行动始终涉及两类当事人：医生和病人，或者更广泛地说，医学团体和社会，医学无非是这两群人之间多方面的关系。"现代研究表明，除了生物、分子和遗传等方面的致病因素外，社会行为是致病的重要因素。这一研究结论揭示出医学中的人文部分已成为医学行为与医学教育中不可忽视的重要内容。

在本系列教材成书之际，感谢兰州大学教务处给予的资助，也感谢兰州大学医学院、兰州大学基础医学院、兰州大学马克思主义学院领导对我们的大力支持，同时特别感谢兰州大学党委郭琦副书记从立项、编写、审定、出版过程中给予的指导与支持，也感谢编委会全体成员和各教材编写组各位成员的积极努力。由于编写时间和编写人员水平有限，本书难免存在一些不足之处，还望广大读者不吝赐教，以便今后修改完善。

医学人文系列教材编委会

2017年2月8日

前　言

　　医患沟通学是研究医患沟通现象及其基本原则和发展规律的科学。它涉及沟通者在医学实践活动中的思维方式、价值诉求和行为准则；更深层次上讲，是人类对自身的认知、觉醒以及权利维护的基础。作为医疗行为过程的关键环节之一，它与社会生活状态、生活方式及人们对自我的认知具有直接的关系，具有多学科性、社会性、历史性、人文性、规范性与合法性等方面的特点。越来越多的研究也都显示了医生与患者及其家属之间良好的交流沟通在获取患者信息、建立良好的医患关系、加深双方感情沟通中具有重要的作用。

　　"医学之父"希波克拉底说过："医生有三宝，语言、药物、手术刀。"这一理念在国外很早就得到认同，并依此开展了医患沟通研究。特别是1973年、1974年美国相继颁布的《患者权利法案》《患者权利》，1974年法国的《患者宪章》中都提出医患沟通的基础是知情同意权，要通过沟通交流的方式来解决医疗过程中出现的最基本的医患问题。在1986年伦敦"医学关系国际讨论会上"，欧美各国的专家一致认为随着医学模式的转变，通过学习和掌握与患者交流沟通的技巧是通往成功的一条理想途径。1987年，英国医学会把对医生交往能力的评估作为医生资格考试的一部分。1989年3月世界医学教育联合会在《福冈宣言》中指出，所有医务人员都必须学会与患者沟通交流，缺乏沟通就如缺乏技术一样是不合格的表现。2002年4月，国际医学教育研究所公布的临床医学本科《医学教育全球最低基本要求》，将职业价值观、态度、职业行为和职业伦理，医学科学基础知识，交流技能，临床技能，人群健康和卫生保健系统，信息处理，批判性思维和研究等7种基本核心能力作为医学院校毕业生应具备的基本技能。综上，国外尤其是发达国家很早并且越来越重视医疗活动中医患之间的沟通，对医患沟通的研究也越来越深入。

　　医患沟通学在我国的研究起步比较晚。教材建设上，从1989年王孝军提出了建立"医学语言学"这一边缘学科的设想到2003年9月国内关于医患沟通的第一部正式教材由南京医科大学王锦帆教授主编并出版经历了14年的时间，到2005年11月教育部把"医患沟通"增添到"十一五"国家级教材（课程）的目录中经历了16年时间。制度建设方面，从2000年重庆医科大学附属儿童医院在全面实行"患者选医生"的基础上推行"医患沟通制"已有17年的历程。对医患沟通的认知上，正如2002年在重庆召开的全国医患沟通现场经验交流会上，时任卫生部副部长的朱庆生所指出的："医患沟通是一门艺术，是医务人员的必修课程，是解决医患争议的重要途径。"会上明确指出医患交流是每一位医务人员的必备技能，通过医患沟通来缓解医患对立情绪是医学人性化的基本要求。总体上，近几年越来越多的医学院校都已开设了医患沟通学课程，成立了医患沟通研究机构，有一大批专家学者投入医患沟通学的研究中。虽然目前关于医患沟通的研究还停留在规章制度层次和实践应用层面上，理论上的探索和研究尚处于起步阶段，但我们相信在不远的将来，这一学科会成为医学人文，乃至医学领域的一个重要支柱。

本教材是在编写组成员对沟通对象困境分析、认知的基础上，以心理技术为手段、以不同科室病种特点为依据、以法律原则为起点、以伦理原则为终点，从原则、内容、方法等方面对不同情境下的医患沟通进行了讲述。内容分配上：第一、二、三章为总论；第四、五章为方法论；第六、七、八、九、十章为分论；第十一、十二、十三章为医疗纠纷中的沟通专论。本教材采用了最新资料和学术成果，重视理论联系实际，论述简明扼要，努力探索了我国医患沟通学科的基本体系和研究框架，内容较为全面，说理深入浅出、通俗易懂，具备较强的理论性、科学性、启发性、系统性和可操作性。

为了使医患沟通学的教学更加适应医学生行医观念与能力培养的需要，本教材从医患沟通的实践出发，结合我国卫生改革与发展的趋势，参考教育部等部门关于临床医学教育认证的相关要求，在编写过程中力求最新、实用。本书既可作为医学院校各专业、各阶层有一定医学知识的学生教学用书，又可作为各级卫生行政部门管理人员的培训教材，还可作为执业医师考试参试者的参考书。本教材在编写风格上力求语言简练，观点明确，着重向读者阐述在我国进行医患沟通的基本知识和相关理论。并且在语言文字表达的严谨、质量的提升上花费了大量宝贵的时间，我们力求完美，尽力完善。

在本教材成书之际，感谢兰州大学教务处给予的资助，也感谢兰州大学医学院领导对我们的大力支持，同时也感谢教材编写组的各位成员的积极努力。在教材编写分工上，兰州大学的张云德老师负责设计并进行了多次修改；中国人民解放军兰州五里铺干休所的张鹏医生、兰州大学的乔昆老师、兰州大学第一医院的张艺主任、甘肃省靖远县中医院的万平新医生四位副主编分别负责了不同稿件版次的编写、修订工作；张云德老师所指导的研究生王丽、李丽君、朱荣康、郭建娜分别参与了不同章节的资料收集、编写和修改工作；所有人员共同对稿件进行了多次审核，最终由张云德老师进行了审定。另外，兰州大学第二临床医学院2013级的高亚和周鹏同学参与了前期资料收集和部分章节初稿的起草工作，在此一并致谢。

由于编写时间和编写人员水平有限，本书难免存在一些不足之处，还望广大读者不吝赐教，以便今后修改完善。

编者：张云德

2017年7月11日

目　录

绪　论

第一节　医患沟通学概述

一、医患沟通学的定义

（一）医患沟通学的概念

医患沟通学是研究医患沟通现象及其基本原则和发展规律的科学。它涉及沟通者在医学实践活动中的思维方式、价值诉求和行为准则，更深层次上讲，是人类对自身的认知、觉醒以及权利维护的基础。作为医疗行为过程的关键环节之一，它与社会生活状态、生活方式及人们对自我的认知具有直接的关系，具有多学科性、社会性、历史性、人文性、规范性与合法性等方面的特点。

（二）医患沟通学的特点

1.多学科性

医患沟通学研究的是医患沟通过程中出现的一系列现象，包括沟通者的思维方式、价值诉求、行为准则以及社会生活状态、生活方式和自我认知等内容。因此医患沟通学必须在哲学、医学基础上，借鉴和运用其他学科知识进行综合研究，需借鉴的学科涉及伦理学、心理学、社会学、法学、语言学和经济学等。

2.社会性

医患关系是一种特殊的社会关系，它不同于人们的一般交往活动，是以患者的健康利益为核心的人际沟通，其直接表现形式是患者与医生的关系，但隐含的是医疗群体、医疗制度与求医群体或人们的健康利益的关系，所以它具有典型的社会性。比如医患沟通学在研究方法上，通过对不同人群、地域、诉求的表象以社会学的分析方法进行归纳、测量、总结而形成的医患沟通规律，并将此规律用于指导具体医学实践，建立和谐友好的医患关系。又如，医患沟通学在研究内容上就是保障和促进人们健康利益这一社会价值的实现。

3.历史性

医患沟通的历史与医疗行为的历史同样久远。自医生这一职业独立存在以来，问诊、病程陈述等就被作为必要的诊疗内容。医患沟通古已有之，但目前发现的古代文献主要是以问诊为主要内容的病程陈述和医生行医要求方面的记述，相对来说医患交往的案例不少，但理论记述少见。如"医者仁心"所指的并不仅仅是医者要有仁慈之心，也包含了医者在对待患者时的一种方式，类同于我们今天的"安慰疗法"。近现代以来，随着人类自我关注程度的日益提升和医学事业的发展，以及医疗活动中对患者地位认知的转变，作为患者一方的主体从因机体疾病被动求医到对生命健康利益的主动维护和作为医疗一方的主体面对患者因机体疾病来求医的被动医疗到关注社会及其成员的健康利益，都表现出了一定的历史承继性。

4.人文性

中国传统文化中有"医乃仁术"观念，现代社会强调"以人为本"。医学的发展一直都秉持"以患者为中心"的原则。在医疗活动中医务人员的职责不仅仅是治病救人，还包括在诊疗活动中给予患者关怀、体贴、温暖和帮助。在医疗活动中，医务人员应该尊重患者的人格、维护患者的权益、呵护患者的心灵，全面保障患者的健康利益。

5.规范性

规范性是指在医患沟通中必须遵从一定的道德和医学常规以及民族习惯，以合理、合俗的方式和程序进行相互之间的交往活动，并以此维护健康权益和交往秩序。这主要表现在交往内容的合道德性、价值诉求的合理性、语言及表达方式的兼容性等方面。

6.合法性

医患关系是典型的法律关系，其主体要素、客体要素和内容要素都具有其特定性和指向性，这就意味着医患沟通行为必须遵循法律关系主体应有的权利义务指向，且只有依照法律规范进行沟通才能得到法律的保护，否则，就可能导致违法，损害双方的利益。所以，医患沟通学研究的目标之一就是引导人们进行合法沟通，维护自身合法权益。

二、医患沟通学的原则

(一) 医患沟通学的基本原则

1.维护和促进医学全面发展的原则

现代医学理念和现代医学科技的迅速发展，使人们对医学的认识进入了一个新的阶段，医学的任务不仅仅在于维护个体的健康，更在于提升生命的价值，在这一过程中，沟通是实现医患双方理解、包容和支持的主要手段；而高科技医疗技术与设备的广泛运用，使医务人员对先进设备的依赖性越来越强，对疾病的分析、推理的逻辑思维能力却在衰减，特别是医患之间由于机械的阻隔，沟通时空缩减，医患沟通趋于"人机对话"，医疗活动中"重技术，轻人文"现象日趋严重。为了弥补这方面凸现的不足，必须加强医患沟通的研究，强化医务人员沟通理论和技能的培训，转变医务人员在医疗活动中重视设备检查轻视医患沟通的现象，将医患双方置于平等的地位，在诊疗中既要注意生物致病因素对患者健康的损害，更要关注患者的心理和社会因素，真正做到以患者的健康利益为中心，实现医患间双向有效的沟通，更好地促进医学的发展。

2.尊重"心–身"科学发展的原则

医学的发展，往往与人类对身体和疾病的科学认识有密切联系。随着时代发展，尤其是人对自身认识的不断提升，"人本"观念深入人心，科学对人的审视也越来越全面和系统，对人类疾病产生的心理和社会因素也越来越重视。正如世界卫生组织明确指出的，健康不仅指一个人身体没有出现疾病或虚弱现象，还指一个人生理上、心理上和社会上的完好状态，这就是现代关于健康的较为完整的科学概念。随着"生物—心理—社会医学模式"的出现，一种从生物、心理和社会角度全面系统地维护患者健康的"心–身医学"由此产生。这种医学模式不仅仅关注患者某一器官或者生理机能的病变，更是从生物—心理—社会因素综合考察患者的健康问题，提出了"综合–整体性医学学科"。据此，医患沟通学要顺应医学的发展，重视从心理、社会、环境等多方面综合研究。

3.依法保障人格尊严的原则

人格尊严权是人的一项基本权利。在医患沟通中医患双方享有平等的人格权利，对于医患双方的人格尊严权，法律有如下规定，《宪法》第三十八条规定："中华人民共和国公民的人格尊严不受侵犯。禁止用任何方法对公民进行侮辱、诽谤和诬告陷害。"《民法通则》第九十八条规定："公民享有生命健康权。"第一百零一条明确规定："公民、法人享有名誉权，公民的人格尊严受法律保护。"《消费者权益保护法》第十四条也明确规定："消费者在购买、使用商品和接受服务时，享有其人格尊严、民族习惯得到尊重的权利。"《执业医生法》第二十一条规定："医生在执业活动中，享有人格尊严、人身安全不受侵犯的权利。"《侵权责任法》第六十四条规定："医疗机构及其医务人员的合法权益受法律保护。干扰医疗秩序，妨害医务人员工作、生活的，应当依法承担法律责任。"医患沟通学的研究应以宪法、法律为依据，正确揭示医患沟通中人格尊严的实现规律，并将之应用于指导医务人员和医学生的医疗实践。

4.尊重医学人文发展的原则

随着生命科学研究的深入和"生物—心理—社会医学模式"的提出，人们已经认识到生物医学模式的局限性，开始立体化、网络化、多维度地审视健康和疾病问题，回归人、回归社会、回归人文成为医学发展的新趋势。医学的人文化发展强调以人为本，不仅要对患者进行躯体疾病的治疗，更需要在医疗过程中对患者施以人文关怀和照料。医患沟通学就是在此基础上应运而生的一门新型学科，其目的在于培养医务人员的人文精神，为医患之间建立相互信任、相互尊重、相互理解、相互帮助的和谐医患关系奠定良好的基础。

（二）医患沟通学涉及的伦理原则

1.人道主义原则

自古以来，医学发展遵循的首要原则就是"以人为本"和"以患者为中心"。人道主义主张以人作为处理问题的出发点和核心，是关于人、人性、人的本质、人的价值和人的自由发展等问题为核心内容的理论体系。人道主义原则的本质在于肯定人的价值与尊严，重视与促进人的自由和全面发展，其核心就是要尊重人权。[①]在医疗活动中人道主义的核心首先是关心、爱护、同情患者，平等、负责地对待患者。当患者在经受病痛折磨时，医务人员应本着人道主义的精神对待和关心患者，向患者提供无条件的人道主义关怀，包括关怀患者的生命。其次，要维护患者的人格尊严。患者因地位特殊而造成了他们特殊的尊严需求，患者的尊严需求理应得到医务人员的维护和理解。最后，要尊重患者的一些特有权利。比如，知情同意权、医疗隐私权、放弃治疗（甚至放弃生命）的权利等，这些权利的实现都是从人性的角度对患者利益的保护。

2. 同情原则

在医疗活动中，医务人员对患者是否抱有同情心是医患之间能否良好沟通的关键。对于患者来说，由于缺乏专业的医疗知识和对疾病的了解，在治疗过程中总认为自己的疼痛很突出，疾病很严重，希望得到医务人员的同情。但医务人员由于职业原因对这种现象已经"司空见惯"，从而容易对患者表现出冷漠的态度。如果患者感到医务人员缺乏同情心，就会对医务人员产生不信任，不能与医务人员进行有效的沟通，即使是有沟通，也只是单纯的治疗层面而不会涉及深层次内容。因此，医务人员只有对患者抱有同情心，医患之间才能有效沟通，这样获取的疾病治疗信息才更加真实可靠，对疾病的诊断和治疗也会更加有利。

3. 仁爱原则

"医乃仁术"，道德是医学的本质特征，医务工作者在社会生活中担负着护卫生命安全和维系生命质量的任务。医学工作的特殊性质要求医务人员具有高尚的道德情操。在医疗活动中，医疗效果不但与医疗技术、医疗设备直接相关，而且与医生的职业道德也直接相关。历代医家皆认为，高尚的道德修养是优秀医生的重要品质，只有品德高尚的人才能做好医生，仁爱是品德高尚的一种外在表现。

医学是一门直接面对人的学科，医疗活动是以患者而不是以疾病为中心。医疗机构只有把患者的利益放在首位，坚持以患者为中心，仁爱至善，以医务人员仁爱的胸襟、至善的心灵，才能取得患者的信任和肯定，只有心存善念，以仁爱为根基，加强医患之间的沟通和联系，构建和谐医患关系，医院才能适应构建和谐社会的需要，并为自身发展创造和谐有利的条件，才能和谐而持续地向前发展，才会在各种竞争中立于不败之地。[②]

4. 平等原则

平等意识是现代社会成员的基本素质之一。就医患关系中来看，所谓平等，一是医患双方在人格尊严上是平等的，没有高低贵贱之分；二是平等对待所有的患者，在医务人员

[①] 李炳坤：《我国医疗服务中的关怀伦理探析》，南华大学2012年硕士学位论文，第31页。
[②] 李炳坤：《我国医疗服务中的关怀伦理探析》，南华大学2012年硕士学位论文，第33页。

眼中应只有患者，而不能以地位取人，以财富取人，以相貌取人，对患者有亲有疏。[①]当今社会，年龄、辈分、职位、收入等存在差异，但人格没有高下之分，所有人在人格上都是平等的。在医疗活动中，医务人员所面对的都是在心理或生理上存在缺陷的人，这就要求他们更要以平等的态度对待患者，决不能摆出高人一等、居高临下的架子。在诊疗活动中只有平等地对待患者，才能保证沟通的顺利进行。

5.尊重原则

尊重是伦理学的基本原则，也是医学的核心价值观。相互尊重、理解和信任是医患沟通和协调医患关系的基础，也是化解医患之间矛盾和解除彼此隔阂的基本原则。尊重原则的内容体现在三个方面：首先，尊重患者的生命和生命价值。这是人道主义最基本的要求，无论医学如何现代化，医学的对象始终是有尊严的人，要以人为本。其次，尊重患者的人格和尊严。对待患者，医务人员要一视同仁，而不能由于医疗之外的原因对患者有亲疏远近之分。最后，作为医务人员，要尊重患方的自主权，也就是尊重他们的决定。在医疗活动中，医务人员要尊重患者的知情权，让患者充分了解有关疾病的信息。在选择治疗方案时要充分尊重患者的同意权和自主选择权，而不能私自替患者做主。

6.“至善”原则

医疗机构是全面体现仁爱、博爱精神的单位，医务人员是实施和延续仁爱、博爱的单元。医疗机构“至善”体现在为患者提供舒适的就医环境、简便的就医流程、热情的医护服务、耐心的诊疗讲解、合理的诊疗保障制度等。医务人员的“至善”体现在诊疗过程中，提供热情服务、细心体检、耐心沟通、充分尊重、时刻关注患者的需要及心理、情感的抚慰、站在患者的角度体察患者的感受、帮助患者、安慰患者等。医疗制度的“至善”体现在卫生政策和法规的制定中，意味着对患者个体的关照延伸到对群体的关照，确保每个公民都能分享医学技术的成就。[②]

（三）医患沟通学涉及的法律原则

1.依法行医原则

依法行医是医务人员行使权利的最基本原则，是开展一切医疗活动的前提和保障。医务人员作为享有特殊授权的公民应当在遵守国家宪法和法律的同时，还必须遵守有关的医疗卫生管理法律、行政法规、部门规章和诊疗护理规范、常规。这是医务人员在诊疗服务中的最主要义务，同时也是医务人员作为行政相对人应向医疗机构履行的最基本职责。因为遵守卫生法律法规及各项规章制度、规程是避免医疗过错和医疗事故的第一道防线，也是判定医务人员行为是否造成医疗事故的重要依据。随着科技水平的飞速发展，医学诊断和治疗过程日益专业化和复杂化，用法律手段规范行为更显必要和迫切。医务人员应树立

---

① http://blog.sina.com.cn/s/blog_62bae1640100gpen.html

② 李怀东：《医学人文关怀的基本内涵》，载《中国医学伦理学》2012年第4期，第537页。

牢固的法律意识，学习掌握与医疗卫生行业相关的法律、法规和医学技术规范，并按照法律规定开展相关诊疗活动，坚持依法行医。[①]

2.隐私保护原则

隐私保护原则既是一项伦理原则也是一项法律原则。《执业医师法》和《医务人员医德规范及实施办法》均对隐私保护做出了规定。在医疗活动中，医务人员应当发扬人道主义精神，关心、爱护、尊重患者，不但要医治患者躯体上的病痛，而且还要慰藉、感动患者的心灵。同时，由于医疗活动的特点，患者主动或被动地向医务人员介绍自己的病史、症状、体征、家庭史以及个人的习惯、嗜好等等隐私和秘密，这些个人的隐私和秘密应当受到保护。随着人们自我意识的增强，越来越多的人认为患者的病情、治疗方案也属于当事人的隐私，也应当受到保护。患者的就医行为，本身包含着对医务人员的高度信任，包括把生命都托付给了医务人员，与此相适应，医务人员有保护患者隐私的执业义务。

3.告知原则

《执业医师法》第二十六条规定："医师应当如实向患者或者其家属介绍病情，但应注意避免对患者产生不利后果。"《医疗事故处理条例》第十一条规定："在医疗活动中，医疗机构及其医务人员应当将患者的病情、医疗措施、医疗风险等如实告知患者，及时解答其咨询。"《医疗机构管理条例实施细则》第六十二条规定："在实施手术、特殊检查、特殊治疗时，应当向患者作必要的解释。因实施保护性医疗措施不宜向患者说明情况的，应当将有关情况通知患者家属。"这些规定都明确限定了医疗机构及其医务人员不得拒绝患方的告知请求，并有义务及时、主动地就相关医疗行为对患方告知说明。

4.知情同意原则

知情同意原则包含患者的知情权和同意权两项内容，对于患者的知情同意权，我国《执业医师法》第二十六条规定："医师进行实验性临床医疗，应当经医院批准并征得患者本人或者其家属同意。"《医疗机构管理条例》第三十三条规定："医疗机构施行手术、特殊检查或者特殊治疗时，必须征得患者同意，并应当取得其家属或者关系人同意并签字。"《医疗事故处理条例》第十条第一款明确规定："患者有权复印或者复制其门诊病历、住院志、体温单、医嘱单、化验单（检验报告）、医学影像检查资料、特殊检查同意书、手术同意书、手术及麻醉记录单、病理资料、护理记录以及国务院卫生行政部门规定的其他病历资料。"同时，为了保证资料的客观性，其第二款还规定："患者依照前款规定要求复印或者复制病历资料的，医疗机构应当提供复印或者复制服务并在复印或者复制的病历资料上加盖证明印记。复印或者复制病历资料时，应当有患者在场。"这些法律法规，都直接或间接地强调了在医患沟通过程中必须坚持知情同意的原则。

---

① 张品南、夏作利、朱海乐：《从医学人文视角看医患沟通及其法律责任》，载《医院管理论坛》2012年第11期，第7页。

5.权利保护原则

1964年的《赫尔辛基宣言》明确指出患者享有生命权、身体权、健康权、得到公平的医疗服务、及时被抢救、知情同意权、隐私权和保密权、尊重权、赔偿权等权利。[①]医疗机构和医务人员在医疗活动中，要注重以上权利的保护。首先，把患者生命健康放在首位，把治病救人作为首要职责。《民法通则》第九十八条规定："公民享有生命健康权。"《医疗机构管理条例》第三条规定："医疗机构以救死扶伤，防病治病，为公民的健康服务为宗旨。"其次，要详细向患者告知与疾病诊疗有关的情况，包括风险、治疗措施、预后注意事项等，保障患者的知情同意权和选择权。《医疗机构管理条例》第三十三条规定："医疗机构施行手术、特殊检查或者特殊治疗时，必须征得患者同意，并应当取得其家属或者关系人同意并签字。"同时，在发生医患纠纷的情况下，要保障患者获得合理赔偿的权利，对此，2002年实行的《医疗事故处理条例》，从医疗事故认定、赔偿、处罚等不同方面对医疗事故处理进行了规范。

三、医患沟通学研究的内容、方法与技巧

（一）医患沟通的内容

在诊疗活动中，医患沟通的内容比较广泛，以疾病的诊断、治疗方案、救治风险、预后情况的解释说明为主，同时伴随着广泛的信息交换。诊疗相关信息是医患沟通中最重要的内容。与诊疗活动密切相关的患者疾病诊断情况、治疗方案、手术风险、疾病预后等信息是医患沟通的主要信息，是患者最关注的信息，也是医方最需要交代的事项。以上信息通常以知情同意书、术前谈话书、病情通知单等载体形式表现，医患双方就以上信息展开交流，增强患者对医疗过程的理解，有利于患者配合诊疗工作的开展，促进患者疾病的恢复。除了诊疗相关信息外还包括其他与医院管理相关的信息，如医保政策、科室人员坐诊信息、就诊流程、环境卫生等。这些因素与诊疗工作本身关系不密切，但也常常会受到患者的关注，需要进行有效的沟通。[②]

（二）医患沟通的方法

1.预防为主，有针对性地沟通

在医疗活动过程中，要善于发现有问题的患者，将其列为重点沟通对象，了解具体情况，有针对性地与之进行交流、沟通。

2.变换沟通者

在医疗活动中，如果主治医师与患者及其家属的沟通出现问题难以继续时，应另换其

---

① 董玉坤、刘宇：《尊重患者权利　重视告知与沟通　化解医患纠纷》，载《现代医院管理》2009年第2期，第7-9页。

② 丁宗禅：《医患沟通存在的问题及沟通研究——以昆明市妇幼保健院为例》，云南大学2013年硕士论文，第59页。

他医务人员进行沟通。同样，患者及其家属无法与医务人员沟通时，要重新选择代表与医务人员沟通。

3.书面沟通

为加强沟通的效果，要把语言沟通和书面沟通相结合，对一些常规问题，医院应印制宣传单放置于醒目处供患者取阅了解，对一些重大问题，如有危险性的手术、高额费用的检查和病危通知等都要做书面沟通。

4.协调统一后沟通

主治医师在诊治时对无把握的病症要寻求上级医师帮助，确诊后再与患者沟通。对诊断不明或疾病出现变化的，医务人员先要内部统一，再由一位医务人员与患者沟通，避免使患者和家属产生不信任和疑虑的心理。

5.实物对照讲解沟通

对于一些患者不了解的疾病，如心脏病、呼吸道疾病、肿瘤等，医务人员可以利用医学图谱或实物标本对照讲解沟通，增加患者或家属的感官认识，便于患者或家属对诊疗过程的理解与支持。

6.集体沟通

对数量较大的同类疾病患者，医院可以将患者或者家属召集起来，以培训的方式与之沟通，以减轻医务人员的工作压力，促进患者之间的相互交流。

（三）医患沟通的技巧

1.言语沟通技巧

所谓"言语沟通技巧"，是指使用言语并诱发言语的一种手法。作为一名合格的医务工作者，第一，要在沟通中使用恰当的词句。医务人员应当熟练运用的语言有：安慰性语言、鼓励性语言、劝说性语言、积极的暗示性语言、指令性语言。第二，要注意引导与患者之间的谈话，合理把控谈话内容，准确抓取与疾病相关的信息。同时，要重视医患之间的交流互动，医患之间切记自言自语、各说各话。

2.非言语沟通技巧

所谓"非言语沟通技巧"，是指使用表情动作、行为和举止等进行的沟通与交流。医患之间的非言语沟通技巧包括：第一，医方要多用超语词性提示直接沟通，超语词性提示是指我们说话时所用的语调、所强调的词、声音的强度、说话的速度以及抑扬顿挫等，它们会起到帮助表达语意的效果；第二，医患双方要多用目光接触沟通，目光接触可以使对方获得尊重感，并能帮助谈话双方的话语同步、思路保持一致；第三，医患之间要通过面部表情沟通，以微笑、惊愕、迷茫、困惑、疑问等情感来表达鼓励、不信任、不清楚、不理解、怀疑等内容，在不直接语言刺激患者的条件下实现沟通；第四，医患之间可以通过适当的身体接触实现沟通，尤其是与患儿的沟通；第五，医患之间多用肢体语言进行沟通，如挥手、耸肩、点头、摇头等。

第二节　医患沟通学的历史发展

一、国外医患沟通学的历史发展

国外很早就开展了医患沟通研究。"医学之父"希波克拉底说过，医生有三宝，语言、药物、手术刀，说明了沟通在医疗过程中的重要性。18世纪到19世纪初，美国的医生已经实行知情同意。目前，医患沟通是美国医务人员必备的临床技能之一，也是医学生的必修课程。1973年、1974年美国就相继颁布了《患者权利法案》《患者权利》。1974年，法国的《患者宪章》中提及有关患者知情同意权的问题，其核心就是以知情同意权为基础，建立各级伦理委员会进行最基础的沟通交流，主要是通过沟通交流的方式来解决医疗过程中出现的最基本的医患问题。1986年在伦敦召开的"医学关系国际讨论会上"，欧美各国的专家就医患关系和医患沟通等问题进行了专题讨论，一致认为随着医学模式的转变，通过学习和掌握与患者交流沟通的技巧是通往成功的一条理想途径。越来越多的研究也都显示了医生与患者及其家属之间良好的交流沟通在获取患者信息、建立良好的医患关系、加深双方感情沟通中具有重要的作用。1987年，英国医学会把对医生交往能力的评估作为医生资格考试的一部分。1989年3月世界医学教育联合会在日本福冈发表宣言指出，所有医务人员都必须学会与患者沟通交流，缺乏沟通就如缺乏技术一样是不合格的表现。2002年4月，国际医学教育研究所公布了临床医学本科《医学教育全球最低基本要求》，阐述了医学院校毕业生应具备的7种基本核心能力及60条要求，这7种基本核心能力是：职业价值观、态度、职业行为和职业伦理；医学科学基础知识；交流技能；临床技能；人群健康和卫生保健系统；信息处理；批判性思维和研究。[①]2006年2月，英国政府出台了《我们的医疗，我们的关心，我们的意见——公共服务新指南》白皮书，为英国国家卫生体系由医院过渡到社会提出新的建议，并明确规定了5个方面的改革。这5个方面的内容中，第3条明确提出"要改进医患之间信息沟通渠道"。[②]综上，国外尤其是发达国家越来越重视医疗活动中医患之间的沟通，对医患沟通的研究也越来越深入。

二、国内医患沟通学的历史发展

与国外相比，我国对医患沟通的研究起步比较晚。1989年我国学者王孝军提出了建立"医学语言学"这一边缘学科的设想，以培养医学院学生的沟通交流技巧，为未来成为一名合格的医务人员打下基础。最早将医患沟通制度化的是重庆医科大学附属儿童医院，

---

① 冯军强：《某综合医院医患沟通现状调查分析与对策引导的研究》，第三军医大学2008年硕士学位论文。

② 崔荣昌：《医患关系中的医患沟通研究》，山东大学2008年硕士学位论文。

2000年重庆医科大学附属儿童医院在全面实行"患者选医生"的基础上，推行了"医患沟通制"。2002年重庆市卫生局将这种制度在全市推广，并得到卫生部重视。年底全国医患沟通现场经验交流会在重庆召开，时任卫生部副部长的朱庆生在会上指出："医患沟通是一门艺术，是医务人员的必修课程，是解决医患争议的重要途径。"会上明确指出医患交流是每一位医务人员的必备技能，通过医患沟通来缓解医患对立情绪。2003年9月由南京医科大学王锦帆教授主编的《医患沟通学》教材正式出版，这是国内关于医患沟通的第一部正式教材。该书出版后，在医学教育领域广受关注，一些高校以此书为教材开设了医患沟通学的课程。

2005年11月，教育部把"医患沟通"增添到"十一五"国家级教材（课程）的目录中。北京大学七年制医学生进入临床后，在完成临床理论和临床技能主渠道教学，学校启动了医学生临床阶段素质教育课程体系工程，除了专业素质以外的人文素质、品德素质、外语素质、文化素质、心理素质、身体素质以及相关的能力培养均纳入素质教育课程体系轨道，尤其是人文素质教育课程常年滚动开设。在人文类课程中学校开设了18学时的人际交流课程。[①]近几年，越来越多的医学高校开始开设医患沟通学课程，成立医患沟通研究所，一批专家学者致力于医患沟通学的研究。但总的来说，关于医患沟通的研究还停留在规章制度层次和实践应用层面上，理论上的探索和研究尚处于起步阶段。

三、国际趋势

随着社会的发展和人们生活水平的提高，人们对健康的需求不只是满足于疾病的防治，而是要求生活质量的提高。人们对预防保健服务、心理服务和社会服务需求的不断提高，推动着医学模式的巨大转变，使得医学理论和实践拓宽到了人的心理、社会、行为和环境等方面。在临床医学上，医务人员从关注疾病向关注患者转变，重视对患者的关怀和尊重。医患沟通模式也逐步从"以医生为中心"模式向"以患者为中心"模式的转变。在这种情况下，医患沟通学的研究也不再局限于医患之间与疾病直接相关的沟通，而是充分吸收其他学科的相关理论和知识，如心理学、伦理学、社会学、经济学等，来综合研究心理因素、社会因素、经济因素、个人行为因素和环境因素等对患者健康的影响，以便能更好地为患者的健康服务。重视医务人员人文关怀养成的研究，注重将医疗技术和人文关怀相结合共同促进医学的发展。

---

① 周庆环、李红、王杉等：《北京大学七年制医学生人际沟通能力培养模式初探》，载《医学教育》2003年第6期，第13-15页。

第三节　医患沟通学与其他学科的关系

一、与伦理学的关系

医患沟通是协调医患这一社会关系的重要途径和手段，是应用伦理原则和道德规范调整医患关系以建立良好医疗环境的过程。一方面，表现为理论与现实的关系。医学伦理学的原则和道德规范是医患沟通学研究的主要内容之一，只有以伦理原则和道德规范来限制沟通行为，才能保证医患沟通过程中对人的生命及生命价值的尊重，充分维护医患的基本权利。另一方面，表现为内容与形式的关系。伦理原则和道德规范是医患沟通中必须遵循的基本内容之一，而医患沟通学则是对这一内容应用于医患关系的具体方法和展示手段。可见，医患关系作为医疗过程中人们之间最基本的关系，表现着普遍的伦理特征，其研究必先以伦理道德为基础，才具有正当性与合理性，伦理道德不仅为医患沟通确立价值导向，而且也为其提供行为规范和准则。没有医学伦理学，医生就会变成没有人性的技术员、修理器官的匠人或者无知的暴君。[①]

二、与心理学的关系

沟通是指信息的交流和分享，以建立共同的看法。心理学是研究人脑对外界信息的整合形式及内隐、外显行为，因此，医患沟通学与心理学的关系密切。首先，沟通的形式、技巧和效果与心理学关系密切，即沟通的过程自始至终反映、折射着心理学的理论和技术。沟通既然是一种行为，比如交谈或身体姿势、面部表情等，就可以进行观察和描述，在此基础上找出行为中或行为背后隐含的心理活动、心理状态，把这种特定的行为与其隐含的内容做规律性的联系就是行为科学的研究课题之一[②]。可见，沟通的形式及其规律在一定程度上都是心理学科的具体应用，它们是方法与手段的关系。其次，还因心理学的理论、原则和技术是治疗心、身疾病的手段之一，无论是心理问题、精神疾患、心身疾病，还是躯体疾病的治疗都需要通过心理行为的调适、干预来完成，所以，心理学的治疗功能也是医患沟通所服务的目标，它们是内容与目标的关系。

三、与法学的关系

法学所研究的内容是法律的产生、发展和完善的规律，这一过程中既是人类自我觉醒的过程，也是人际关系走向成熟的过程，典型表现为法律规范的不断完善和人们守法意识与维权意识所取得的不断进步。迄今为止，法律已成为近乎覆盖社会生活各个方面的、最完善的、最先进的社会规范系统，并已成为调整人类行为的道德规范之外的另一大规范体系，它与道德规范一起，为人类行为设定了完整的规则；同时它还以其具有的国家强制力

① http：//yh707.njmu.edu.cn/html/lljc/081231ACFCKGJ66G/Index.html

② http：//yh707.njmu.edu.cn/html/lljc/0812310B9K8KIKGH/

这一属性为符合其规范的行为提供保障。所以，医患沟通学与法学的关系就表现出：一方面，法学的发展规律为研究医患沟通提供了范式，为我们研究在医患关系中所表现出的权利的保护与建立和谐人际关系指明了方向；另一方面，法律的规定性也为我们从事医患沟通设定了行为准则，保证了医患沟通过程及内容的合法性。如卫生法这一法律子系统内容所涉及的医药卫生事务包括了诊断治疗、医药供给、优生优育、预防与保健、医疗与康复、监督与管理、卫生责任承担与权利救济，以及医患间的相关言语、行为的规范等等，这些都是医患沟通的合法性的有力保障。

四、与社会学的关系

社会学早期是以研究人类群体（社群）的形成、发展、迁徙等规律的科学，随着人类社会流动性的加大，现代意义上其研究更多扩展到了不同类别群体的研究，如疾病高发区域问题研究、疾病易感人群研究等。而医患沟通学从广义的角度讲，其沟通不仅仅是疾病治疗过程中医疗方与患者方的沟通关系，还涉及医疗机构、卫生行政管理部门与社会健康的关系，也就是说，它还具有社会学意义上的社会关系特点。从狭义的角度讲，医患沟通就是医疗方与患者方的沟通关系。可见，从大健康角度讲，医患双方首先是处于一定社会之中的个体或群体，具有特定的社会属性；其次，他们还在医疗活动中扮演着特定的患者，或者某一社会健康状况的群体角色，或者健康指导者或健康维护者的群体角色。因此，医患沟通学与社会学的关系可归结为：一方面，社会学是医患沟通学研究社会健康的基础。医患沟通学以社会学一般原理和方法为基础的研究为在医患沟通过程中及时区分患者类型、准确诊断疾病具有积极的促进作用。另一方面，医患沟通学是社会学研究在人类学方面的发展与完善。社会学研究的结果一般表现为对一群体现象的解读，而医患沟通学研究的结果则要有针对性地对特定人群给予健康保障，虽然它们都是运用社会学的方法来获取社会因素，诸如年龄、性别、社会经济状况、种族和民族、宗教信仰、教育水平和职业等，但两者的目标不同，医患沟通是获取社会因素以正确做出诊断、建立良好医患关系、保障群体健康；而社会学则是获取社会因素以正确分析判断人类社会的发展与变迁，为社会管理提供依据。

第四节　医患沟通学的研究方法和意义

一、医患沟通学的研究方法

（一）文献法

在医患沟通学的研究中，首先要广泛阅读已有的论文、专著、教材、相关机构的报告和内部讲义等。通过梳理前人的研究成果，为本学科的研究打下坚实的基础。

（二）社会调查法

医患沟通学的研究，有许多是实证研究或者是以实证为基础的研究，除了查阅已有的文献资料外，还必须对医疗机构内的医务人员和就医的患者进行实地访谈和发放调查问卷等方式获得关于医患沟通的第一手资料。

（三）专家咨询法

专家咨询法是指选择一些医患沟通领域内的专家或者其他学科，如医学、社会学、心理学、伦理学、管理学、教育学、语言学等方面的专家，向他们咨询关于医患沟通的问题，通过各个专家的意见形成对医患沟通的认识。

（四）总结经验法

总结经验法是指将医患沟通实践中形成的经验，加以整理提炼将其上升为理论。因为经验本身不是理论，只有通过抽象概括，才能具有普遍的意义。

（五）比较研究法

比较研究是指在广泛查阅资料的基础上，比较研究过去和现在、国内和国外关于医患沟通的经验，从中总结相关经验，以供借鉴。

（六）跨学科研究的方法

医患沟通学的研究要广泛吸收和借鉴伦理学、心理学、管理学和思想政治教育等学科的理论知识，进行多学科交叉和综合研究。

二、学习医患沟通学的意义

（一）有助于减少医患纠纷，改善医患关系

目前，医患关系紧张的原因虽然十分复杂，其中，缺乏信任的医患沟通是导致医患关系紧张的主要原因。为改变这种局面，医患双方尤其是医务人员应加强医患沟通的理论学习，提升沟通能力、培养取信能力、增强包容能力、升华平等观念，在与患者理解、互容、尊重中建立良好医患关系。

（二）有助于塑造医学人文精神

医学沟通学，首先是人文理念，其次才是沟通艺术。医学是"仁学"，以人的健康为目的，是人的真善美本性的直接塑造者和实践者。医务人员通过对医学沟通学课程的学习，可以加深对医学"以人为本"宗旨的理解。[1]

（三）有助于提高医疗服务技能和就医质量

医务人员学习医患沟通学的理论和知识，对于在医疗活动中与患者进行高质量的沟通具有很大的帮助。在采集病史时，医务人员的沟通水平直接决定了病史信息的可靠程度，而采集病史的可靠与否直接关系到临床诊断的质量高低。此外，临床治疗是由医患双方共

---

[1] 罗秀梅：《医患沟通的影响因素研究》，暨南大学2009年硕士学位论文，第5页。

同完成的，高质量的治疗必须建立在医患沟通的基础上，医务人员将自己对疾病的认知、对患者个体的了解，以及对治疗的要求，以各种方式传输给患者，并接收其反馈，这个沟通过程直接决定了临床治疗的有效性。所以，医务人员学习沟通技能是改善医患关系、提高患者对医疗服务满意度、减少医患纠纷的重要途径。①

---

① 罗秀梅：《医患沟通的影响因素研究》，暨南大学2009年硕士学位论文，第7页。

第一章　医患沟通概论

第一节　医患沟通的概念

一、医患沟通的定义

根据我国民事法律规定，医患法律关系的参加者为医疗方和患者方。医疗行业是国家实行严格准入的行业，行业法规对医方和患方有明确规定。

医疗方，是指医疗机构及其医务人员。医疗机构包括综合医院、中医院、中西医结合医院、卫生院、疗养院、门诊部、诊所、卫生室（所）、急救中心、急救站、临床检验中心、专科疾病防治院、护理院、其他诊疗机构。医务人员是指依法取得执业资格的医疗卫生专业技术人员，如医生、护士等，他们必须在医疗机构执业。

患者方，主要指患者或者其亲属、监护人等，作为民事法律关系的主体，必须具有民事行为能力。

沟通，在管理学上是指信息经由媒介（语言、文字、表情和手势等）在发送方和接收方之间相互传送，沟通是一个双向互动的过程。

综上所述，狭义的医患沟通是指医务人员和患者之间在医疗卫生和保健工作中，以患者的健康为中心，以医生的操作、指导、引导为主，通过各种有效手段进行的与治疗疾病有关的信息交流和沟通，其目的是使医患双方在治疗方法上达成共识，并建立信任合作伙伴关系，进而科学地对患者进行康复治疗，以达到维护患者健康的目的。广义的医患沟通则是指医疗卫生机构和各类医务工作者以诊疗或非诊疗服务的方式与社会各界进行的沟通交流。其中，非诊疗服务如医疗卫生政策法规的制定和修改、医疗行业技术和服务标准的制定和修改、公民医疗知识的普及和健康教育、保健活动指导及健康生活指导等。

二、医患沟通的任务

医患沟通就是要在医患之间建立起良好的信任与合作关系，共同战胜疾病，恢复健康，同时实现各自恰当的利益。

（一）为患者提供最优的医疗服务

通过沟通，医务人员可以掌握患者翔实的疾病资料，做出准确的疾病诊断，给予患者合理的医学建议，医患双方共同参与治疗方案的制定，在医疗过程中积极配合以达到最佳的治疗效果。

（二）为双方建构和谐的医患关系

通过沟通，医患双方可以增进彼此之间的了解，建立良好的互信关系，减少和消除医疗过程中的误会，争取最理想的医疗结局。

（三）为治疗和医学发展营造良好的环境

通过沟通，在医患之间建立和谐的人际关系，使医务人员能更好地在这一和谐的环境中发挥所长，为患者提供服务；同时，也能使患者更好地认知病情，愉悦地配合治疗。另外，和谐的医患关系对于医学实践、医学创新、医学研究和医学教育具有重要的推动作用。

三、医患沟通在医学活动中的地位和作用

良好的沟通是架起医患双方和谐关系的桥梁，是医疗活动得以顺利进行的重要途径；良好的沟通能够使患者了解更多的医疗知识，认识到医疗技术的局限性和高风险性，增强风险意识；良好的医患沟通也有利于医院服务水平的全面提升和医疗服务行为的规范。医务人员在医疗活动中熟练运用医患沟通技能和医患沟通方法是减少医患纠纷的重要因素之一。

（一）医患沟通有助于建立和谐的医患关系

有调查显示，在各种医患纠纷中，由于医疗技术引起的不足20%，而80%的医患纠纷都是医疗过程中医患双方的沟通不到位或者缺乏沟通所引起的，如果在医疗活动中医患双方能够深入有效的沟通，许多的医患纠纷是可以避免的。[1]医疗服务行业具有一定的风险性和不可预测性，因此医患的及时沟通交流就显得极为重要，若医患之间信息交流不畅，常易使患者造成误解，引起猜疑或不满，为日后的不和谐、摩擦及纠纷带来隐患。医务人员在医疗活动中占有技术信息，应主动真诚地与患者沟通，以使患者能理性地认识医疗活动，加深医患双方的理解、尊重和信任，消除不必要的误解，更好地建立和谐融洽的医患关系。

（二）医患沟通有助于更好地诊断和治疗

在医疗过程中，医务人员只有通过与患者深入细致的沟通，才能全面了解和掌握与疾病有关的信息，做出正确的诊断和治疗。若沟通不畅，患者诉说病史不全，医生询问不当或医生听取患者讲述病史不仔细、不认真，医生将无法收集到完整、准确的病史资料，就有可能发生误诊，导致医疗事故。

（三）医患沟通有助于维护患者的权利

尊重患者权利是维护患者利益的根本保障。在医患关系中，医务人员拥有医学知识和技术，在诊治方案的制定和实施过程中居优势地位，具有不可替代的重要作用。在一般情

---

① 金萍：《医患沟通的方法与技巧》，载《世界最新医学信息文摘》（电子版）2015年第87期，第128-129页。

况下，医务人员不宜完全替患者做主，不应剥夺患者的自主选择权，而使患者处于完全被动接受的状态。患者在个人行为及利益方面有决定权，在医疗方面也有自主决定的权利，我们应尊重患者的正当权利，满足其知情同意的需要。患者对治疗方案有什么想法与要求，是否同意或接受某种治疗措施等问题，只有通过医患交流沟通才能获知，所以加强医患沟通有助于更好地维护患者的知情同意权。

（四）医患沟通有助于培养关爱患者的意识

关爱患者，为患者谋福利，是医疗行业长期以来的优良传统和职业道德规范。医务人员应了解患者的心理状况、生活习惯、行为方式、生活工作环境、人际交往等方面的情况，因为有很多疾病是由于社会适应不良导致精神持续紧张、心理长期压抑或不良的行为方式、生活习惯所造成的。医务人员不仅要有精湛的医术，更要关心患者，善于同患者沟通。加强医患沟通是医疗工作的需要，是关爱患者的体现，也是为患者提供良好医疗服务的需要。

（五）医患沟通有助于提高医务人员的素质

注重沟通，增强沟通意识和沟通技巧，提高沟通能力，做好与患者的交流沟通工作，是医务人员良好职业素质的体现。医务人员要能够通过语言的感召力，疏通协调好医患关系。如果医患关系疏通协调不力，患者的积极性调动不起来，不能增加患者的信心，医务人员将成为无能的"好人"。因而，医务人员应具备良好的语言沟通表达能力，提高了这种能力，也就提高了医务人员的职业素质。

（六）医患沟通有利于医院的可持续发展

患者是医院赖以生存发展的基础。随着社会的发展和医疗改革的深入，患者有了更多的选择权。患者不仅可以选择医务人员提供的治疗方案，而且可以更自由地选择医院，有的还可以选择医务人员。在这种情况下，医院要发展就要努力建立良好的医患关系，努力提高医疗质量和服务水平，扩大自己的知名度，要在社会人群中树立自己完美的形象和形成良好的声誉。只有赢得广大人民群众信任和爱戴的医院才会有更多的就医者。

第二节　医患沟通的主体

医患沟通的主体是指引起并参与到医患沟通过程中的医患关系双方主体，是医患关系中权利与义务的享有者或承担者。一般依他们在医疗行为中的地位不同被区分为医疗方和患者方，双方在医疗过程中因互动而形成的特定相互交往关系被称为医患沟通关系，在此过程中医疗方和患者方扮演着各自的角色，医患双方在角色范围内拥有各自的权利，履行各自的义务。所以，要了解医患沟通关系首先要明确其主体关系——医患关系。

一、医生角色

医生角色是指在医疗过程中，具有一定医学专业知识和技能，并已取得相应职业许可，能为患者进行医疗检查和治疗工作的、在医疗机构执业的医务工作者。

帕森斯认为医生角色具有四种职业特征：第一，技术上的专业性。一个人之所以能够扮演医生角色是因为他经过了专业的学习和技能训练，并获得了相应的资格证书和社会认可。第二，服务的公正性，是指医生应一视同仁地对待患者。第三，职能的专一性，即医生不能滥用其职业特权把患者当作谋利的工具。第四，感情的客观性。医生应保持感情上的中立性，这样可以避免治疗过程的主观性，确保接待患者时的公平性、公正性。

（一）医生权利

医疗服务的顺利开展，得益于患者与医方的配合。因此，必须赋予医务人员一定权利，保障医务人员顺利实施医疗救治，最终保证患者权益的实现。医务人员的权利主要体现在以下几个方面。

1.治疗权

治疗权是指医务人员利用专业知识和技能，为患者恢复健康或维护健康，提供诊断和治疗行为的权利。治疗权是医务人员的一项基本权利。依法取得执业医生资格或者执业助理医生资格，经注册在医疗、预防、保健机构中执业的专业医生，是行使治疗权必备的主体资格。治疗权的内涵包括：

疾病调查权，是指在提供医疗服务活动中，医务人员有权向患者询问与疾病相关的所有情况、进行身体检查等，也可以对与患者生活密切相关的人员进行调查与检查。疾病调查权是治疗权的首要内容。

自主诊断权，是经过临床医学调查和其他必要的检查后，医务人员有权对患者的健康状况或疾病状况做出诊断。任何人或部门不得指使、妨碍医务人员的自主诊断权。

医疗处置权，是指经过调查和诊断后，医务人员拥有对患者采取医疗处置方案的权利。医疗处置权必须由经治医务人员本人实施，该权利不得由其他未参与诊治的医生或非执业医生实施。

2.强制医疗权

通常医疗权的行使应在患者自愿的前提下，经过订立医疗合同才可启动。但特殊情形下，医疗机构对某些患者可以采取强制治疗措施。这种强制性治疗是由国家法律法规明确规定的，以维护社会健康为目的的，针对造成或可能造成社会传播的流行病、传染病，是维护社会公共利益需要的，是一种行政性医疗权利。这种治疗措施不需要在患者的知情同意下进行，但必须在法律授权范围内实施。根据我国目前法律法规的规定，医疗机构基于公共利益实施的强制治疗行为包括：（1）传染病患者的强制治疗；（2）严重精神障碍者的强制治疗；（3）吸毒人员的强制治疗。

3.医学研究权

医学研究权是指医务人员在临床医学实践中，对疾病的治疗与预防进行研究的权利。医务人员的医学研究权并非一项绝对的权利，必须坚持以下原则：（1）患者生命健康至上原则；（2）社会公益原则。

4.人格尊严权

医务人员的人格尊严应受到保护和尊重。《执业医生法》第二十一条规定："医生在执业活动中，享有人格尊严、人身安全不受侵犯的权利。"《侵权责任法》第六十四条也规定："医疗机构及其医务人员的合法权益受法律保护。干扰医疗秩序，妨害医务人员工作、生活的，应当依法承担法律责任。"

（二）医生义务

根据《执业医师法》《医疗事故处理条例》《医疗机构管理条例》及《护士管理条例》等法律法规的规定，在医患关系中医方的法律义务主要有以下几个方面。

1.遵守法律法规及技术操作规范的义务

医务人员作为公民应当在遵守国家宪法和法律的同时，还必须遵守有关的医疗卫生管理法律、行政法规、部门规章和诊疗护理规范、常规。这是医务人员在诊疗服务中的最主要义务，同时也是医务人员作为行政相对人应以医疗机构名义向国家医疗行政管理机关履行的最基本职责。因为遵守卫生法律法规及各项规章制度、规程是避免医疗过错和医疗事故的第一道防线，也是判定医疗机构及其医务人员行为是否造成医疗事故的重要依据。

2.如实记载和妥善保管病历的义务

病历不仅是解决医患纠纷时认定责任的最直接、最有力的佐证，也是记载患者病史资料，进行医学观察、研究或提供医学证明的重要依据。因此许多国家都将如实记载病历规定为医务人员的义务，一旦记载失实被查证属实，医务人员将承担相应的法律责任。

3.如实告知和说明的义务

《执业医师法》第二十六条规定："医师应当如实向患者或者其家属介绍病情，但应当注意避免对患者产生不利后果。"《医疗事故处理条例》第十一条规定："在医疗活动中，医疗机构及其医务人员应当将患者的病情、医疗措施、医疗风险等如实告知患者，及时解答其咨询。"《医疗机构管理条例实施细则》第二十六条规定："在实施手术、特殊检查、特殊治疗时，应当向患者作必要的解释。因实施保护性医疗措施不宜向患者说明情况的，应当将有关情况通知家属。"这些规定，都充分体现了医疗机构及其医务人员所承担的告知说明义务。

4.抢救及转诊的义务

《执业医师法》第二十四条规定："对急危患者，医务人员应当采取紧急措施进行诊治；不得拒绝急救处理。"《医疗机构管理条例实施细则》第三十一条规定："医疗机构对危重人员应当立即抢救。对限于或者技术条件不能诊治的患者，应当及时转诊。"抢救急危患者，是医务人员执业时经常会遇到的情况，如果处理不好，可能会造成医患纠纷或者严重后果，产生不良的影响。

5.保护患者隐私的义务

《执业医师法》第二十二条规定，在执业活动中，医师应"关心、爱护、尊重患者，保护患者隐私"。《医务人员医德规范及实施办法》第三条规定，医务人员应为患者保守医密，实行保护性医疗，不泄露患者隐私与秘密。由于医疗活动的特点，患者主动或被动地向医务人员介绍自己的病史、症状、体征、家庭史以及个人的习惯、嗜好等隐私和秘密，这些个人的隐私和秘密应当受到保护。而且越来越多的人认为患者的病情、治疗方案也属于当事人的隐私，也应当受到保护。

二、患者角色

患者角色又称患者身份，指具有被医生和社会确认的患病者应有的心理活动和行为模式的特定主体。

帕森斯提出患者的四种角色特征：①免除或部分免除社会职责，例如，急危重症患者可在较大程度上免除父亲、工人、丈夫等角色职责；②不必对疾病负责，如病原微生物侵入机体不是患者所愿意的，所以，不应责怪患者为什么得病，而应尽可能地使他从患病状态中解脱出来，恢复原来的健康状态；③寻求帮助、寻求医疗、护理帮助和情感支持；④恢复健康的义务，患者自身也需要为健康而努力。

（一）患者权利

1.医疗权

生命健康权为人的基本权利，要维护生命健康利益，就必须赋予个人享有医疗权。医疗权是指患者为维护自身的生命健康利益而有从医疗机构获得合适医疗服务的权利。医疗服务一般包括检查、诊断、治疗、康复、防疫、分娩、治疗性和预防性的服务等与特定患者有关的处理。患者在遇有疾病的危险或危害时，不但有权从医疗机构处得到医疗服务和照顾，且此种服务必须体现治疗服务的合理性和医方对患者的照顾。

2.知情同意权

知情同意权是指医方应对患者的疾病状况、治疗手段、效果及副作用、风险及并发症、治疗周期及费用等情况予以如实告知，由患方在理解的基础上自主决定是否接受治疗及如何治疗的权利。其意义在于即使是在患病的情况下，应当遵循人的基本人权、人生目标和价值追求，保证自主决定自己的身体。知情同意权的法理在于对患者处置自身身体、生命的决定权的尊重。

3.自我决定权

自我决定权是自第二次世界大战后通过纽伦堡判决所确立的，是由美国、丹麦等国家率先通过国内立法确认的。自我决定权是指患者在与医疗机构接触时得对自身身体和医疗行为做出最终自己负责的决定。其意义在于使患者改变被动地位，与医务人员一道共同参与医疗，以维护和保有自身的生命健康利益。

4.隐私权

隐私权一般是指自然人享有的对其个人的、与公共利益无关的信息、私人活动和私有领域进行独立支配的一种人格权。患者隐私权是指患者在医疗活动中对自己的隐私利益享有的利用和保密的权利。如美国纽约州患者的权利法案中规定："在医院期间，你的隐私和病案中有关治疗的秘密信息受到保护。"我国的《执业医师法》第二十二条规定了医务人员在执业活动中应履行的义务包括"关心、爱护、尊重患者，保护患者的隐私"。

（二）患者义务

目前，关于患者义务的论述版本较多，如中华医学会医学伦理学分会1998年公布的患者的义务包括五项内容：①有提供与疾病有关真实情况的义务；②有遵从医嘱，配合诊断和治疗的义务；③爱护个人身体，积极恢复健康的义务；④有遵守医院规章制度，维护医院秩序，尊重、爱护、支持医务人员的义务；⑤交纳医疗费用的义务。其他国家对患者的义务也有相应的法律规定。如新西兰1978年通过的患者权利与守则中就列出了9条义务，即①不能如约就诊必须事先通知有关医务人员；②遵守医院各项规章制度；③坦率真诚地回答医务人员的提问；④讲清和进一步解释任何未清楚的问题；⑤对自己同意的治疗要真诚合作；⑥尊重其他患者隐私，对所了解的情况保守秘密；⑦尊重其他患者的宗教信仰、文化和伦理道德实践；⑧关心其他患者，注意音响、灯光、吸烟及探视接待的规定；⑨向有关领导提出意见和建议。

从上述内容可以将患者的义务分析归类为以下五个方面：

1.管理方面的义务

医院是救死扶伤的特殊场所，必然就会有特殊的规定，如就诊制度、住院制度、探视制度、陪护制度、手术制度、交费制度、出院制度等，对于患者来说遵守这些规定，既是自身健康的需要，又是必须要履行的义务。《民法通则》第六条规定，民事活动必须遵守法律，遵守社会公德。医院的各项规章制度，是在国家法律和政策基础上，维护患者利益的可靠保障。它与国家法律、政策，与患者的利益是一致的，是国家法律、政策在医院的具体体现，患者理应遵守。

2.社会方面的义务

人具有社会性，患者是社会的一分子，除了承担常规的义务外，还必须承担一些特殊的义务。

（1）及时就医的义务

生病时及时就医是患者必须履行的第一项义务，许多疾病就是因为患者的不重视，拖延而造成病情的恶化，甚至危及患者的生命健康权。

（2）避免成为患者的义务

患者有义务改变他们不安全的、不健康的、危险的行为（例如吸烟、贪食、不锻炼、无保护的性行为等），使他们避免成为患者，尤其是成为"不治之症"的患者。

（3）防止疾病扩散的义务

《传染病防治法》第七条规定，在中华人民共和国领域内的一切单位和个人，必须接受医疗保健机构、卫生防疫机构有关传染病的查询、检验、调查取证以及预防、控制措施，并有权检举、控告违反本法的行为。第二十四条还规定，医疗保健机构、卫生防疫机构发现传染病时，应当及时采取隔离治疗、在指定场所进行医学观察等控制措施。对于拒绝隔离的，可以由公安部门协助治疗单位采取强制隔离治疗措施。

3.伦理方面的义务

医患关系从成立伊始，便应当建立在相互信任、相互尊重的基础之上，医务人员应尽其所能维护好患者的权益；同理，患者应对医务人员的劳动和无私奉献精神予以尊重、尊敬和"回馈"。患者在伦理方面的义务包括以下几方面。

（1）如实说出就医目的和病史的义务

患者来医院就诊，绝大多数都需要医务人员的帮助，因此要尽可能地提供病史，告诉医务人员治疗后的情况（包括药物的副作用），不说谎话，不隐瞒有关信息，否则会影响疾病治疗，不利于自身健康恢复，也不利于医务人员履行职责。

（2）与医务人员密切配合的义务

在疾病性质明确以后，患者有义务在医务人员指导下对疾病治疗做出负责任的决定，有义务积极关心疾病对自己以及其他人的影响，有义务在与医务人员共同同意的目标上进行合作。患者在同意某种治疗方案后还有义务遵循医嘱，不能遵循医嘱时应该有合理的理由。

（3）尊重医务人员及其劳动的义务

疾病是患者和医务人员的共同敌人，医务人员和患者有着战胜疾病的共同目标。医务人员掌握诊治疾病、护理患者的专业知识，为了解除他人病痛，辛勤劳动，不惜牺牲自己的利益。患者及其家属对医务人员应表示应有的尊重。

4.经济方面的义务

患者在经济方面的义务主要表现为应及时交纳医疗费用，这一方面主要由以下几个因素决定。

按照《民法通则》的相关规定，公民在民事生活中处于平等的法律地位，患者作为民事行为的一方主体，享有公平的医疗权。"公平"有两层意思：一是作为民事主体的每一个人，主体权利是平等的；二是医患关系存在公平交易的成分，是就医者和医疗服务者之间平等的约定关系。因此，患者应支付约定的医疗费用，在这里，患者具有支付的义务。

自觉按规定交费是保证患者正常治疗的客观需要。目前，我国绝大部分医院的经济运行特点是：国家的少量拨款，往往不足医院正常运转的1/3，而且都是专项标准经费，专款专用。为此，医院的流动资金（如购买的药品、设备、卫生材料等）绝大部分来自于患者的预交费用。如果没有这项费用，就可能影响到医院的正常运转。

同时，依我国现行医疗保障体制及国家经济与人口发展现状来看，国家还无力全面承担全民医疗费用，所以采用了强制医保与商业医保并行，治疗费用国家与患者比例承担的办法。另外，对于一些特效药及特殊疗法与用品，因价格昂贵被排除在医保用药之外，需要患者自己承担相应费用，这也是国家负担能力下相对公平地对待每一位公民的策略。随着国民经济和人口发展比例的不断合理化，全民公共医疗将成为我国及其他有责任的国家的必然选择。

5.法制方面的义务

上述义务，大多都是依据法律法规而来。除遵守这些义务外，此处所指法制方面的义务主要是在发生医患纠纷时，患者及其家属要保持冷静，按正常程序与医院协商解决，切不可寻衅滋事，打砸医院，破坏医院公物。《民法通则》第七条规定，民事活动应遵守社会公德，不得损害公共利益，扰乱社会经济秩序。2015年8月29日全国人大常委会通过的《刑法》第九次修正案，将刑法第二百九十条第一款修改为"聚众扰乱社会秩序，情节严重，致使工作、生产、营业和教学、科研、医疗无法进行，造成严重损失的，对首要分子，处三年以上七年以下有期徒刑；对其他积极参加的，处三年以下有期徒刑、拘役、管制或者剥夺政治权利"，这意味着"医闹入刑"获得正式通过。为此，患者应当理性地对待医患纠纷，依法维权，在保护自身权益，寻求说法、追偿损失的时候，不要从受害人转换成侵害人角色，使自己"雪上加霜"。

第三节 医患沟通的原则

一、尊重原则

尊重原则是实现医患沟通的伦理价值条件。尊重原则首先是指医务人员要尊重患者的人格尊严。在医疗活动中，医患双方在人格上是平等的，在沟通过程中医务人员不能随意地嘲讽、挖苦和讥笑患者；其次，医务人员要充分尊重患者的知情同意权，要真实地把情况告诉患者（对于不利于患者治疗的有些信息可以进行善意隐瞒，但必须告知其家属），在患者理解的基础上提供建议，最终由患者做出决定；最后，患者也需要尊重医务人员的人格尊严和专业技术，在医疗活动中充分沟通，相互理解，彼此尊重。

二、人本和良知原则

医患沟通过程中医务人员要始终秉持"以患者为中心"的原则，医务人员不仅要通过自己的专业技术来维护患者的生命健康，更要给予患者关怀、体贴和温暖。孟子说："人之所不学而能者，其良能也；所不虑而知者，其良知也。"医患双方要学会换位思考，在医疗活动中医务人员要为患者考虑，如何在技术上取得更好的效果，减轻患者的痛苦和尽量减少医疗费用，患者也要相信医务人员、感恩医务人员。

三、合法原则

没有规矩，不成方圆。医务人员在医疗活动中遵守的行为规范，我国相关法律法规都有明确规定。医务人员作为公民应当在遵守国家宪法和法律的同时，作为特殊执业者还必须遵守有关的医疗卫生管理法律、行政法规、部门规章和诊疗护理规范、常规，依法行医是避免医疗过错和事故的重要环节，也是构建和谐医患关系的重要内容。

四、知情同意原则

知情同意是指医务人员应对患者的疾病状况、治疗手段、效果及副作用、风险及并发症、治疗周期及费用等情况予以如实告知，由患者在理解的基础上自主决定是否接受治疗及如何治疗的权利。其意义在于即使是在患病的情况下，应当遵循人的基本人权、人生目标和价值追求，保证自主决定自己身体及健康利益的权利。

五、诚实守信原则

诚信是中华民族的传统美德，是人与人之间相互交往的基础。医患之间的相互信任是诊疗活动的基石，是化解和消除医患矛盾的重要前提。因此，医患双方在沟通中应开诚布公，以诚相待。

六、共同参与和患者自主原则

医患双方的沟通在疾病的诊疗过程中起着至关重要的作用，医患双方要携手共同参与到治疗过程中，医务人员应当让患者及其亲属参与决策，并通过告知患者的病情及其治疗方案让他们了解病情变化及治疗效果。患者和亲属若对医生的治疗方案和计划有不清楚的地方或不同意见也应当与医务人员进行交流沟通，在完全了解病情及其治疗方案的基础上由患者及其亲属选择治疗方式。

七、隐私保护原则

隐私保护原则既是一项伦理原则也是一项法律原则。《执业医师法》第二十二条规定，在执业活动中，医师应"关心、爱护、尊重患者，保护患者隐私"。《医务人员医德规范及实施办法》第三条规定，医务人员应为患者保守医密，实行保护性医疗，不泄露患者隐私与秘密。因此，医务人员有责任也有义务保护患者的隐私。

八、健康保护原则

生命健康权为人的基本权利。对于保护人类生命健康国内外早有共识。1948年《世界人权宣言》中认可："每个人有权使生活达到一定的水准，保证自己及其家庭的健康和幸福，包括食物、衣着、住所、医疗和必要的社会服务。"美国医学会也宣称："享有适宜的医疗保健是每个公民的基本权利。"《民法通则》第九十八条规定："公民享有生命健康权。"

第四节　医患沟通的一般规律

一、现代医患关系的状况及成因

自改革开放以来，尤其是在社会主义市场经济体制确立后，随着经济、社会的发展，我国的医疗体制也在随着社会经济的变化而逐步进行着变革。在这个转轨阶段表现出的是医患纠纷事件呈不断上升趋势，医患双方关系紧张，医患纠纷升级，暴力伤医事件层出不穷。医患之间关系存在诸多不和谐，患者在就诊时对医生不信任，对医生的诊疗心存疑虑，医务人员行医时如履薄冰，医患双方缺失诚信，医患矛盾突出。据2011年有关报道，全国有73.33%的医院都曾出现过患者及其家属使用暴力殴打、威胁、辱骂医护人员的现象；59.63%的医院出现过因患者对治疗结果不满意，扰乱医院正常诊治秩序，威胁医务人员人身安全的现象；76.67%的医院发生过患者及其家属在诊疗结束后拒绝出院，且不交纳住院费用的情况；61.48%的医院发生过患者去世后，患者家属在医院内摆设花圈、烧纸钱和设置灵堂的不和谐事件。[①]

现代社会中，医患矛盾突出，分析其根源主要有以下原因：（1）我国现行的医疗保障体系尚不够充分，相关法律法规尚不够完善；（2）某些社会矛盾在医患关系上激化；（3）新闻媒体不恰当的报道，甚至炒作；（4）医务人员未能完全跟上社会变革的步伐，服务观念滞后，服务言行不规范；（5）患者及社会普遍存在对部分医务人员和医疗单位不信任的情绪；（6）相当部分医务人员有视部分患者为潜在投诉者的心理状况。[②]

二、医患沟通的一般规律

（一）与人类对自身认知相一致的规律

在传统观念里人们对于健康的概念就是无疾病，即身体没有病变便是一个健康的人，医学的目标也只是为了消除身体上的疾病。自20世纪中叶后，随着科技、人文和医学的发展，人们对健康的概念开始发生转变。世界卫生组织明确指出，健康不仅指一个人身体有没有出现疾病或虚弱现象，还指一个人生理上、心理上和社会上的完好状态。现代人的健康内容包括：躯体健康、心理健康、心灵健康、社会健康、智力健康、道德健康、环境

① 倪辕：《医患纠纷的现状分析及对策》，载《辽宁中医药大学学报》2011年第5期，第207页。
② 黄远珺、刘婷：《浅谈医患沟通的方法》，载《求医问药》2012年第10卷第3期，第540页。

健康等。①健康状态不只是没有疾病，没有疾病的健康只是健康的一部分，还不能够算作是完全的健康，诸如社会因素、经济因素、心理因素、宗教信仰等都会影响一个人的健康。因此，在医疗过程中尤其是医患沟通中，医务人员必须转变传统的健康观念，医患沟通的内容也不仅仅只是与躯体疾病直接有关的内容，还更应该关注患者的心理、社会和道德等方面的健康。

（二）与人的自我价值追求相符合的规律

马斯洛提出，人的需求像阶梯一样从低到高按层次分为五种，分别是生理需求、安全需求、社交需求、尊重需求和自我实现需求。医务人员选择医生作为自己的职业，首先便拥有了一份较为稳定的收入，保障了自己的衣食住行，即生理需求和安全需求得到了满足，因此医务人员必将追求更高层次的需求，如尊重的需求和自我实现的需求。医务人员是具有专业医疗知识和技术，从事医疗行业的人员，在医疗活动中医务人员通过自己的专业知识和技术治病救人，为患者解除痛苦，不但可以得到患者的尊重还能够获得工作上的成就感，实现自我价值，获得精神上的满足。同样，随着生活水平的提高，人们的医疗需求也不再只是满足于治疗疾病，随着健康观念的转变，人们对于健康的追求更加趋于多元化、全面化，不再只是关注躯体的病变，也开始关注心理、环境、智力和社会等多方面的内容。

（三）与自然科学发展协调的规律

近代以来，随着自然科学的大发展，在物理学、化学、生物学和计算机科学领域内取得一系列先进技术，如X射线技术、核磁共振技术、激光技术、超声波技术、基因技术等被广泛运用于医学领域，使医学在技术上取得了巨大的成就。但是在医疗活动中，"重技术，轻人文"的现象也十分严重。首先，由于医疗活动中医务人员过分依赖高科技设备进行诊疗，医务人员主观能动性的发挥受到了限制；其次，高科技医疗设备的不断运用，使得医疗活动日益"机械化"，医务人员只重视医疗服务的程序，注意患者躯体疾病的检查和治疗，忽视了患者的社会和心理需求，在医疗活动中缺乏人文关怀，对患者缺乏爱心、责任心和同情心，导致医疗效果不尽如人意时，患者往往迁怒于医务人员，致使医患关系紧张。在医疗活动中使用高科技诊疗设备并没有什么错误，但是注重技术的同时也要强调人文关怀，加强医患之间的沟通交流，毕竟人不是一般的动物，患者也是有思想、有情感的社会人。

（四）与人的主体性觉醒相适应的规律

人的主体性不是天生的，而是人在社会实践活动中不断生成的。人作为社会实践活动的主体，他的一切活动都是在一定意识、目的支配下进行的，是一种"自由自觉"的活

---

① http://baike.so.com/doc/5376905-5613032.html

动。主体性作为社会和人自身发展的积极动力，内含并体现在人及其活动中，是由人及其活动的本质所规定的，舍弃或忽视了它，人、社会及国家就无法发展。[①]人的主体性问题是同社会发展现状密切联系在一起的。改革开放以来，随着经济社会的发展、教育的普及、互联网技术的发展以及世界各国文化的交流增多，当代社会人的主体性获得了较大发展。在医疗活动中，患者的权利观念也在不断增强，过去那种对医务人员奉若神明，在医疗活动中感觉低人一等的观念逐步被相互尊重、平等相待的观念所取代，并且患者的参与意识越来越强，对自己的知情同意权、选择权以及独立自主的决定权更加重视。

（五）与现实生存水平相适应的规律

中国近四十年经济快速发展，人们的生活水平不断提高。中国人从当初要吃饱饭，到现在实现了要吃好饭，人们可以随时随地地享受美味佳肴，但是，今天我们在享受经济发展带来的成果的同时，也付出了沉重的代价。由于人们错误的生活方式、严重的环境污染以及医疗保健意识的缺乏，一些慢性疾病如心脑血管疾病、呼吸系统疾病、肿瘤等越来越成为人们关注的公共问题。因此在诊疗中医务人员一定要详细了解患者的生活习惯、生活环境等状况，并且在沟通过程中医务人员还要向患者传授医疗保健的相关知识，帮助患者树立医疗保健的意识。

（六）与医学实践相适应的规律

生物医学模式强调人的生物性，忽视了人的社会性，忽视了患者的心理和社会因素。随着现代医学向"生物—心理—社会医学模式"的转变，医患之间构建一种以患者为中心的关系模式成为必然。这种模式强调医务人员不仅要关注疾病，还要关注患者对疾病的解释、患者的情感和期望、个人及其周围的背景状况，并在诊疗活动中与患者达成一致。医患之间是一种相互尊重的、对等的、合作的关系，这种模式下，要求医务人员不仅要有精湛的医术，还要具备良好的人文素质和沟通技能，包括尊重、平等、公平的态度，对患者个人的整体理解能力、与人共感的能力、倾听能力、有效沟通的能力和合作能力。[②]

---

① 吴国军：《浅议和谐社会视野下的人的主体性觉醒》，载《法制与社会》2009年第8期，第328页。

② 刘慧军：《医学人文素质与医患沟通技巧》，北京大学医学出版社2013年，第3页。

第二章　医患沟通的内容

医患沟通的目的是在医患之间建立起良好的信任与合作关系，共同战胜疾病，恢复健康，同时实现各自恰当的利益。因此，沟通要达到的第一个目标便是让患者及其家属正确了解患者的病情、面临的疾病威胁和诊疗风险；第二个目标是让患者增强战胜疾病的信心和决心，能够理智地接受或选择医生提供的诊疗手段；第三个目标是消除或削弱患者及其家属不切实际的幻想，降低患者对治疗的过高期望值。

一般来说，整个诊疗过程可以分为首诊，正式的治疗（包括门诊和住院治疗）以及后期的回访或纠纷三个阶段。这三个阶段协调一致，又各有侧重。

第一节　首诊沟通的内容

在门诊接诊患者时，医师应根据患者的既往病史、现病史、体格检查、辅助检查等对疾病做出初步诊断，并给予适应的治疗，对符合入院指征的或门诊一时不能明确诊断的、病情复杂的可收入院治疗，其他的可在门诊观察或经处理后回家疗养。在此期间，门诊医师应与患者进行充分的沟通，征求患者的意见，争取患者对各种医疗处置的理解。对与疾病诊疗相关内容应作为沟通内容记录在门诊病历上。

这一阶段的医患双方的沟通我们可以称之为首诊沟通。首诊沟通的内容主要集中在患者病情及相关信息的沟通方面。

一、基本信息

患者的基本信息是医生需首先了解的信息，这不仅是医院重要的信息资源，更是医生对患者的尊重以及对患者权利和义务的保障。基本信息主要包括姓名、性别、年龄、婚姻、民族、职业、出生地、现住址、联系电话、亲友姓名及电话、文化程度，以及相关生活方式等信息。前面的信息是医生对患者个人信息及基本社会关系的了解，而生活方式信息则是医生从患者的职业、饮食、喜好、作息等方面出发，对可能的致病因素进行了解，为更进一步的诊断提供依据。

二、病史采集

病史信息是医生对患者现在及以往患病原因、症状以及治疗情况的了解。全面准确的病史信息可以帮助医生对疾病的诊疗找到方向，有针对性地选择辅助检查，迅速做出诊断，这对于危急患者是十分重要的。病史信息主要包括以下几个方面的内容。

（一）主诉

主诉是指患者入院就诊的主要症状、体征及其发生时间、性质或程度、部位等，医生根据主诉做出初步诊断。在病历上填写时，主诉言语要简洁明了，一般不超过20字为宜。需要注意的是，不能以诊断或检验结果为主诉的内容，除了确无症状的患者。当主诉多于一项时，可按照主次或者发生时间的先后分别列出。

（二）现病史

现病史是病史中的主体部分。围绕主诉，按症状出现的先后，详细记录从起病到就诊时疾病的发生、发展及其变化的经过和诊疗情况。其内容主要包括：

起病时间、缓急，可能的病因和诱因，必要时还包括起病前的一些情况；

主要症状或体征出现的时间、部位、性质、程度及其演变过程；

伴随症状的特点及变化，对具有鉴别诊断意义的重要阳性和阴性症状（或体征）亦应加以说明；

对患有与本病有关的慢性病者或旧病复发者，应着重了解其初发时的情况和重大变化以及最近复发的情况；

发病以来曾在何处做何种诊疗，包括诊疗的日期，检查结果，用药名称及其剂量、用法，手术方式，疗效等；

与本科疾病无关的未愈仍需诊治的其他科室重要伤病，应另做详细的了解，并另段叙述；

发病以来的一般情况，如患者的精神状况、食欲、食量大小、睡眠质量、大小便、体力和体重的变化等。

（三）既往病史

既往病史是指患者本次发病以前的健康及疾病情况，特别是与现病有密切关系的疾病，按时间先后记录。其内容主要包括：（1）患者既往的健康状况。（2）有无患过传染病、地方病和其他疾病，发病日期及诊疗情况。对患者以前所患的疾病，诊断肯定者可用病名，但应加引号，对诊断不肯定者，简述其症状。（3）有无预防接种、外伤、手术史、输血史，以及药物、食物和其他接触物过敏史等。

（四）个人史

个人史是指患者从出生到现在，这期间所形成的社会关系及个人习惯、嗜好等内容。主要内容如下：

出生、成长及居留的地点和时间，尤其应注意患者居留地是否是疫源地和地方病流行区，受教育程度和业余爱好等；

起居习惯、卫生习惯、饮食规律、烟酒嗜好及其摄入量，有无其他异嗜物和麻醉毒品摄入史，有无重大精神创伤史；

过去及目前职业，劳动保护情况及工作环境等，重点了解患者有无经常与有毒有害物质接触史，接触时间和程度等；

有无冶游史，是否患过下疳及淋病等；

对儿童患者，除需了解出生前母亲怀孕及生产过程（顺产、难产）外，还要了解喂养史、生长发育史。

（五）家族史

家族史是指有自然血缘关系的亲属的健康相关情况，主要包括父母、兄弟、姐妹及子女的健康情况，有无与患者同样的疾病，有无与遗传有关的疾病，死亡者应注明死因及时间；对家族性遗传性疾病需问明两系Ⅲ级亲属的健康和疾病情况。

（六）婚姻、月经、生育史

1.婚姻史

对患者结婚与否、结婚年龄、配偶健康情况，是否近亲结婚等情形要询问明确。若配偶死亡，应写明死亡原因及时间。

2.月经史

对女性患者的月经情况，如初潮年龄、月经周期、行经天数、末次月经日期、闭经日期或绝经年龄等要询问明确并记录，记录格式如下：初潮年龄、行经期（天）、月经周期（天）、末次月经时间（或绝经年龄）、经量、颜色、有无痛经、白带情况（多少及性状）等。

3.生育史

对已婚女性妊娠胎次、分娩次数，有无流产、早产、死产、手术产、产褥热史，计划生育情况等也要询问明确。男性患者要询问清楚有无生殖系统疾病。

准确、完整的病史信息对于医生和患者是十分重要的，患者在就诊时一定要向医生提供详细的病史和病情信息。医生在遇到以下两种情况时要特别注意，首先，一些文化水平较低或者表达能力欠佳的患者不能清楚准确地叙述病情病史。这时医生一定要格外耐心，并向患者及其家属反复印证，保证信息的准确性。其次，医生可能会遇到一些具有一定文化水平，又有一些医学知识的患者。这类患者往往容易高估自己的医学知识，做出错误的判断，对病史进行剪裁，向医生提供不完整的病史信息，从而延误治疗。因此，医生必须同患者进行全方位的沟通，同时，患者也有义务向医生提供真实、完整的病情信息，以免延误病情。

三、检查信息

（一）对检查必要性的沟通

生活中通俗称之为"检查"的行为即医学活动中的实验诊断。首诊过程中，医生可能会对患者的病情有初步的判断，但是，有时候还是需要必要的检查以取得更准确的诊断。

同时，这也是对医患双方权利的保障。因此，当需要进行各项检查时，医生必须与患者进行沟通，取得患者的同意。当然，患者也要配合医生的工作，对自己的健康负责。医生要向患者说明预定检查的项目以及检查的目的，避免患者出现迷茫及抵触情绪，以保证患者的知情权和诊疗的正常进行。

（二）体格检查

体格检查即检体诊断。在病史采集的基础上，应对患者进行全面、有序、重点、规范和正确的体格检查，所发现的阳性体征和阴性表现，都可以成为诊断疾病的重要依据。体格检查结合病史资料大约可解决半数以上的诊断问题。在体格检查过程中要注意核实和补充病史资料，因此，应边查边问，边查边想，使获得的资料具有完整性和真实性。

通过全面系统的体格检查，才能了解人体内各个器官的功能状态，间接了解机体的目前情况，对疾病的诊断和治疗提供重要的依据，所以体格检查是了解疾病最有效的方法之一。体格检查的内容主要包括以下部分。

1.一般检查及生命体征

包括体温、脉搏、呼吸、血压、BMI、腹围、头围、体重、发育、营养、面容、表情、体位、神志、意识等内容。

2.皮肤黏膜

主要包括色泽、皮疹、皮下出血、毛发分布、温度湿度、水肿、肝掌、蜘蛛痣等内容。

3.浅表淋巴结

淋巴结因内部细胞增生或肿瘤细胞浸润而体积增大的现象，临床常见的体征，可通过触摸颌下、颈部、锁骨上窝、腋窝和腹股沟等部位而发现。淋巴结肿大常见3种情况：（1）良性肿大；（2）恶性肿大；（3）介于良性与恶性间的肿大。

4.颜面表情

颜面部色泽红润、光洁程度及皮肤弹性、口角位置、有无抽动等现象与人的疾病状况、发生部位等有相应的关系。

5.头颅

检查内容包括触诊头颅、压痛、压痛部位、包块、包块部位及特点等。

6.眼部

包括眉毛、倒睫、眼睑、结膜、巩膜、角膜、眼球、瞳孔、对光反射等内容。

7.耳部

检查内容包括耳郭、乳突、听力等。

8.鼻部

包括外观是否正常、鼻腔分泌物是否异常、鼻中隔有无偏曲等。

9. 口腔

包括口唇色泽、口腔气味、牙齿、牙龈、口腔黏膜是否正常、舌色、舌体薄厚、舌体运动、扁桃体是否肿大、肿大程度、咽部病症及其程度等。

10. 颈部

需检查颈项、气管、颈静脉、颈静脉搏动情况、肝颈静脉返流征、甲状腺肿大等内容。

11. 胸部

检查内容包括胸部轮廓、乳房是否对称等。

12. 肺部

对于肺部的检查主要从望诊、触诊、叩诊、听诊、呼吸节律等方面进行。

13. 心脏

对于心脏的检查主要从望诊、触诊、叩诊、听诊方面进行，内容包括心前区隆起与否、心尖搏动明显与否、心尖搏动位置、心尖搏动范围；心脏震颤、摩擦感有无、心尖搏动有无、抬举性搏动有无；心浊音界扩大与否、心界叩诊；心率、心律、病理性杂音等内容。

14. 腹部

对于腹部的检查主要从望诊、触诊、叩诊、听诊方面进行，主要包括望外形、腹壁静脉是否曲张；通过触诊了解腹壁、压痛、反跳痛、肝脏、Murphy征、脾脏、包块等内容；通过叩诊诊断移动性浊音；听肠鸣及其声音是否正常、频率等。

15. 周围血管征

检查毛细血管搏动征、水冲脉、枪击音、Duroziez双重音、颈动脉搏动是否正常。

16. 脊柱、四肢

主要检查脊柱与四肢是否畸形、运动是否自知、四肢骨骼压痛等内容。

17. 肛门及外生殖器

肛门、外生殖器检查是全面体检的一部分，不应省略。对有指征的检查者应向其说明目的及重要性，解除心理上的顾虑。检查女患者需有女医务人员陪同。对于肛门的检查主要用视诊和触诊的方法进行，检查的内容包括肛门周围皮肤有无增厚、红肿、血性和脓性分泌物、皮疹及瘘管等；有无外痔及脱出的内痔，并记录其部位；有无肛门皲裂；有无直肠脱垂。

男性生殖器检查的内容包括阴茎、阴囊、睾丸、附睾及精索，检查方法用视诊及触诊；女性外生殖器检查则包括外阴、阴毛、小阴唇、尿道口及阴道口等内容。

18. 神经系统

神经系统检查主要包括六大方面：一般检查，包括意识状态、精神状态、脑膜刺激征、头颈部、躯干四肢；脑神经检查，包括嗅神经、视神经、动眼神经、滑车神经、外展神经、三叉神经、面神经、位听神经、舌咽神经、迷走神经、副神经、舌下神经；运动系统检查，包括肌营养、肌张力、肌力、不自主运动、共济运动、姿势与步态；感觉系统检查，包括浅感觉检查、深感觉检查、符合感觉检查；反射检查，包括深反射、浅反射、病理反射；自主神经功能检查，包括一般检查、内脏及括约肌功能、自主神经反射。

（三）辅助检查

辅助检查是医务人员进行医疗活动、获得有关资料的方法之一，即通过医学设备对患者进行身体检查，是一种相对于主要检查方法（问诊、查体）的辅助检查方法。辅助检查是在医生初步诊断的基础上进行的辅助性检查，辅助临床诊断，一般不用它作为最主要的临床诊断证据，它提供的数据可能与实际情况有一定的差距。辅助检查在有些疾病诊断中所提供的诊断证据是临床诊断的"金标准"，如一些肿瘤的良恶性区分主要靠病理学检查来确定；同样，基因治疗①等现代新技术应用也是以辅助检查来确定的。

辅助检查主要包括以下项目：

1.放射科检查

头部常规X线片，胸部常规X线片，腹部常规X线片，盆部常规X线片，四肢常规X线片，脊柱常规片，消化系统造影，生殖系统造影。

2.临床寄生虫检验

主要是对绦虫等人畜同患传染病的检查确诊。

3.磁共振成像

主要是对全身软组织病变、骨关节病变、胸腹部病变、神经系统病变、心血管系统病变进行诊断，提供位置、性状、范围大小等方面的诊断依据。

4.病理检查

主要用于检查机体器官、组织或细胞中病理改变的形态学方法，使通过对诊断性活体标本或治疗中所取标本进行病理生理诊断，判定是否有病理性细胞或组织变化等。

5.心电图室相关检查

有常规心电图检查，药物试验心电图，负荷试验心电图，动态心电图等。

6.介入诊断

如动脉造影术，全脑血管造影术，冠状动脉造影术等。

7.核医学检查

是利用特定的显像剂对某种组织或脏器进行选择性定位及病变诊断。

---

①基因治疗（gene therapy），是指将外源正常基因导入靶细胞，以纠正或补偿因基因缺陷和异常引起的疾病，以达到治疗目的。也包括转基因等方面的技术应用。

8.超声影像学

是利用超声波的物理特性和人体器官组织声学特点相互作用后产生的信息，并将信息处理后形成的图形、数据，以用于疾病诊断。

9.临床血液学实验室检查

主要有：（1）一般血液学检验如血红蛋白测定，红细胞计数，白细胞计数，白细胞分类计数，嗜酸性粒细胞直接计数，红细胞比容测定；（2）体液及排泄物检验如尿常规等；（3）临床生物化学检验如血糖、钾钠氯等；（4）临床免疫学检验。

10.临床微生物检验

是检验微生物的形态、结构、分类（包括细菌、病毒、真菌）用于指导感染性疾病的诊断、治疗和预防。

11.CT检查

是利用电子计算机X线断层扫描，对人体各部分进行检查发现异常及病变，为临床诊断和治疗提供科学依据。

对患者进行辅助检查时，应依据病情选择必需项目，减轻患者的痛苦，避免时间、人力和物资浪费，延误最佳抢救时机。同时，由于医患双方信息的不对称，对于检查的结果，医生应该对患者做出相应的解释，将晦涩难懂的专业词汇及图像变成通俗易懂的语言，准确、清晰地告知患者。患者也应该相信医生的专业知识和素养，尊重医生。当然，如有不懂的地方，也应该及时询问医生，做到对自己病情的准确了解。这一过程是建立良好医患关系的重要环节，需要双方共同的努力。

四、诊疗信息

（一）疾病诊断

和患者见面后，取得了患者的信任，通过病史采集和体格检查以及辅助检查，医生已经诊断清楚了或基本诊断清楚了患者的病情，那么接下来如何把病情告知患者，如何给患者解释病情，如何回答患者关于疾病的一些问题，以及如何制定一个医生和患者都能接受的治疗方案等都是医生在接诊患者过程中经常面临的问题。要成功地完成解释问题、制定医患双方都能同意的治疗方案需要有效的方法，既需要基于对患者疾病方面的病史采集，又需要考虑患者对疾患方面的认知，即患者对患病的想法、担忧和期待。

医生要认识到，解释问题、制定双方都能同意的治疗方案对于一次成功的接诊咨询来说是至关重要的，如果不能做出一个让患者感觉良好、能够理解并准备遵从的治疗计划和方案，那么就算医生能发现患者希望讨论什么、采集到好的病史、具有渊博的知识，都没有用。诊疗方案如果得不到执行，也就浪费了医生在医患沟通过程中的一切努力。如果把建立和谐的医患关系当作医患沟通的地基，那么解释问题、制定双方都能同意的治疗方案则代表了医患沟通的屋顶。

在解释问题时需要医生具备三个方面的技能：第一，了解患者对其问题的看法；第二，向患者解释问题；第三，保证患者能够理解。

医生在向患者解释时需注意以下几点：

第一，把要解释的信息分成若干小片段来解释，每段之后停顿，检查患者是否已经理解。比如先解释病因，病因解释完之后，问患者："我解释清楚了吗？"以核对患者是否理解，确认患者理解后，接着再解释诊断、预后等问题。只有这样，患者才有可能记住和理解医生提供的信息。

第二，在解释问题时尽量避免使用专业术语，为此我们提倡用通俗易懂的语言来解释问题。医生习惯于在沟通过程中使用专业术语，患者由于担心自己显得无知而很少要求医生进一步解释。因此，建议医生尽量简化信息，以帮助患者记忆和理解。可以从以下几个方面做到：减少术语的使用；若非要用术语不可，应加以解释；使用更短的词汇，使用更短的句子。

第三，提供诊断、病因和预后的相关信息，主要是运用医学知识来进行解释。有研究显示，患者对诊断信息的记忆要比对指示和建议的信息记忆得更好，因为患者认为关于疾病诊断的信息比关于疾病治疗的信息更重要。

第四，运用标志性词语——"记住三点"，超过三点以上的东西往往不容易记住，所以医生要把告知患者的一些注意事项尽量简化，尽可能概括成三点即可。一般来说，人们对听到的第一个信息记忆最深，这叫作"首次效应"，因此把最重要的信息放在前面告诉患者。

第五，回应患者的非语言性暗示。在解释问题的过程中，注意患者的情绪表达、面部表情，看患者是否有不明白的问题或者想了解更多的信息。因为大部分患者采用间接含蓄的暗示法表达他们的疑问或问题，而不是公开陈述或提问。比如："您好像不高兴，是因为可能要做手术吗？"

第六，总结。对之前的解释过程进行简单总结，突出重点，以确保患者明白和理解。

第七，要记得询问患者"有没有其他的问题"，给患者提出其他问题的机会。医生也要清楚，许多患者不愿意表达自己的想法，常常欲言又止，向医生提问也是非常犹豫不决。所以医生应该积极邀请患者提问。也可以这样问："您还有什么问题吗？还有什么事情我没有谈到或者没有解释到的吗？"

第八，医患双方对病因的不同理解进行商谈。在此过程中，求同存异，不要完全否定患者的观点，可以这样说："您说的这个得病的原因可能有道理，我以前没有注意到，我回去后再查查资料，或许你说的是对的。"

第九，医生要核实患者的理解。"为了确定我已经解释清楚，请您用自己的话告诉我，通过这次讨论您知道了哪些信息？"让患者把自己理解了的信息用自己的语言讲出来，医生可以借此机会看看患者是否真的理解清楚了，必要时予以澄清。有效的沟通一定是互动而不是直接传递的过程。那么只有在发送者接收到反馈，知道有关信息如何被解释、是否被理解，以及对接受者产生什么影响后，互动才算完成。仅仅告知信息并不够，回应有关信息影响的反馈至关重要。如果医生与患者的观点存在分歧，患者就可能在医患双方都意识不到的情况下，得出一个与医生想要表达的内容完全不同的理解。由于医生既没有发现患者的观点，也没有清楚地转达与患者观点不同的意见，也没有再给予信息之后检查核对患者的理解，因此患者有可能曲解医生的信息，甚至错误地假定医生是在肯定他们的观点。

（二）疾病治疗方案

在疾病确诊之后，病因得到了确认，医生就会提出相应的治疗方案，与患者及其家属进行商讨，确定最终的治疗方案。

在拟定治疗方案时，医生应该做到以下几点：

首先，在制定治疗方案前，了解患者的想法。医生可以向患者提问："您认为有哪些可行的检查和治疗？"从患者的回答来评判患者的出发点，弄清楚患者是想保守治疗还是手术等。

其次，在制定治疗方案的过程中，医生可提供两种以上的治疗方案，与患者及其家属说明每种治疗方案的利弊以供选择。也包括其他情况，比如不采取措施，继续观察。如果只有一套合理的治疗方案时，医生必须向患者及其家属解释清楚。如医生有个人的推荐治疗方案，可向患者提出，但是必须说明是医生本人建议性的，而非指令性的，选择权在于患者本人。然后，医生和患者协商选出一个双方都能接受的治疗方案。同时，医生应该向患者明确治疗过程中可能遇到的障碍，可以以向患者提问的方式间接地告诉患者："在实施这个治疗方案的过程中，您估计可能会遇到什么问题？"这样可以缓解患者的紧张情绪，避免对患者形成不好的心理暗示。

最后，在确定了治疗方案后，医生进行总结，双方达成一个书面协议，明确双方需要做的事情。医生可以说："为确保一切都清楚了，您能总结一下您该做些什么吗？我也总结一下我该做的。"在此之后，医生也应该考虑到意外的出现，为意外建立一个安全网，必须向患者提供出现紧急情况时能获得医疗救助的途径，比如"如果出现某种症状时，请立即给我打电话"。同时，医生还应向患者及其家属进行健康教育，提醒患者在疾病治疗过程中应特别注意的事项。比如酒精肝患者，要劝阻患者喝酒；而肺气肿患者，要劝阻患者抽烟。

五、医风医德协议

医风医德协议不仅仅是加强卫生行风建设，坚守医德良心，树立廉洁行医风尚，改善服务态度，提高服务质量，构建和谐的医患关系的重要举措，更是对医生和患者权利的保障。这是医患之间以书面形式进行的沟通，是对双方行为的指导，是医患沟通的重要内容。

（一）医务人员承诺

医务人员对患者的承诺主要包括以下项目：

（1）热情为患者服务，并认真履行治疗活动的知情告知义务；

（2）尊重患者，不推诿，不刁难患者；

（3）不索取患者财务，不接受红包和各种物品；

（4）不接受患者宴请；

（5）不私自向患者出售药物和各种医疗器材；

（6）不随意滥用药物和乱开检查单，不开大处方；

（7）不介绍患者去外院检查和购药；

（8）认真、热情、及时地接待和处理患者的投诉、咨询和质疑。

（二）患者承诺

（1）尊重和配合医务人员的工作；

（2）不向医务人员送红包及赠送各种物品；

（3）不宴请医务人员；

（4）不做有损于医务人员声誉和人格的事；

（5）自觉地维护医院正常的医疗工作秩序；

（6）拒绝医务人员私自出售的药物和各种医疗器材；

（7）自觉抵制医务人员介绍去外院检查和购买药物、器材等行为；

（8）遇有质疑时，按程序投诉解决，不在医院聚众闹事、谩骂、殴打医务人员和破坏医疗秩序。

（三）投诉方式

（1）尽可能提供书面材料，交医院纪委、医务科或投入医德医风举报箱等相关部门。

（2）电话投诉。

六、费用信息

医院及医生应向患者及其家属交代医药费用情况，医院应在医疗服务场所醒目位置向患者及其家属公示医疗服务项目和收费标准。如公开本院常规医疗服务、常用药品和主要医用耗材和服务项目的价格。具体公开的费用信息如下：

（1）在医院门诊大厅应设立医疗服务价格公示牌或者流动显示屏，并分别在门诊和住院部大厅设立简易查询设备；

（2）在科室统一格式公布有关常用收费价格信息，公示价格监督电话，公示的内容应该包括项目名称、计价单位、最高限价、实际执行、说明、项目内涵等；

（3）住院患者实行费用每日清单制度，为门诊患者提供双处方，使患者清楚看到自己的治疗项目和费用情况；

（4）为出院患者提供费用汇总明细清单；

（5）在各科室设置意见箱、公示投诉电话；

（6）在上级调整部分医疗收费价格或药品价格时及时变更公布，严格执行国家价格政策；

（7）成立物价和投诉机构并公示咨询和举报电话，方便患者对医疗收费的咨询和投诉，答复投诉者处理结果时限为3～7天；

（8）科室设物价管理员，负责监管和督查本科室医疗收费情况。

除了医院对于治疗项目和常用药价格的公开之外，医生在为患者开处方或者采用进口药物等价格昂贵的药物时，必须征求患者的意见，说明药物的治疗效果和价格等，考虑到患者的经济负担，保障患者的知情同意权。

第二节　治疗过程中的沟通内容

治疗过程中的沟通内容主要包括住院期间的沟通和集中沟通。

一、住院期间沟通

在患者住院期间，要求主管医生和分管护士必须对患者所患疾病的诊断情况、主要治疗手段、重要检查目的及结果，某些治疗可能引起的严重后果、药物不良反应、手术方式、手术并发症及防范措施及费用等内容进行经常性的沟通，并将沟通内容记载在病程记录、护理记录上。

（一）入院时医患沟通

病房接诊医师在接收患者入院时，应在首次病程记录完成时即与患者家属进行疾病沟通。平诊患者的首次病程记录，应于患者入院后8小时内完成；急诊患者入院后，责任医师根据疾病严重程度、综合客观检查对疾病做出诊断，在患者入院后2小时内与患者或患者家属进行正式沟通。

医护人员在患者入院3天内必须与患者进行正式沟通。医护人员应向患者或家属介绍患者的疾病诊断情况、主要治疗措施以及下一步治疗方案等，同时回答患者提出的有关问题。

这个阶段的沟通内容主要集中在以下几个方面。

1.初步诊断

即根据患者当前的症状和收集的临床资料，对于患者疾病的诊断。医生应对患者及家属明确说明患者的当前诊断。

2.病情状况

医生向患者说明疾病的起因、疾病的临床表现以及相关情况等，并做好患者病情变化时的及时沟通。

3.可供选择的治疗方案或初步治疗方案

医生向患者提供可供选择的治疗方案，如药物治疗、手术治疗或放化疗，并同患者商定治疗方案。

4.进一步治疗及检查方案

预计实施治疗方案之后，病情的可能变化以及进一步的治疗，或者进行更全面的检查，确诊病症，对症下药。

5.治疗风险、药物副作用

向患者说明治疗中存在的风险及并发症，药物使用及其不良反应，贵重药品的使用等。

6.需要患者及其家属配合的事宜

治疗期间需要患者注意的事项，如食物禁忌等，对患者及家属进行健康教育，并嘱咐其随时注意患者的病情变化。对于情绪低落的患者家属要适时鼓励，患者家属要遵守医院各项规章制度，不要大吵大闹，不抽烟等，更不要到处窜房，以避免造成院内交叉感染，也不要自作主张，随意搬动病房内的医疗设施和仪器，共同维护就诊环境。

7.其他

发生欠费且影响患者治疗时的沟通；急、危、重症患者随疾病的转归的及时沟通；变更治疗方案时的沟通；对于患者家属疑问的回答。

（二）术前医患沟通

1.明确诊断

进一步明确患者疾病的确诊情况，详细说明病因、病情、临床表现，以及确诊结果等。

2.手术方式

选择、确定患者的手术方式，说明各种手术方式的利弊以供选择、协商。

3.麻醉方式

选择全麻、半麻还是局麻，说明这些麻醉方式有什么差别，对患者的风险分别是多大，向患者说明适合患者的麻醉方式。一定要告诉患者麻醉前相应的时间段应该禁止饮食等。

4.手术中可能存在的风险

向患者家属说明手术中可能存在的风险，基本来自于三方面：手术创伤因素，哪怕再小的手术，都有出血、感染等不良事件的发生；患者基础状况的因素，一个平素健康积极锻炼的年轻人和一个疾病缠身的老人，对于同一个手术的耐受性显然是不一样的；另外，如果手术需要麻醉，则还会带来与麻醉相关并发症的风险。

5.手术中、手术后可能出现的问题并发症

向家属说明术中或者术后可能会出现一些并发症，如出血、感染等问题。当手术中遇到意外、危险情况或改变术式等，需及时告知家属，并在征求了家属的同意并签字后，方可按照新的方式继续手术。

6.手术应该注意的事宜

术前禁食必须严格遵守，以防因麻醉后贲门肌麻醉而呕吐窒息。一般为：手术前成年人要求8小时禁食禁饮，儿童要求6小时禁食、4小时禁饮。同时，患者应该保持良好的心态。

（三）术后医患沟通

1.手术大体过程

说明手术的大体流程、花费时间、手术结果等。如果有切除物的，还应向患者家属就切除物的性状进行介绍，并就切除物需要进一步进行病理检查及可能性检查结果进行沟通，以缓解患者及家属的担忧。

2.术后诊断

手术后，医生对于患者进行术后检查，观察其体征，病情的变化，有无后遗症等，以及可能的生理和心理变化与患者及家属进行交代。

3.术后主要治疗

从术后患者的恢复情况来看，与患者及家属协商确定术后的治疗方案，同时，预计术后可能出现的并发症，在家属的配合下进行治疗。

4.需要患者方配合的事宜

医护人员应该告知患者及其家属配合的事宜。保持术后的良好体位，以免伤口崩裂等。协助医护人员观察体温、脉搏、呼吸和血压，如有自我感觉不适、发热和心跳快等，应向医生、护士报告。协助医护人员严格术后的伤口管理，不要乱动，不要随意揭开覆盖伤口的纱布，更不能用手去触摸或用水清洗伤口，要保持伤口的清洁和干燥。有的患者手术后不习惯卧床小便，或因腰麻后排尿反射障碍，解不出小便。因此，对术后需要较长时间卧床者，术前就应练习卧床小便。对术后身上所带的各种导管，要注意保持其通畅，防止导管折叠、堵塞或脱落。术后身体抵抗力相对较弱，应注意保暖，防止感冒。门诊手术的患者，术后要在门诊休息片刻，并向医生问明复诊、换药和拆线时间，按时去医院复诊并接受处置。出院后，如发现拆线后的术口崩裂、出血或剧烈疼痛时，应立即到医院进行检查和处理。

（四）出院时的医患沟通

患者出院时，医护人员应向患者或家属明确说明患者在院时的诊疗情况、出院医嘱及出院后注意事项以及是否定期随诊等内容。

1.简要治疗过程

出院时，医生将患者的整个治疗过程系统概括地介绍一遍，从首诊、确诊到入院、手术再到术后治疗，将患者进行的检查项目、病情的变化、采取的治疗手段、治疗的效果等做一总结，让患者对于自己所接受的治疗有一个较系统完整的认识。

2.出院前诊断

对患者进行出院前诊断，进一步明确疾病诊断治疗过程的合理性，得出治愈与否的结论并对疾病后的恢复或未治愈疾病的发展做出预后判断。内容主要包括患者的一般状态、体征、检查的结果、采取的治疗方式及其结果、疾病将来的发展或治愈后恢复阶段需注意的事项等情况。

3.治疗效果

医生要同患者及家属交流治疗所达到的效果、恢复情况、之前病症的消失情况，以及还要继续保持治疗的项目等。

4.出院后注意事项

医生应告知患者，出院后如发现拆线后的术口崩裂、出血或剧烈疼痛时，应立即到医院进行检查和处理；平时的作息和活动情况；定期进行复查等。

5.出院用药及用法

医生应向患者及家属嘱咐药物的使用方法（口服，外用，注射等）、使用时间、用药期的长短、次数及每次用量、不良反应等。患者及家属也应多与医生交流，以免错误用药。

6.是否随访

医生与患者商定是否随访，随访的时间以及方式等。

二、集中沟通

对带有共性、非传染性的常见病、多发病、季节性疾病等，由科主任、护士长、主管医师、护士等一起召集病区患者及家属，集中进行该病发生、发展、疗程、预后、预防及诊治过程中可能出现的情况等进行沟通，回答患者及家属的提问。至少每月一次，并记录在工休座谈记录本上。例如，医生对在医院待产的孕产妇进行集中沟通。在事先安排好时间地点等相关事宜后，在保证孕妇安全的前提下，医生与其进行集中沟通，对孕妇进行健康教育，回答一些疑问和问题。

（一）孕期健康教育

利用集体座谈和定期在产前病房进行各种知识的宣传和操作示范，让孕妇了解妊娠期的生理、心理变化，指导孕期营养与保健，告知剖宫产的适应证、术后的常见症状及护理，引导其选择正确的分娩方式。

（二）产前健康教育

指导孕产妇做好母胎的自我监护，根据孕妇自己掌握的知识情况，正确指导胎动自测的注意点和关键点，正确数胎动。同时，做好产前的心理护理。对孕妇进行持续性的心理安慰、感情支持、生理帮助，不仅能减轻和消除产妇的恐惧心理，稳定孕妇和家属的情绪，减少分娩时的各种干扰，而且能使产妇增加安全感和自信心，取得积极的配合，在产时充分发挥主动性、积极性，使产妇愉快地度过分娩期，确保母婴身心健康。

（三）产时健康指导

为减少孕产妇对分娩的焦虑和恐惧心理，孕产妇进入分娩室时可由责任护士陪伴，开展"一对一"的教育，指导产妇如何减轻宫缩带来的痛苦，同时给予安慰和抚摸，使产妇消除紧张情绪。及时报告产程进展情况，开设导乐分娩，让家属陪伴，给予精神上的支持，使之顺利度过分娩过程。

（四）产后健康教育内容

由于产妇经历了艰苦的分娩过程，身心处于极度疲惫状态，护士应对产妇的身心进行评估，制订相应的健康教育计划。在产后24小时（剖宫产后48小时），产妇的精神、体力逐渐恢复后，指导和讲解如下知识：合理的饮食营养、母乳喂养知识、新生儿的健康护理。

（五）出院时的健康指导

指导产妇合理搭配饮食、注意休息，提供促进产后机体恢复的方法，给予必要的性生活和计划生育指导，如哺乳期虽无月经，但也要坚持工具避孕，选择正确适合的时间放置节育环等。使其了解母乳喂养支持组织的情况和婴儿预防接种的时间、去处，并告之产后检查的时间和重要性。

另外，医生在面临孕妇的提问时，应该耐心，详细地一一解答。

第三节 回访及纠纷时的沟通内容

一、回访沟通

出院回访是对已出院患者的访问沟通，医护人员可采取电话回访或登门的方式进行沟通，并在出院患者登记本中做好记录。了解患者出院后的恢复情况和对出院后用药、休息等情况的康复指导。出院回访是从医疗行为延伸的关怀服务，有利于增进患者对医护人员情感的交流，也有利于培养医院的忠诚患者，同时也是进行循证医学研究的重要证据来源。临床各科室必须对本科出院患者进行1~2次的电话或家庭访视，并建立出院患者访问登记本，及时记录。

（一）回访时间选择

第一次回访一般选择在患者出院的第二天，负责护士看患者是否安全到家，并指导患者按时服药。主治医师在患者出院的第三天，指导患者应注意的事项。

第二次回访一般在患者出院后半个月，主要询问是否已经康复，并针对回家治疗过程中出现的问题给予帮助，并征求患者住院期间对医疗服务和住院环境的意见或建议。

第三次回访一般选择在出院一个月左右，此时患者病情已经得到了极大的恢复，症状缓解，不适感消失或不明显，患者在生活行为和心里重视程度上开始放松，可能会出现健康行为不能坚持、用药不合理、过早从事不适宜的活动等，电话回访可以及时提醒并纠正，避免并发症发生。

（二）回访内容

1.健康问题

包括病情反馈，是否按医嘱正确用药，日常生活习惯，疾病对生活的影响，情绪反应，健康知识的认知水平等。

2.健康行为指导

根据回访对象存在的健康问题，进行有针对性的指导，包括病情解释、饮食指导、活动和休息指导、门诊复查或随访指导等。

3.心理支持

良好的情绪状态和心理适应能够促进患者恢复健康，有助于生活质量的提高。在疾病的不同发展时期，患者的心理活动有不同的特点，出院恢复期的患者可能会因为病程过长、不能工作，加重了家人的负担等表现出焦虑、自责、情绪低落等。回访过程中应从对方的叙述中分析其心理问题，给予恰当的指导，帮助患者调整好心态，以积极的态度面对疾病和生活。

二、纠纷沟通

医患纠纷指医疗方（医疗机构）与患者方（患者或者患者近亲属）之间产生的纠纷。医患纠纷包括基于医疗过错争议产生的医患纠纷，也包括与医疗过错无关的其他医患纠纷（如欠付医疗费的纠纷、对疗效不满等）。纠纷沟通主要指医患双方就产生的矛盾或不一致进行协调、沟通的过程。沟通的内容主要围绕纠纷的争议标的及其处理方式选择两大部分进行。

（一）纠纷的争议标的

1.原因

首先要明确引起纠纷的主要原因，是患者方因素还是医疗方原因。这时医疗方和患者方都应冷静地对纠纷的原因进行分析、沟通，避免采取过激行为。形成医患纠纷的原因主要有以下几个方面。

（1）患者方原因

一是患者期望值过高。由于患者不理解目前治疗手段所能达到的客观效果，产生过高的期望值，在治疗达不到期望值时而产生纠纷。比如，一患者因肝硬化门脉高压上消化道大出血，术后肝衰竭死亡，患者家属不能接受现实。二是由于患者方维权意识增强，但对医药知识及医疗工作的特殊性不够了解，认为只要进了医院、花了钱，就要得到等值的回报和达到期望的目的，一旦疗效不满意，或出现并发症、医治无效死亡时，就容易引发纠纷。三是少数患者谋求不正当利益。少数患者及其亲属存有不良动机，动则就以大额赔偿要挟，肆无忌惮地扩大事态，自认为"小闹小得，大闹大得，无理取闹也得"。坚持不认同医疗行为及诊疗结果，企图通过吵闹达到某种目的，特别是对一些非原则性的问题，容易小题大做，制造矛盾，抓住不放，天天到医院无理取闹，干扰医院正常的医疗工作，损害医院的声誉。甚至在有些地方出现一些专门吃"医患纠纷"饭的有组织的讨钱帮，他们主动介入医患纠纷，向院方索取高额赔偿，从中提取佣金。

（2）医疗方原因

一是服务态度差。有些医务人员思想没有转变，服务意识不强，态度冷淡，语言生硬，缺乏耐心、细心和热心，使患者及家属产生不信任感，一旦在诊疗过程中，稍有不尽如人意的地方，就会成为发生医患纠纷的诱因。二是医疗服务存在缺陷。个别医护人员责任心不强，不按操作规范、常规操作，医疗水平不高，操作不规范，急救设备不会正确使用等都是引发纠纷的重要因素。三是医患沟通不够。由于患者缺乏医学知识，对治疗的期望值较高，加上医务人员对发生的问题不能客观地分析、解释，没有认真履行告知义务，不尊重患者的知情权、选择权，容易引起患者对医疗过程及结果的不认同，发生纠纷后，不及时地妥善解决。四是科室内部、科室之间的不团结、不协调，互相诋毁，往往也是造成纠纷发生的原因。五是缺乏自我保护意识，法律意识淡薄。有的医生工作不负责任，信口开河，讲大话，大包大揽，自我保护意识不强，在医患纠纷发生后往往授人以柄，处于被动，给解决纠纷带来了难度。还有一些医护人员平时不注意医疗法规的学习，法律意识比较淡薄，在医疗活动中，不注意证据的保存，为了图省事而没有向患者履行告知义务，没有让患者签署相关的知情同意书，这些都为纠纷的发生带来了隐患。

2.责任归属

如果医患纠纷经过和解或调解得不到有效解决，最后途径便是民事诉讼。一旦进入民事诉讼程序，责任的认定就成了关键问题。医疗诉讼的责任认定方式一般有三种：法官判定、医疗事故技术鉴定和医疗过错司法鉴定。

（1）法官直接判定

并不是所有医患纠纷都必须经过医疗鉴定才能明确责任，根据《民事诉讼法》第七十二条的规定，"人民法院对专门性问题认为需要鉴定的，应当交由法定鉴定部门鉴定；没有法定鉴定部门的，由人民法院指定的鉴定部门鉴定"。问题的关键在于医患纠纷案件争议的事实是不是"专门性问题"，法官是否"认为需要鉴定"。

从医患纠纷原因的分析可以得知，有些医患纠纷争议事实并不是专业医疗问题，甚至不涉及医学知识，法官没有必要依申请或依职权安排医疗鉴定。

（2）医疗事故技术鉴定

按照《医疗事故技术鉴定暂行办法》，目前我国医疗事故技术鉴定分为首次鉴定和再次鉴定，首次鉴定工作由设区的市级和省、自治区、直辖市直接管辖的县（市）级地方医学会组织专家鉴定组进行；再次鉴定工作由省、自治区、直辖市地方医学会组织进行；对疑难、复杂并在全国有重大影响的医疗事故争议，省级卫生行政部门可以商请中华医学会组织医疗事故技术鉴定。但一般情况下，再次鉴定就是最终鉴定。

鉴定结论应该包括：医疗行为是否违反医疗卫生管理法律、行政法规、部门规章和诊疗护理规范、常规；医疗过失行为与人身损害后果之间是否存在因果关系；医疗过失行为在医疗事故损害后果中的责任程度；医疗事故等级等内容。

鉴定组会综合分析医疗过失行为在导致医疗事故损害后果中的作用、患者原有疾病状况等因素，判定医疗过失行为的责任程度，从重到轻分为四级，完全责任、主要责任、次要责任和轻微责任。鉴定结论中的责任认定直接关系到赔偿项目、范围和数额的最终确定。

医疗事故等级分为四级十二等，分别是一级甲、乙等医疗事故；二级甲、乙、丙、丁等医疗事故；三级甲、乙、丙、丁、戊等医疗事故；四级医疗事故。对于伤残患者，医疗事故一级乙等至三级戊等对应伤残等级一至十级。司法实践中，事故等级与赔偿数额之间不存在正比关系。

（3）医疗过错司法鉴定

从2005年10月1日起，《全国人民代表大会常务委员会关于司法鉴定管理问题的决定》正式实施，其中规定"在诉讼中，对本决定第二条所规定的鉴定事项发生争议，需要鉴定的，应当委托列入鉴定人名册的鉴定人进行鉴定。鉴定人从事司法鉴定业务，由所在的鉴定机构统一接受委托。鉴定人和鉴定机构应当在鉴定人和鉴定机构名册注明的业务范围内从事司法鉴定业务"。该决定也明确了鉴定人依法回避和出庭作证制度。

司法鉴定结论要确定医疗过失参与度，分为ABCDEF六个等级。医疗过失参与度是指在医疗过失与疾病共同存在的案件中，多种因素共同作用导致患者伤残或死亡的损害后果，鉴定专家定量分析医疗过失在此后果中所起的作用，明确其参与因果关系的程度大小。

医疗过失参与度是法院定案的重要依据，《最高人民法院关于民事诉讼证据的若干规定》第二十七条规定："当事人对人民法院委托的鉴定部门作出的鉴定结论有异议申请重新鉴定，提出证据证明存在下列情形之一的，人民法院应予准许：鉴定机构或者鉴定人员不具备相关的鉴定资格的；鉴定程序严重违法的；鉴定结论明显依据不足的；经过质证认定不能作为证据使用的其他情形。对有缺陷的鉴定结论，可以通过补充鉴定、重新质证或者补充质证等方法解决的，不予重新鉴定。"

3.恢复可能

如若明确是由于医疗行为的过失或者医疗事故造成的患者的伤残，医患双方在沟通过程中还需考虑患者恢复的可能，医疗方的过失是否对患者造成了不可逆的损伤。

（二）纠纷的处理方式选择

目前，我国有关医患纠纷解决机制的现状是以诉讼为主，辅之非诉讼纠纷解决机制。主要途径是和解、调解和民事诉讼三种，我国尚未建立医事仲裁体系。医患双方可以经过沟通选择纠纷的处理方式，如若双方不能通过和解解决纠纷，消除争议，可进一步选择调解和民事诉讼的方式。以下将对这几种纠纷处理方式进行介绍。

1.和解

在医患矛盾发生后，首要诉诸行为的是双方协商。协商是指为了取得一致意见而共同商量。医患纠纷协商指纠纷双方当事人，在没有第三方介入的情况下，当事人之间就医疗纠纷进行谈判、商量，以取得一致意见，消除争议，建立新的权利义务关系，达到医患纠纷的和平解决。和解应以医患双方自愿为前提，如果任何一方表示不愿意协商，或者在协商中达不成一致意见，双方均可选择其他解决途径。医患双方通过协商和平解决纠纷，体现了医疗机构和患者双方作为民事法律关系主体依法处分民事权利、承担民事义务的平等关系和主体地位。在必要时，医疗机构和患者均可委托他人代理协商事务。

2.调解

调解是指在卫生行政机关、第三方法人或自然人，或者在人民法院的主持下，对当事人之间的医患纠纷进行的居间行为。主要有卫生行政部门调解和人民调解组织调解。

（1）卫生行政部门调解

卫生行政部门主持医患纠纷的调解是《医疗事故处理条例》规定的解决医患纠纷的途径，在本质上属于行政调解。所谓医患纠纷领域中的行政调解机制，是指在卫生行政部门的主持下，经医患双方的同意，就双方之间因医疗事故而产生的争议进行协商解决的活动。行政调解作为诉讼外解决方式或机制，是卫生行政部门在监督管理医疗机构的情况下对因医疗事故而发生的纠纷进行协调解决，以化解医患双方之间的矛盾，从而平息双方之间的纠纷。

依据《医疗事故处理条例》第四十六条的规定，发生医疗事故的赔偿等民事责任争议，医患双方可以协商解决；不愿意协商或者协商不成的，当事人可以向卫生行政部门提出调解申请，也可以直接向人民法院提起民事诉讼。由此得出，首先，卫生行政部门的调解局限在由医疗事故引起的民事赔偿等民事责任争议，其调解限制在医疗事故的范围内，即只有构成医疗事故才能要求卫生行政部门进行调解；其次，必须是针对医疗事故产生的民事赔偿等民事责任争议，而不能是其他方面的争议。

（2）人民调解组织调解

即人民调解委员会的成员通过说服、疏导等方法，促使当事人在平等协商基础上自愿达成调解协议，解决民间纠纷的活动。医疗纠纷人民调解委员会调解医疗纠纷，包括对调解协议的司法确认，不收取任何费用。其办公场所、工作经费一般由设立单位解决。

3.诉讼

医疗纠纷诉讼是指医患双方就医疗结果及其原因认识不一致而发生争议所提起的诉讼，人民法院在当事人和其他诉讼参与人的参加下，审理和解决医疗纠纷民事案件的活动以及在这种活动中产生的各种法律关系的总和。医疗纠纷诉讼往往是在协商、调解不能达成协议的情况下，当事人选择解决医疗纠纷的最后途径。医疗纠纷诉讼分为医疗损害赔偿纠纷和医疗服务合同纠纷。

目前，到人民法院提起医疗赔偿纠纷诉讼，不以医疗事故鉴定为前提。患方的举证责任集中于损害后果（伤残等级、死亡等）和医疗关系（病历、医疗费单据等）。《最高人民法院关于参照〈医疗事故处理条例〉审理医疗纠纷民事案件的通知》规定因医疗事故以外的原因引起的其他医疗赔偿纠纷，适用《民法通则》的规定。按照《最高人民法院关于民事诉讼证据的若干规定》的规定，在诉讼中，医学会医疗事故鉴定委员会的鉴定结论只是诉讼证据的一种，必须经过质证，且鉴定人应当出庭接受质询，才可能作为有效证据和作为确定医疗单位承担赔偿责任的依据。其中，对造成患者死亡的，人民法院依据《民法通则》及相关法律法规可以支持患方关于死亡补偿费的赔偿请求。

第三章　医患沟通的心理学理论与方法

第一节　精神分析的理论与医患沟通

一、理论简介

精神分析理论属于心理动力学理论，是奥地利心理学家、精神科医生弗洛伊德于19世纪末20世纪初创立的。精神分析理论作为现代心理学的奠基石，它的影响远不局限于临床心理学领域，对于整个心理科学乃至西方人文科学各领域均有深远的影响，甚至有学者将其与达尔文的进化论相提并论。

（一）意识层次理论

意识层次理论指出，人的精神活动是在不同的意识层次里发生和进行的。意识层次包括意识、前意识和无意识三个层次，好像一座冰山，露出水面的只是一小部分意识，但隐藏在水下的绝大部分前意识和无意识却对人的行为产生重要影响。意识是能随意想到、清楚觉察到的主观经验，有逻辑性、时空规定性和现实性特点；前意识是不能即刻回想起来，但经过努力可以进入意识领域的主观经验；无意识是原始的冲动和各种本能通过遗传得到的人类早期经验以及个人遗忘了的童年时期的经验和创伤性经验、不合伦理或法律等社会规范的欲望和感情。

（二）人格结构理论

人格结构理论认为，个体的人格分为本我、超我和自我。人格结构的最基本的层次是本我（id），是一种与生俱来的动物性本能冲动，特别是性冲动，它是混乱的、毫无理性的，只是按照快乐原则（pleasure principle）行事，并盲目地追求满足。中间层是自我（ego），是按照"现实原则"行动的，它充当本我与外部世界的联络者与仲裁者，并且在超我的指导下监管本我的活动。它是一种能根据周围环境的实际条件来调节本我和超我的矛盾、决定自己行为方式的意识，代表的就是通常所说的理性或正确的判断，其追求目标既要获得本能的满足，又要避免因现实限制造成的痛苦。最上层是超我（superego），即能进行自我批判和道德控制的理想化了的自我，按至善原则活动，是父母作为爱的角色和纪律的角色的赏罚权威的内化。它包括两个方面：一方面是平常人们所说的良心，代表着社会道德对个人的惩罚和规范作用，另一方面是理想自我所确定的道德行为标准。

本我、自我、超我三者互动良好者人格正常，三者长期冲突就会造成心理异常。

（三）性本能理论

弗洛伊德认为人同时具有两大类本能。一种是生的本能，他称之为力比多（libido），并用"力比多"这个词来概括一系列行为和动机现象。像饮食、性、自爱、他爱等个人所从事的任何愉快的活动，都是生的本能。另一种是死的本能，他称之为萨那托斯（thanatos，即希腊神话中的死神），像仇恨、侵犯和自杀等都是死的本能。由于这两种本能在现实生活中都不能自由发展，常常受到压抑而进入无意识领域，并在无意识中并立共存，驱使我们的行动。人的每一种动机都是无意识的生本能和死本能的混合物。

（四）人格发展理论

弗洛伊德认为力比多在人格发展中固着在不同的部位，这些部位力比多的适当满足是心理发展的前提，不足或过分都会引起性驱力在这些部位的固着，导致日后的心理疾病。

按照力比多发展经过的不同部位，把儿童心理发展划分成五个阶段：口唇期、肛门期、性器期、潜伏期、生殖期，在上述每一个阶段中，儿童都面临着一个满足自我身体需要与服从社会需要之间的冲突。当社会允许适当的身体满足时，这种冲突便可以获得满意的解决，但是，如果这种需要得不到满足或满足过度时，个体就会在以后的成人生活中反映出这种遗留行为。例如，如果一个儿童在口唇期有过严重断奶的经历，那么，他长大之后就可能具有固执和坚决的性格特点；而一个幼时得不到足够食物的儿童，长大后就可能会有贪婪地追求知识和权力的特点。这就是弗洛伊德理论中十分重要的观点，即个体童年早期的经验在人格发展中起着决定性的作用，成年期的人格特点源于生命的头几年。

（五）心理防御机制理论

心理防御机制是自我的一种防卫功能。很多时候，超我与本我之间、本我与自我之间，经常会有矛盾和冲突，人就会感到痛苦和焦虑，这时自我可以在不知不觉之中，以某种方式调整冲突双方的关系，使超我的监察可以接受，同时自我的欲望又可以得到某种形式的满足，从而缓和焦虑，消除痛苦。这就是自我的心理防御机制，它包括压抑、否认、投射、退化、隔离、抵消转化、合理化、补偿、升华、幽默、反向形成等各种形式。

二、理论在临床医学中的应用

（一）精神分析视角对患者的理解

1.症状的由来

现代医学认为，精神因素可以引发心理应激。所谓心理应激是指个体在生活适应过程中，关于环境要求与自身应对能力不平衡的认识所引起的一种心身紧张状态。这种紧张状态倾向于通过非特异的心理和生理反应表现出来。从心理动力学的角度分析认为，疾病是患者成长经历中的冲突从潜意识中被重新激活，而症状则是妥协的产物。也就是说，之所以能够表现出来相应的症状，还是跟个人的成长经历和心理应激能力有关。

2.患者的心理防御机制

心理防御机制的意义包括积极和消极两个方面。积极之处在于能够使个体本身在遇到困难与挫折后减轻或免除精神压力，恢复心理平衡，甚至能够激发出个体的主观能动性，激励个体以顽强的毅力克服困难；消极之处在于使个体可能因压力的缓解而自足，或出现退缩甚至恐惧而导致心理疾病。

（二）精神分析视角对医患互动的解读

1.移情与反移情

大多数人患病后，心情低落，情绪压抑，在医院的陌生环境中，病人对陌生医务人员的印象容易受其以往对类似人物印象的影响，如果他以前对类似人物有好评并有良好关系，那么，他对该医务人员便可产生移情，易于发展积极的关系。另一方面，医务人员也常常基于自己过去与他人的关系，将某些情感投注于病人，形成反移情。

2.防御机制

人一旦患病，或多或少都会感到一种恐惧。根据疾病轻重程度的不同和自身人格结构特点，患者最终体验到的负性情绪程度也不尽相同。如果病情较重或人为地夸大和歪曲使其超出患者的承受能力时，患者将在潜意识中动用否定、退行、投射等防御机制以缓解内心的焦虑。

投射有向内投射和向外投射两种，前者表现为抑郁，后者则表现为对周围人或事物的抱怨、挑剔和指责，如投射到医生身上就会对医生表现出强烈的攻击性。防御机制的运用有助于患者对自身焦虑与恐惧在一定时间内进行有效控制，暂时获得虚假的安全感。

退行的心理防御机制作用下，因患者对医学的无知和对自身健康的无法控制，很可能激发患者的无能感和弱小感。此时对医生的移情有两种表现形式：一种是对医生过分依赖，形成父母-儿童型医患关系，把对疾病的治疗和病情康复的责任完全推卸给医生，自己则听之任之。另一种则表现为强烈的攻击性，这又分为两种情况：其一是刻意贬低医疗技术水平和医生的医德医术，如认为西医只是治标不治本，所以治疗效果不佳；其二是刻意地崇拜医疗技术但仍然贬低医生的医术，如认为治不好病是医生技术不行。这种疾病激发出的无能感和弱小感，使患者及家属与医生之间无法建立正常的信任感，良好的医患关系更无从谈起。

3.性格特征

由于诸如就诊量大、就诊时间有限等种种外部因素的影响，医生在诊治过程中，往往习惯于采用说教式的方式，直接给予患者劝告与指导，而不习惯让患者作为合作者参与决策，甚至对患者有关病情的提问也不能有求必应。这种情况下，隐藏在医患关系背后的患者对医生的移情会因患者的不同性格特点而异。如果患者的性格偏于内向、受暗示性强，易于服从权威，与控制型的医生之间比较容易建立起融洽的医患关系；反之，如果患者的性格外向独立，情绪不稳定，很有可能将与以往生活中严厉的父母或老师的关系转移到面前的医生身上，并在情感上加以否定，在行为上施以攻击，激发医患冲突。

（三）医护人员对患者的反移情

在医患关系建立的过程中，患者的种种表现往往同样会对医生产生巨大的影响，使得诊治医生的某些潜意识被激发出来，这种过程就称作反移情。如医生感受到患者的抑郁情绪时可能会产生内疚感，医生感受到患者的攻击性时可能会产生无能感等等。医生的反移情，对于良好医患关系的建立是一把双刃剑，既有有利的可能性，也有有害的可能性。如果医生能把自身对患者的反移情作为了解患者心理活动的工具，就能从患者的立场体会他们的需要、认知和情感，这种换位思考带来的是对患者深切的共情和理解；反之如果医生被患者引发的反移情所左右，深陷负性情绪中无法自拔，甚至付诸行动，则会对医患关系造成破坏性的影响。

值得注意的是医生在觉察自身反移情的同时，还需要仔细分辨这些想法中的冲动和感受是出于自己的评价和感觉系统，还是出于对来访者的真正理解。如果是前者则对医患关系不利。如某些过于自恋的医生盲目夸大医学的作用，通过对于医学的认同，沉醉于救世主般的自体幻象中，以医疗活动为手段追求病态自恋的满足，此时医生关注的只是自己的自恋需要，而不是患者的利益，看到的是疾病而不是患者本身，其结果要么是医生因为治疗成功而更加自负，要么是因为治疗结果不尽如人意而产生挫败感。实际上由于人格结构幼稚、自恋的医生往往不能忍受这种挫败感，势必采取否定、隔离、投射等不成熟的心理防御机制，最终使病态自恋不断加重，形成恶性循环。

（四）运用精神分析的理论和技术缓解医患矛盾

1.增强医护人员与患者的共情能力

在患者前来就诊的时候，医生不应因为时间紧、门诊量大，就对患者置之不理，只是让患者去做检查，然后根据结果诊断病情；而应该在患者就诊过程中尽可能地与患者进行有效沟通，通过询问病情，以及与病情有关的信息，尝试从患者的角度，体会他的所思所想所感。无论患者是无助、抑郁还是攻击、愤怒，都能做到真正意义上的理解。

2.提高医护人员对于移情与反移情的觉察能力

在临床医疗过程中医生的觉察能力，体现在对于患者的移情、自身的反移情以及医患互动关系等方面的识别与处理上。医生对患者移情的识别，不仅来自患者说的话，理解其字面意义，更为重要的是通过观察患者的衣着、面部表情、肢体语言等挖掘其背后意义，揭示其心理动力。此外医生在处理反移情时应注意恪守职业道德规范，努力提高自我调控能力，不能把先入为主的印象带入诊疗过程，坚决摒弃刻板印象，想当然地认为某类患者就是不可理喻或无法信任的。

3.解决医护人员自身潜意识中的心理冲突

根据相关的调查发现，有近30%的医务人员存在不同程度的心理困扰。当医生自己面临心理困扰时，首先要有足够的认识；其次要及时加以处理和解决。精神分析理论认为心理问题的根源，在于早年生活的心理创伤，以及由此遗留下来的被压抑到潜意识中的心理冲突。只有把压抑在潜意识中的那些痛苦体验挖掘出来，上升为意识并加以分析解释、认知和疏导，才能获得一种新的领悟，从而使症状消失。

4.运用精神分析的方法时，医生应避免或少用专业术语

医生在与没有受过正规系统医学教育的患者进行沟通时，需要通俗表达医学知识，对于非用不可的专业术语，医生要加以说明和解释，过多的专业术语会使医患难以共享信息。如某患者因患躯体障碍接受住院治疗，根据患者的病史信息，医生发现患者一到秋忙时节即产生浑身酸麻无力疼痛难忍的症状，在结合药物治疗过程中，医生可使用心理分析疗法给予干预。如医生说："你的潜意识层面产生了对体力劳动的回避，而意识层面又不能接纳自己不负责任的行为，这种冲突通过躯体症状予以表示，所以你得了这个病。"这样的解释对于经过心理学理论专业培训的人士来说意思传达既准确又简明，然而一般患者却不一定能理解潜意识、意识与他的躯体症状的关系。要让患者明白这句话的含义，需要患者学习精神分析流派的理论知识，显然不现实。为保证沟通的有效性，医生可以说："在每个人的内心深处，都有难以觉察到的一些愿望，下地干活这个事情可能让你感到很不愉快，但是作为大小伙子的你，身强体壮，不下地干活似乎也说不过去，所以你的内心可能非常矛盾，而往往你自己觉察不到这种内心的冲突，于是内心的愿望就通过身体的一些不适给予暗示，生病就可以让你不用参加劳动了。这种关联可能是你想不到的，但是它客观存在着。"医生这样的表达，既不用介绍弗洛伊德，也能让患者领会其中的含义。当然，医生大胆地挖掘患者内心的潜意识，并赤裸裸地将其暴露在患者面前，是以医患之间已经建立了可信赖的关系作为前提的。

综上所述，从精神分析的视角出发，医患互动除了人们能够意识到的可以通过语言进行交流的心理活动之外，更主要的是由潜意识中的心理动力驱动下的移情与反移情所组成的。医患矛盾和冲突在一定程度上，正是医患双方自身潜意识中的心理冲突在医患关系中的强迫性重复。因此通过专业的心理帮助探寻引发医患冲突的潜意识原因，及时宣泄不良情绪，保持健康的心理状态，对构建和谐的医患关系具有积极意义。

第二节 行为主义理论与医患沟通

一、理论简介

行为主义学习理论（behavioral learning theory）典型的、核心的观点是将学习看作是个体外显行为改变的历程，学习是被动的，对学习时个体内在的心理历程是否改变一般不予解释，而个体外显行为的改变主要显示在刺激与反应的联结上，主张人的一切行为是由环境决定的，是历史上著名的极端环境决定论和教育万能论的基础。这一理论范式主要包括以下几方面。

（一）联想：巴甫洛夫的经典条件反射

条件反射是在非条件反射基础上的，是暂时性的神经联系。建立的基本条件是，无关的刺激和非条件刺激在时间上的结合，这个过程称为强化。要形成条件反射除需要多次强化外，还要神经系统的正常活动。

条件反射的经典实验是巴甫洛夫关于狗的食物性条件反射研究。狗吃食物时引起唾液分泌，这是非条件反射。在每次给狗喂食之前，先打铃。本来铃声对狗来说是无意义的，但当铃声和食物多次的结合之后，仅仅打铃而不呈现食物，狗也会有唾液分泌。这样，原本无意义的铃声刺激变成了条件刺激物，即成为引起条件反射的刺激，从而形成条件反射。

（二）强化：斯金纳的操作性条件反射理论

新行为主义者斯金纳根据自己创制的斯金纳箱（Skinner box）对白鼠和鸽子进行实验，提出了操作性条件反射理论。

斯金纳箱是为动物学习实验设计的自动记录装置，内有杠杆和与食物储存器相连接的食物盘。在箱内的白鼠按压杠杆，就有一粒食物丸滚入食物盘，白鼠便获得食物。一只饿鼠进入箱内，偶然触碰杠杆，一粒食物丸落入盘内，若干次后，就形成饿鼠按压杠杆取得食物的条件反射，斯金纳称此为操作条件反射。

斯金纳认为，学习一定的行为，重要的是要产生后果。如果这一后果容易使这一行为再次发生，这就是一种正强化。如果行为的后果不容易使这一行为再次发生，就是负强化。换句话说，正强化促进某一行为的发生，而负强化使动物避免做出某种行为。"操作只是一种持续塑造过程的结果。"人们可以有目的地设计强化程序，使人或动物学会某种行为，或控制某种行为的发生。斯金纳用这种方法研究了鸽子的行为。

（三）模仿：班杜拉的社会学习理论

社会学习理论是阐明人怎样在社会环境中学习，从而形成和发展他的个性的理论。社会学习是个体为满足社会需要而掌握社会知识、经验和行为规范以及技能的过程。

班杜拉将社会学习分为直接学习和观察学习两种形式。直接学习是个体对刺激做出反应并受到强化而完成的学习过程。其学习模式是刺激—反应—强化，离开学习者本身对刺激的反应及其所受到的强化，学习就不能产生。观察学习是指个体通过观察榜样在处理刺激时的反应及其受到的强化而完成学习的过程。如果人们只通过第一种方式进行学习，那是非常缓慢而费力的，有时还要付出很大代价。幸好，人类可以通过观察榜样进行学习，实际上人类的大部分行为是通过观察学习而获得的。正因为人类具有观察学习的能力，所以人们才能不依靠尝试错误一点一点地掌握复杂的行为，而很快地学到大量的复杂的行为模式。

班杜拉的一系列实验研究为其社会学习理论的提出奠定了基础。这里需要说明，观察学习并不只限于所观察到的具体事物，还可以迁移到同一类或相似的事物上去。观察学习的过程是复杂的，分为四个主要的组分部分：注意过程、保持过程、动作再现过程和动机过程。

人的活动的动机来自过去别人和自己在类似行为上受到的强化，包括替代性强化、直接强化与自我强化，其中前两种属于外部强化，第三种属于内部强化。

二、理论在临床医学中的应用

（一）交往行为理论

1981年德国著名哲学家、社会学家哈贝马斯提出的交往行为理论，把人的行为分为工具行为和交往行为。工具行为是一种非互动的、孤立的、独白式的、单方面的行为；交往行为则是对话式的、互动的、双向的行为。其中交往行为有利于在相互理解的基础上达成共识并加强人与人之间的沟通。

医疗方沟通行为包括以技术规范为导向的"工具行为"和以相互理解为核心的"交往行为"。工具行为和交往行为在医患沟通中都是必要的：工具行为是医患沟通的重要手段，是专业人员准确、简洁、高效地进行医患沟通的主要途径；恰当使用交往行为是体现人文关怀的重要表征，有利于医务人员得到患者认同，成为一个耐心的倾听者、仔细的观察者、敏锐的交谈者和有效的临床医生。

医务人员的工具行为是以专业技术规范为标准，以医学专业语言和临床操作为媒介的行为，其主要功能是实施病史采集、病情诊断、治疗措施、临床告知等沟通，对诊疗活动具有重要意义。问诊、医嘱、医学文件传达等这些最常见的医患沟通工具行为的特点是医生占主导地位，医患关系呈现"支配-服从模式"。工具行为是医患沟通的有效手段，医生诊疗行为大多属于工具行为。同时应该注意到单一使用工具行为导致的新医学模式和医学人文关怀的偏离已成为医患沟通效果不良的主要原因之一。优化医疗服务标准，改善医患沟通行为迫切需要改变这种单一的方式。

哈贝马斯认为，人类奋斗的目标不是使工具行为合理化、技术控制力扩大化，而是使交往行为合理化。医患沟通交往行为是医患双方之间以相互理解，以期在行动上达成一致的互动，体现的是主体与主体之间的平等互动关系，即医患之间达成的合理共识。医患沟通中的交往行为蕴含人文关怀，体现出医务人员对患者的耐心、尊重和同情，其载体主要包括解释、倾听和神态等。使用这些富有人文关怀的交往行为可调节医患关系，阻止医患间和谐关系的瓦解，抵制医患双方的分裂，防止行为冲突的爆发。

（二）行为主义对医患互动的解读

医患沟通中的行为包括非语言和语言互动。很多医患互动现象都可以用行为主义解释。

1.联想——经典条件反射的应用

泛化现象是经典条件反射在建立之初，刺激物不集中而导致的。在儿童保健科医患互动中，常见婴儿尚未打预防针就哭泣，本来是打针疼痛，而往往是对某个给其打针的护士的恐惧泛化为对所有穿白大褂的医务人员，再到儿童保健科乃至整个医院，这种对医院的恐惧，甚至延续到成年，讳医忌医，有些人还会出现"白大衣高血压"。

2.强化——操作性条件反射理论的应用

"礼尚往来""来而不往非礼也"，都是互动过程中的操作性条件反射理论。社会心理学中的社会交换论，即是操作性条件反射理论在人际交往中的应用。人们都喜欢那些喜欢自己的人，一味地训斥患者过往的不健康行为模式，并不能改变患者的行为，还有可能使患者逃避或抗拒接受医生的医嘱。反过来，只要医生能欣赏患者已经做出的努力，理解患者的难处，并适时提出建议，则可能使患者感受到医生的善意，接受医生的建议。

3.模仿——社会学习理论的应用

健康行为指有助于个体在生理、心理和社会上保持良好状态（健康）的行为，涵盖健康相关行为和健康保护行为。

危害行为是指与疾病关联的行为，涵盖疾病行为、疾病角色行为、损害健康习惯，主要包括四类：

①不良生活方式与习惯：饮食过度；高脂、高糖、低纤维素饮食；挑食；嗜好致癌性食物。

②不良病感行为：病感行为是指个体从感知到自身有病到疾病康复全过程所表现出来的一系列行为。不良病感行为包括疑病行为、恐惧、讳医忌医、不及时就诊、不遵从医嘱、迷信、放弃治疗而自暴自弃等。

③日常损害健康行为：吸烟、酗酒、吸毒、不良性行为等。

④致病性行为模式：它是导致特异性疾病发生的行为模式，例如 A 型行为和 C 型行为。

在医患沟通中，医生的行为可能会成为患者的榜样。所以，在医患沟通中医生建立自身的健康行为，规避危害行为是十分必要的。

同科室的病友也是患者建立健康行为的重要参照，因此在医院环境建立患者之家，开展团体心理辅导，引导患者相互学习健康行为模式，改变不良生活方式与习惯、不良病感行为、日常损害健康行为和致病性行为模式。在肺结核患者、癌症患者、糖尿病患者中，此类团体心理辅导的尝试时有报道。医生也可以运用社会学习理论，利用恢复较好的病例，为患者树立信心，建立健康行为的榜样。

（三）运用行为主义的理论和技术缓解医患矛盾

根据操作性条件反射理论，一个行为的后果是惩罚，这个行为就会减少；一个行为的后果是奖励，这个行为就会增加。因此，对破坏医患关系的"医闹"现象，应给予严厉的惩罚和打击；促进医患关系的事件应多方宣传和鼓励。医务人员也需要了解，惩罚虽然可以使不良行为减少，但也会伤害双方关系，因此，更多地选择鼓励健康行为的方式，更有利于医患关系的缓和，也更有效。

第三节　人本主义与医患沟通

一、理论简介

人本主义心理学在20世纪50—60年代兴起于美国。以马斯洛、罗杰斯等人为代表的人本主义心理学派，认为心理学应着重研究人的价值和人格发展，他们既反对S.弗洛伊德的精神分析把意识经验还原为本能或防御机制，又反对行为主义把意识看作是行为的副现象。

（一）马斯洛的自我实现论

马斯洛将人的需求分为三大互相重叠的类别：意动需要、认知需要和审美需要，他认为各种需要以一种层次和发展的方式、一种强度和先后的秩序彼此关联起来。其中，意动需要可以分为由低到高排列的五个层次，依次为：生理需要、安全需要、归属与爱的需要、尊重的需要和自我实现的需要。

（二）罗杰斯的人性论和以人为中心的治疗体系

罗杰斯是人本主义心理学代表人物之一，他的理论大多是在实践的基础上提出的，其"以人为中心的治疗"已成为大多数心理咨询师临床实践所遵循的原则。以人为中心的治疗把心理治疗看作一个重塑人格、重塑自我的过程。因此，重塑人格、重塑自我既是心理治疗的目标，也是心理治疗的实质所在。以人为中心的心理治疗让个体尊重和正视自己的经验，破除防御；让个体认识、消除和改变个体自我中的那些价值条件以及与这些条件相一致的个人的自我形象，确立个人身上代表着其本性、反映实现自我趋向的要求的经验、态度和行为方式。

二、理论在临床医学中的应用

人本主义在促进人际关系时提出3个基本条件，设身处地地理解、开诚布公地交流、无条件地关注。为此，需要做到以下几点。

1.用心倾听

准确探析信息背后蕴含的情绪情感，尽可能地多听少说。对医生来说，积极地倾听是收集患者言语信息和非言语包括哭泣、沉默等信息，与患者商量制定个性化治疗方案的有效途径。

2.态度中立

慎重地考虑是否该给予建议。人本主义代表人物罗杰斯提倡非指导性的治疗，他认为医生在对患者进行治疗时，应尽可能地保持价值中立的态度，做到不评判不指责不干涉，鼓励患者自己做出价值判断和价值选择，相信患者能够靠自己的潜能解决自己的问题。"授人以鱼不如授人以渔"，人本主义是助人自助。对慢性疾病的患者，要鼓励患者为自己的疾病负责，为自己的身体康复做出自己的努力。

3.尽量共情

表达无条件的积极关注和理解。共情是一个复杂的概念，罗杰斯对共情的解释是治疗师能够正确地了解来访者内在的主观世界，并能将有意义的信息传达给来访者，明了或察觉到来访者蕴含着的个人意义的世界，就好像是你自己的世界。

Carkhuff和Pierce建构了一个区分调查表，用以评估共情的水平，其中有效的积极共情有三个水平：第一层为可接受的最低共情水平，要求治疗师能够理解患者信息传递的内容和内容背后蕴含的情绪、情感，并且做出反应；第二层为高级共情水平，要求治疗师不但能够明白和正确反馈患者传递的信息和情感，而且能够给予指导；第三层为最高级共情水平，要求治疗师在前面层次要求的基础上，引导患者做出积极的行为改变。

治疗时，医生不应把共情简单地当作一门技术或方法，而是要用心去感受患者，放下自己的参照标准，而以患者的参照标准对患者的内心感受进行正确的理解，并及时给予反馈和指导。

第四节　PAC理论与医患沟通

一、理论简介

交互分析疗法，由艾瑞克·柏恩（Eric Berne，1910—1970）创立于20世纪50年代。PAC理论是相互作用分析理论（transactional analysis，TA）的核心内容，此后被推广为一种人际交往分析工具。其主要观点有如下几方面。

（一）精神分析学派的观点

依据精神分析学派，从人格的本我、自我、超我的观念里，柏恩假定人由三种自我心理状态组成：父母自我状态（parent ego state，P），成人自我状态（adult ego state，A），儿童自我状态（child ego state，C）（简称PAC）。其中P代表父母的价值观，是内化的结果，偏向权威化；A是个人对外界环境的客观反应与评价，它既不情绪化，也不权威化；C是人格中的儿童欲望与冲动的表现，是其本能部分，偏向情绪化。这三种自我状态，构成了人格冲突与平衡的基础。

（二）柏恩理论

柏恩认为人类的个体是由这三个不同的自我状态组成的，只不过三者所占的比例不同构成了人们各不相同的人格特征。每一个人身上总有一种状态占优势，不同的人在不同的情况下会不由自主地选择不同的自我状态。所谓"父母""成人""儿童"三者并非是角色而是真实的心态。

（三）相互作用分析理论

相互作用分析理论把人与人之间的交往剖析为人的三种不同自我状态之间的交往：（1）"父母"状态：以权威和优越为标志，代表了父母式的思想，其语言和行为往往是评价型、支配型的，如"你必须""你应该"。（2）"成人"状态：以客观和理智为标志，表现出客观、理性、精于计算、尊重事实和非感性的行为，试图通过寻找事实，处理数据，估计可能性和展开针对事实的讨论来更新决策。习惯用"我个人的想法是""为什么""怎么样"等言语。（3）"儿童"状态：以情感和感觉为标志，表现为服从和任人摆布，感情用事，它可能是本能的依赖或逆反的，是一种非理性的心态。经常说"我猜""我愿意""我就不"，并且说话时带有装腔撒娇或带有恳求与无助的味道。

（四）相互作用分析理论

人皆渴望得到他人，特别是得到生活中重要人物的爱护与肯定。这通常包括父母、师长、领导、朋友、恋人等人物。个人在人格成长中得到关爱与肯定越多，则其人格冲突便越少，自信心则越强。正面的三种状态之间的交互作用，会产生积极、正面的生活脚本（life script）；反之，则会导致不良的人格表现，使人在交往中充满焦虑和自卑。PAC理论的目的，在于使个人从"父母"状态与"儿童"状态的交互模式中解脱出来，增强"成人"状态的效能，而不再受他人的支配。由此，学会与人建立亲密的人际关系，并在交往中学会自我反省，是PAC理论的核心任务。

（五）操作技巧

在操作技巧上，PAC理论十分强调倾听分析的作用。它旨在推动个人深刻反省其人格中"父母"状态与"儿童"状态的冲突，以"成人"状态的眼光来审视个人的生活脚本，积极地面对生活的种种挑战，增强自信心。

二、PAC理论在临床医学中的应用

PAC理论可以用来指导两个个体之间的信息沟通。因为通常人们在进行信息沟通时往往处在某种心理状态中，并可由某一种心理状态转变为另一种心理状态。我们可以通过系统学习PAC理论，敏锐识别并尝试灵活应用交往中的这三种心态，提高沟通能力。

1956年美国学者萨斯（Szase）和荷伦德（Hollender）在《内科学成就》上发表《医患关系的基本模式》，文中以医患互动、医生与患者的地位、主动性大小把医患关系分为三种基本类型：

第一，主动-被动型（activity-passivity model）：是传统的医患关系模式，其特征是医生对患者单向作用，"为患者做什么"。这一模式在沟通时，医生基本使用 "父母" 状态，患者则为 "婴儿" 状态。医生完全把握医疗的主动权、决策权，即怎样医疗全由医生说了算，病人无任何自己的意志参与医疗，医生是绝对权威。这种模式的优点是能充分发挥医生纯技术的优势，缺点是彻底否定了患者的个人意志，可能会影响疗效并为医患纠纷埋下隐患。所以，这种模式一般适用于急症重伤、麻醉等意识丧失情况下的抢救医疗。

第二，指导-合作型（guidance-cooperation model）：属于现代医学实践中医患关系的基础模型。这种模式中，医生仍然基本使用 "父母" 状态，患者则为 "青少年" 状态。医生仍占有主导地位，而患者能有条件有限度地表达自己的意志，但必须接受医生的解释并执行医生的治疗方案，患者 "被要求与医生合作"。它的特征是 "告诉患者做什么"。该模式的进步意义是显而易见的，它因为有互动的成分，能较好地发挥医患双方的积极性，提高疗效、减少差错，有利于建立信任合作的医患关系。但它的不足是医患双方的权利的不平等性仍较大。在医疗行为中，医务人员往往会不自觉地扮演"家长"角色，动辄给予患者及其家属以斥责、命令，这也是造成医患关系不融洽的主要诱因。医务人员只有准确分析并把握自身心理状态，才可能建立良好的医患关系。因此，这种模式一般常用于急性病或垂危病但头脑清醒的患者的就医过程。

第三，共同参与型（mutual participation model）：是前两种医患关系基础上发展而来的医生以平等的观念和言行方式，听取并尊重患者的想法，医患双方共同制定并积极实施医疗方案。它的特征是 "帮助患者自疗"。这种模式中，医生与病人的沟通都处在 "成人" 状态，有助于医患双方的理解沟通，融洽关系，提高疗效，改善关系。当医生能迅速识别对方的心态后，根据自己掌握的知识选用能与其交流的模式，因时因势转换自己的心态。在交流过程中，确立自己的成人状态，以成人的思想语言和姿态来对待别人是第一步；其次是鼓励和引导对方确立成人状态，以保证交往和信息沟通行为顺利持续地进行下去，从而建立友好的互助合作关系，最终解决需要共同面对的问题。这种模式适用于慢性病患者，而且更适用于有一定医学知识的患者。

第五节　萨提亚家庭治疗模式与医患沟通

一、理论简介

1951 年，萨提亚女士首次实践了家庭治疗，随后于 1955 年提供首个家庭治疗培训项目，主要概念有：

1.系统理论

萨提亚认为，个人系统的形成受家庭系统的影响很大；同时，家庭系统的形成也是家庭中个人系统互动的结果。个人系统与家庭系统呈现出复杂、彼此影响、彼此决定的关系，他们相互塑造，形成了特定的家庭氛围和情境。

2.冰山理论

萨提亚用了一个非常形象的比喻：就像一座漂浮在水面上的巨大冰山，能够被外界看到的行为表现或应对方式，只是露在水面上很小的一部分。暗涌在水面之下更大的山体，则是长期压抑并被我们忽略的"内在"。揭开冰山的秘密，我们会看到生命中的渴望、期待、观点和感受，看到真正的自我。

萨提亚模式中的个人冰山理论的隐喻，可分为如下层次（见表3-1）：

表3-1 萨提亚冰山模型

	层次	包含内容
1	行为	行动、故事内容
2	应对方式	应对姿态
3	感受	喜悦、兴奋、着迷、愤怒、伤害、恐惧、忧伤、悲伤等等
	对感受的感受	关于感受的决定
4	观点	信念、假设、主观现实、思考、想法、价值观、认知、预设立场
5	期待	对自己，对别人，来自他人的期待
6	渴望	人类共有的：爱、接纳、归属、创意、联结、被爱、被认可、被接纳、有目的、意义、自由
7	自己	灵性、灵魂、生命能量、精髓、核心、存在、本质核心、生命力、精神

3.沟通姿态与家庭重塑

萨提亚认为家庭成员的自我价值感可以通过沟通时的姿态反映出来，一个功能失调的家庭其沟通也是存在问题的。萨提亚认为应对姿态是关于人们在压力下对他人、环境、自己的应对方式。四种求生存的应对姿态分别为：指责、讨好、超理智、打岔。家庭重塑是家庭治疗中的一种方法，个人以装饰、肢体动作将脑海中的原生家庭呈现出来。表现出家庭成员中的关系，亲近或疏离、包容或排斥、联盟、凝聚、冲动、界限、独立或依赖、可以靠近或是不可靠近。家庭重塑的过程重视家庭成员的关系，整个过程分为四个阶段：假设情景、选择角色、雕塑和分享过程。

二、理论在临床医学中的应用

（一）萨提亚家庭治疗模式对患者的理解

萨提亚家庭治疗模式认为，四种应对姿态给个体带来不同的躯体反应：指责带来的躯体反应是肌肉紧张、背部酸痛、循环系统障碍、高血压、关节炎、便秘、气喘等；讨好的躯体反应是消化道不适、胃疾、恶心呕吐、糖尿病、偏头痛、便秘等；超理智会使躯体出现内分泌疾病、癌症、血液病、心脏病、胸背痛；打岔的躯体反应为神经系统症状、胃疾、眩晕、恶心、糖尿病、偏头痛、便秘。经常处在压力状态并保持某种求生存的应对姿态，则会使躯体反应恶化为躯体疾病。

现代研究认为，原生家庭对患者的应对姿态的影响巨大，因此家庭系统的干预，对患者，尤其是慢性病患者的躯体症状，是有改善的。目前针对患者家庭开展的家庭支持性治疗的研究报道已有很多。

（二）萨提亚家庭治疗模式视角对医患互动的解读

萨提亚家庭治疗模式认为，在原生家庭中习得的应对姿态，对个体有深刻的影响。当医生处在压力状态时，可能采取指责、讨好、超理智、打岔四种应对姿态。因此，医生更多地考虑自己、他人和情境，即可以有更多一致性表达，可以引导患者为自己负责，做出更自由的选择，使患者提升自尊，也更易达到健康的状态。要做到这些，提升医生自身的觉察能力和自我评价，不断训练医生考虑他人、情境、自己三个频道，不断运用冰山理论的探索方式都是十分必要的。

（三）运用萨提亚家庭治疗模式的理论和技术缓解医患矛盾

医患矛盾往往表现为相互指责加剧为当面冲突，甚至恶化为暴力事件。在指责的应对姿态下，个体试图表明不是自己的过错，让自己远离压力的威胁；表达的言语都是否定的："你永远做不好任何事情。""你到底怎么搞的？""都是你的错。"在这个姿态里，个体看不到他人，自然无法体会他人的感受，只强调自己，"在这里我是权威"，"我很孤单和失败"。当沟通变成单方面的自我标榜，信息就不流通，障碍自然发生。因此，在指责中，增加相互的理解与支持，体会沟通双方的感受，则言语冲突成为促进医患关系的契机。因此，问题本身不是问题，如何解决才是问题。

第四章　医患沟通的结构

第一节　医患沟通的结构

医患沟通是人际沟通的特殊形式，沟通过程由信息源、信息、通道、信息接受者、反馈、障碍和沟通背景7个要素构成，见图4-1。

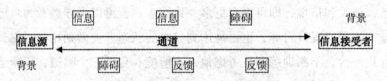

图4-1　沟通过程

信息源　主要指拥有信息并试图进行沟通的人。沟通的过程通常由他们发动，沟通的对象和沟通的目的通常也由他们决定。一般说来，信息源的权威性和经验、可值得信赖的特征、信息源的吸引力等都会影响整个沟通过程。比如，我们通常更愿意相信有关领域的专家传递的信息，也更愿意相信具有公正品质的信息传递者所传递的信息，而且，当信息源具有外表吸引力的时候，我们也倾向于喜爱他们，从而听从于他们。

信息　主要指信息源试图传递给目标靶的观念和情感，它们必须被转化为各种可以被别人觉察的信号，这些信号包括语言的和非语言的。语言信号既可以是声音的，也可以是形象（文字）的。运用语言进行沟通时，沟通的双方必须具有共同的理解经验，避免使用模糊和多义的语言，以及双重否定句；中等程度的信息差异量较容易引起信息接受者的态度改变；当将持某种态度所可能导致的危险作为劝说的理由进行沟通时，也容易引起信息接受者的态度改变；采用两面性劝说时，信息接受者就会认为信息较为公正，更少偏见，于是会减少对抗和防卫，容易被说服；"重要的事情说三遍"，适度的重复，效果较好，超限则逆反。

通道　主要指沟通信息的传送方式。面对面的沟通与大众传播各有自己的特点。面对面的沟通除了具有语言或非语言本身的信号以外，沟通者的心理状态信息、背景信息以及及时的反馈信息等，都容易使沟通双方的情绪被感染，从而发生更好的沟通效果。我们接受的信息绝大多数都是通过视听途径获得的，所以日常发生的沟通也主要是视听沟通。

信息接受者　信息接受者总是带有自己的经验、情感、观念。所以，信息源发出的信息是否能够产生影响，还取决于信息接受者是否注意、知觉这些信息，是否将这些信息进行编码和转译，并储存在自己的知识系统中。

反馈 沟通过程是一个交互作用的过程，沟通双方不断地将自己对接收到的信息的反应提供给对方，使对方了解自己所发送的信息引起的作用，了解对方是否接受了信息，是否理解了信息，他们接受信息后的心理状态是怎样的，从而根据对方的反应调整自己的信息发送过程，以便达到预期的沟通目的。医患作为互动双方，需要及时反馈。尤其是医方，沟通不能仅以传达医嘱为目的，还应保证患者能够听得懂医嘱，做得到医嘱。不要想当然地认为你的听众会领悟你没有直接表达的意思。这里需要医生多问病人："刚才说的你了解了吗？""你做得到吗？""可以复述一下吗？"

障碍 在沟通过程中，障碍可能会发生在任何一个环节，比如信息源可能是不明确的、不可靠的，发送的信息没有被有效和准确地编码，发送信息时选错了信道，信息接受者没有能够对信息做出信息源所期望的反应等。另外，沟通双方之间缺乏共同的经验，比如语言不通，也可能很难建立有效的沟通。

背景 沟通背景主要指沟通发生的情境。它是影响沟通过程的重要因素。在沟通过程中，背景可以提供许多信息，也可以改变或强化语言、非语言本身的意义。所以，在不同的沟通背景下，即使是完全相同的沟通信息，也有可能获得截然不同的沟通效果。医院环境内建立的沟通氛围本身，就是一种具有治疗意义的沟通背景。

第二节 医患关系的建立

建立良好的医患关系，是医生开展诊断和治疗的前提条件，也是医患沟通获得效果的先决条件。因此，建立良好的医患关系是医患沟通的核心内容之一。医患关系的建立和维护，受到医患沟通的两大主体，即医疗方和患者方的双重影响，因此，建立良好的医患沟通是医疗方和患者方共同的责任和义务。在建立医患关系的过程中，需要医务人员持有尊重、共情和积极关注的态度。

一、尊重

尊重，是把患者作为有思想感情、内心体验、生活追求和独特性与自主性的活生生的人去对待。尊重是医生应该具备的基本人文素养，也是实现医患沟通的伦理价值条件。尊重意味着一视同仁，以礼待人，真诚、信任。

在医患沟通中的尊重主要表现在：

第一，医务人员要尊重患者的人格尊严。

在医疗活动中，医患双方在人格上是平等的，在沟通过程中医务人员不能随意地嘲讽、挖苦和讥笑患者。尤其是对严重缺陷、残疾者以及性病、艾滋病患者，更应当注意其人格受到尊重的权利。有些医生在接诊时会斥责病人："你病成这样知道来医院了，早干吗去了？"虽然医生表达了对遗失治疗关键期的惋惜，但同样是对病人的不尊重。

第二，医务人员要充分尊重患者的知情同意权。

患者的知情同意权是伦理学、法学、医学、沟通学之间的交叉问题，它是当前医疗行为中医患关系的一项重要内容，也是基本人权之一。尊重患者的知情同意权，对于维护患者的权益、防范和减少医疗纠纷具有重要意义。

《执业医师法》第二十六条规定，如实介绍病情、医疗措施及医疗风险，但是，应当避免对患者产生不利后果。同时，医师进行实验性临床医疗，应当经医院批准并征得患者本人或者其家属同意。

有些医生认为接受治疗本身是病人的一种承诺，医生无须事事征求病人意见；也有医生认为只有在接受对人体有重大伤害的治疗措施（如剖腹、开胸、开颅时）或采用有重大危险的治疗措施时（如剧毒药、麻醉药物）、危险性大的检查措施（心包穿刺、肝穿、腰穿、造影等）及接受实验性治疗时，才需特别约定。在本书，患者的知情同意权做广义论解释，患者的知情同意权是指，在具有自主决定能力的患者接受治疗之前，医生向患者提供包括诊断结论、治疗决策、病情预后以及治疗费用等方面真实、充分的信息，特别是治疗方案的性质、作用、依据、损伤风险以及其他可供选择的治疗方案及其利弊等信息，使患者在充分了解信息的基础上，根据其自由意志自主做出是否接受治疗的决定。只有在得到患者明确的同意和承诺之后，医疗方才可最终确定和实施治疗方案。

知情同意还允许患者在有决定能力时事先对自己患病失去同意能力后的治疗做出具体的指令或指定代理人，以保证其一旦失去同意能力，仍能按自己的意愿进行治疗。

第三，医务人员要尊重患者的隐私权。如公民个人的身体健康状况、生理缺陷等，不能随意讨论、散播。但如果是危害到社会公共安全的情况，比如烈性传染病等则属于保密例外，医师应当按照有关规定向有关部门报告。在尊重的前提下，需要提前告知这些保密例外。同时，保密例外并不是要大面积宣传，也需要控制在最小范围内。

第四，医务人员要尊重患者的自主权。完全行为能力人应以本人意愿为准，当父母、配偶同病人意见不一致时，应尊重患者本人意愿。但病人的自主权不得干预医生的独立处置权。

第五，医务人员要尊重患者在病人角色下享有的一系列权利，如尊重病人有获社会支助的权利、有对医疗机构的批评建议权、有因医疗事故所造成损害获得赔偿的权利。《医疗机构管理条例》《医疗事故处理条例》赋予病人享有：①请求赔偿权（诉权）；②病案资料复印权；③共同封存与启封权；④共同委托鉴定权；⑤申请再鉴定权；⑥随机抽取专家权；⑦申请回避权；⑧陈述与答辩权；⑨请求调解和处理权。

第六，患者也需要尊重医务人员的人格尊严和专业技术，在医疗活动中充分沟通，相互理解，彼此尊重。

二、共情

（一）共情的含义

empathy 一词，中文有许多种译法，如共情、移情、同情、同感、共感、投情、拟情、同理心等等，简而言之，即指设身处地地体会、感受对方的情绪、情感体验。按照人本主义心理学家罗杰斯的观点，共情是体验别人内心世界的能力。本书作"共情"理解，有三方面的含义，一是医生借助于知识和经验，把患者的体验与他的经验相联系，以更好分析患者的病情及症状；二是医生借助于患者的言谈举止，深入对方内心去体验他的情感、思维；三是医生运用医患沟通技巧，把自己的共情传达给对方，以影响对方并取得反馈，建立医患互信关系。只有充分的共情，医生才能对患者抱有真诚的同情心和高度的责任感，才能在工作过程中充分体现医学人文精神中的宽容、理解、尊重、同情、公正、自主等原则，使医学完成其救死扶伤的最根本使命，使医学真正成为一门富有人文关怀和人性温暖的科学。

（二）共情的层次

共情不仅表现在对患者叙述内容实质的完整把握上，还表现在对患者的感受及其程度的准确体验。共情有不同层次，具有代表性的分类有伊根分类法、卡可夫分类法等。马建青将共情分为：

表4-1　共情的层次

层次	作用	共情的内容
一	有害的或无效的	医生的回答没有反映患者言语和非言语行为表达的内容,或者只反映了患者表面的想法和感觉。
二	参与性、倾听性、有帮助的	医生的回答能够完整地反映患者表达出来的含义,有助于建立医患关系。重点运用于良好关系尚未建立好的医患沟通初期。
三	影响性、挖掘性、有效的	医生的回答深入患者内在的或潜藏的想法与感受中,有助于探讨病因的根源。多用于医患沟通的靠后阶段。

（三）正确运用共情的路径

第一，避免共情表达失误。在医患沟通中使用共情技术时，医生会犯一些经常性的错误，主要体现在：①直接的指导和引导；②简单的判断和评价；③空洞的说教和劝诫；④习惯贴标签和诊断；⑤虚假或虚弱的保证；⑥排斥消极思想情感。

医生应走出自己的参照框架而进入患者的参照框架，很多老医生都会给学生介绍："如何理解你的病人？你自己生一次这个病就知道了。"我们当然不能鼓励医务人员都生病，但我们可以把自己放在患者的地位和处境上，来尝试感受他的喜怒哀乐。这个过程可以避免医疗过程中，只见树木不见森林的偏斜，促进医生用整体医学的思维模式处理问题。

第二，共情的表达应适时适度，应考虑到文化背景及患者的特点，因人而异，否则会适得其反。这是表达共情时很重要的一点。医生的"共情"是去体验患者的内心"如同"体验自己的内心，但永远不要变成"就是"，把握好自身的医生角色，既要能进，也要能出，出入自如，恰到好处，才能达到最佳境界。不太肯定自己的理解是否准确、是否达到了共情时，可使用尝试性、探索性的语气来表达，请患者检验并做出修正。

第三，共情的表达除了言语表达外，还有非言语行为，要重视把两者结合起来。即一方面，医生回应患者的内容应该反映患者语言和非语言所蕴含的信息；另一方面，医生的表达除了言语表达外，还有非言语行为，后者有时更有效、更简便。

第四，提高医生共情的品质。医生参与医患沟通，是整个人的参与。医生的人格力量、人生经验、社会阅历、丰富知识、生活态度、个性品质都会参与并影响医患关系。医生缺乏共情或表达欠妥，一方面与经验和技术有关，另一方面也与医生本身的人格特点有关。因此，在现代医患纠纷频发的背景下，医生更应该提高共情的水平，认识到共情特质的获得是一种学习、实践的过程，是用心修养的过程。

三、积极关注

（一）积极关注的含义

积极关注是对患者的言语和行为的闪光点、光明面或长处和潜力予以有选择性的关注，从而使患者拥有更客观的自我形象、正向的价值观和积极的人生态度。

积极关注的观点涉及对人的一种基本认识、基本情感和信念，即人是可以改变的，每个人总会有这样或那样的长处，都有潜力存在，通过自己的努力、外界的帮助，都可能变得更好。

人们需要鼓励和肯定，特别是对不自信、不踏实、情绪低落的患者。积极关注既是医生应有的理念，亦是一种医患沟通的技术。医生不仅要让患者多关注自己的光明面，医生自己也要多立足于患者的潜力和价值，这正是建立对患者信心和对医患沟通工作乐观态度的基础。

（二）积极关注的原则

其一，要辩证、客观地看待患者。帮助患者辩证、客观地看待自己，既要避免对患者过分盲目乐观，也不能对患者过分消极。在医患关系中，积极关注应该建立在立足实事求是的基础上。

其二，态度要真诚。否则患者就会有不信任感，效果就不好。

其三，要有针对性。对方需要的，符合医患沟通目标的。

其四，进行积极关注时不仅要锦上添花，更要雪中送炭；最好是启发患者学会自己去发现自己的长处和潜力，自己学会鼓励自己。促进患者的自我发现、潜能开发，从而促进自我成长，正是医患沟通的最高目标。

第三节 医患沟通中的障碍

一、阻抗

阻抗是指患者在与医生的沟通过程中，以公开或者隐蔽的方式否定医生的诊断，拖延、不配合甚至抗拒医生的治疗，从而影响诊疗的进展，甚至使诊疗难以进行的一种现象。

（一）阻抗的表现

阻抗的表现形式，可以是语言形式或非语言形式，也可以表现为患者对于医生的问询和诊断的回避与抵制，或患者对医生或其他人的敌对或依赖。最突出的表现有不认真履行医生的医嘱。不认真履行医生的医嘱包括不按时治疗或者吃药，以及不认真完成医生对其提出的禁忌方面的要求。如生活方式、卫生习惯的改变等，不及时复诊也是阻抗的反映指标。有的患者取消预约，或在预定时间不来诊疗且事先不通知医生，这通常是极为严重的阻抗。

阻抗是个体的自我保护及对其痛苦经历的精神防御。在很多情况下，医生对于阻抗的认识往往是沟通突破的开端。

（二）阻抗产生的原因

1.对于疾病的恐惧，逃避治疗

有的患者对于自己的疾病想象得太过于严重，如癌症患者，感觉开始治疗就是开始走向死亡。而治病过程难免会有肉体上的痛苦和精神上的压力，所以就会逃避治疗，不敢面对自己的真实病情。

2.对医生缺乏信任

在首诊过程中，患者多是对医生不能形成完全的信任。如有的患者因害怕在诊疗过程中不愿做医生认为必要的检查，认为医生所要求的检查是多余的，甚至认为医生是为了赚钱才要求的。

（三）处理阻抗现象

1.要解除戒备心理

出现阻抗时，医生不能认为患者是无故地给治疗设置障碍，也不要认为沟通中处处有阻力，不可"草木皆兵"。在沟通过程中医生一方面要了解阻抗产生的原因和表现形式，视不同的情况做不同的处理；另一方面要合理解释病情，并对患者要做到共情、关注与理解，尽可能创造良好的沟通气氛，解除患者的顾虑，使对方能够开诚布公地谈论自己的问题。

2.以诚恳的态度帮助患者正确对待阻抗

一旦确认沟通中出现了阻抗，医生可以把这种信息反馈给患者或其家属。但这种信息反馈一定要从帮助对方的角度出发，并以诚恳的态度，以帮助对方战胜疾病的态度向对方提出这一问题。当然，在提出时切忌大包大揽，打无根据的保证。

应对阻抗的主要目的在于顺利执行诊疗方案，所以了解阻抗产生的原因，以便最终使患者摆脱这种阻抗。

二、沉默

沉默是指当需要患者回答问题时，患者出现了停止回答与探索的现象，阻碍了医患沟通的顺利进行。医生常常忽视患者在沟通中的沉默，医生可在沟通中有意识察觉此类问题。

沉默的种类如下：

怀疑型 由于患者还不完全信任医生，而不把某些信息说出来或尚在犹豫中，他们往往会表现出不安的神情，用疑虑、探索的眼光打量医生。这种情况一般发生在沟通的开始，或所谈论问题在患者看来很严重、内心很矛盾时。医生发现患者吞吞吐吐、欲言又止、犹豫不决时，应给予鼓励和必要的保证，有时需要恰当的保证。

茫然型 有些患者不知道该说什么好，什么是医生希望知道的，什么是重要的叙述内容；有时则是患者搞不清自己到底是什么问题，故也无法表达或表达不清；或者是想表达的东西很多，却不知从何说起，而一时陷入沉默的状态。这时，患者的目光常是游移不定的，含有询问的色彩。此时医生应进行很好的倾听，通过内容反应和表达技术，促进患者的充分表达，帮助患者深化认识，明确自己的问题、原因、表现所在。医生提出的问题应减少专业术语，解释尽量简洁、通俗、易懂。

情绪型 患者可能会因对疾病的恐惧、担心而产生焦虑，而无法客观陈述自己的病情。表现为回避与医生的眼光接触，低着头，有时手脚不停地乱动。当患者以沉默表示气愤、对抗时，医生要及时发现，主动寻找原因，采取主动、友好、鼓励的方针；若是由自己失误所引起，可以主动道歉；若有误会，应予以解释、消除。此时医生应多使用情感反应和表达技术，通过共情，缓解情绪。

内向型 这种沉默源于患者的个性原因，患者比较内向、不善言谈，沉默是他与人交往的经常性方式，尤其在不熟悉的环境和人面前就更是如此。这样的人，在交流中容易表现出沉默，即使他有话也是三言两语。或许在他来访之前，已反复考虑过应怎么讲，可一到就诊现场，很可能就讲不出来，他会显得欲言又止，颇为不安。医生应以极大的热情和耐心加以引导，多用倾听技巧，多做鼓励性反应，鼓励患者表达，并善于领会他已说的和想说的。切不可急躁、不耐烦，否则，患者可能会更退缩、更沉默。

反抗型 即患者不想讲。这里主要指那些被动患者，他们本人不愿意或不太愿意接受治疗，是别人要他们来的，有时还带有强制性，故用沉默来表明自己的态度。伴随着沉默的是怀疑、无所谓、随心所欲、很不耐烦，甚至气愤、敌意等。沉默行为的出现，将使沟通过程暂时无法进行，会导致紧张、压抑、尴尬。此时医生首先应辨明沉默原因：是患者对被动就医不满，但对医生本身无偏见；还是对医生本身也存在偏见，不愿配合？

移情型　沉默也可能是移情的作用，患者把医生当作他以前生活中某个有影响的人物，不知不觉中把当时的那种情绪转移到医生身上，或者这种移情是患者生活中挫折情绪的转移。对此，医生应注意分辨，有时没有理由的对抗，很可能就有这种成分。故医生应妥善利用移情来了解患者。

第五章 医患沟通技术

第一节 倾听技术

很多人认为沟通最重要的是"说",而忘掉了"听"。医生从患者的叙述中可以收集到许多信息。怎样去"听"别人说话,是一门学问,也是医患沟通过程中很重要的技能。

一、倾听的定义

倾听是在接纳的基础上,积极地听,关注地听,并在倾听时适度地参与。倾听是医患沟通过程的第一步,是建立良好医患关系的基本要求。在倾听时,医生要认真、有兴趣、设身处地地去听,并适当地表示理解,不要有偏见,不做价值评价,不做治疗结果的承诺。倾听是医生通过自己的言行向患者传达一个信息:"我正在很专心听着你的陈述,并对你所受的病痛表示理解,我会尽力帮助你解决病痛的。"

二、倾听的意义

倾听的过程,是一个主动引导、积极思考、澄清问题、建立关系、参与帮助的过程。倾听不仅使患者在宽松和信任的情况下诉说自己的病症,使医生明了病情;也可以表达对患者的尊重,促进医患建立良好的关系;同时,倾听还具有助人的效果,可以帮助患者宣泄焦虑的情绪,支持患者坚持治疗的信心。

倾听是每个医生的基本功,不会倾听的医生就不能充分把握病情,甚至会出现误诊、漏诊,造成医疗纠纷。

三、倾听的原则

(一)专注性原则

真正有效的倾听需要医生具备全身心关注患者和避免各种干扰的能力,需要医生即使在情感高度卷入时仍能相当平静从容。倾听包括医生通过身体传达的专注,以及内心的专注,最善于倾听的医生通常培养出了这种"专注"。这样的医生能够非常专心地将注意力集中在患者身上,而同时使干扰减少到最少——无论是来自他们的内部过程还是来自外部环境。医患沟通过程中,医生必须随患者言语与非言语行为的变化,随时调整自己的言语与非言语行为,以同样的脚步来跟随患者,才能反映出医生专注于倾听。

专注性是倾听中首要的原则,但在某些情况下医生可以采用适当的不专注技巧。例如,患者可能一次又一次地谈论同一内容,这时,有意地不给予专注可能会有所帮助。通过中断目光接触、微妙的身体姿势和语言的变化，以及故意转向另一方面的内容等都可以推动沟通进行。

（二）有效性原则

良好的注意并不等于有效的倾听。在沟通过程中，我们可能会自动做出良好的目光接触，真诚地点头，用恰当的语调说话，甚至重复关键词来进行言语追踪，但实际上我们并没有记住对方所说的内容。我们心不在焉，而自动地做出练习有素的技能反应。许多医患沟通的双方都有过表现出良好关注但倾听不足的现象。除了短时间或极端的情况之外，不提倡这样的状态，因为这样就剥夺了医生和患者之间真诚的互动，也失去了更深入、更有意义的交流机会。倾听更重要的是理解患者所传达的内容和情感，不排斥、不歧视，把自己放在患者的位置上来思考，鼓励其尽可能描述出不适的感觉，帮助明确疾病的部位及病因。在倾听过程中，医生听到想听的内容，听出预先没有考虑到的问题。这才是良好的、有效的倾听。

（三）反应性原则

倾听不是一种被动的活动，而是积极地对患者传达的信息做出反应的过程。因此，医生在这一过程中，不仅要听，而且还需要给予适当的反应。恰当的反应既是为了向患者传达医生的倾听态度，鼓励患者说出自己病情的详细情况，促进医患关系；同时也是为了澄清问题，深入了解，促进医生对患者的理解和患者对自身情况的了解。倾听中的反应是医生和患者互动的形式。

四、倾听的方法和技巧

（一）良好的态度和习惯

在一定程度上，良好的医患关系是建立在良好医患沟通关系的基础之上的，而要建立良好的沟通关系，首先要进行有效倾听。

真正的倾听是一件注意力高度集中的事，需要全神贯注。在医生和患者的沟通过程中，医生倾听的态度和习惯比具体的技能更为重要。因为许多人在社会生活中养成了习惯"说"而不愿意"听"的倾向。造成这种情况有以下几种原因：首先，人们容易带着评判倾向来听，他们注意对方所说的与自己的价值观是否一致，以此来把对方分成潜在的朋友或外人。这对于我们平时的人际关系或许是有意义的，但这种主观倾向很强的"听"在医患沟通过程中会起阻碍作用，甚至会导致医生带着偏见去理解患者的病情。其次，有些医生认为患者的陈述啰唆而分心走神。再次，由于信息传递过程中，受到周围环境的影响，可能会导致错听、错解。以上种种情况需要医生高度重视，尽可能避免信息接收误差，在实践中养成良好的倾听态度和习惯。

（二）设身处地地感受

倾听并非仅仅是用耳朵听，更重要的是要用心去听，去设身处地地感受。医生不但要听懂患者通过言语、行为所表达出来的信息，还要听出弦外之音，听出患者在交谈过程中所省略的和没有表达出来的内容。比如，在中国文化背景下，性是许多人极为敏感的问题，患者常常难以启齿或者只谈些与之相关的问题，他们希望医生能听出问题，主动向他们询问。有时患者说的和实际并不一致，或者避重就轻，回避更本质的问题。有时患者所谈的很多事情医生未曾亲身经历过，这就需要医生尽量设想其处境，切身体会，才能了解患者所经历的身心感受与体验，帮助其进行进一步的诊疗。

（三）察其言观其行

正确的倾听要求医生以机警和通情达理的态度深入患者的烦恼中去，细心地注意其所言所行，注意对方如何表达自己的病情，以及如何对所遇到的问题做出反应。还要注意患者在叙述时的犹豫停顿、语调变化以及伴随言语出现的各种表情、姿势、动作等，从而对言语做出更完整的判断。

（四）适当地参与和反应

善于倾听，不仅在于听，还在于要有参与，有适当的反应。反应既可以是言语性的，也可以是非言语性的。在沟通过程中，医生可以采用的倾听反应有以下几种：

1.鼓励

鼓励技术的使用，就是医生作为被求助的一方，可以以其在患者心目中的地位优势而通过语言等对患者进行鼓励，鼓励其介绍更多病情信息，改变对隐讳问题的看法、观点。鼓励技术具体可以表现为医生直接地重复患者的话或仅以某些词语如"嗯""是的""还有什么不舒服""请继续""还有吗"等来强化患者叙述的内容，并鼓励其进一步表达、探索；还可以是非常明确的语言，如"通过治疗，你的疾病已经得到了控制，只要再积极配合康复训练，你很快就会康复"；也可以用微笑、眼睛的关注、身体的前倾、相呼应的点头等肯定性暗示，或者是重复患者话中的关键词。复述是更深一层的鼓励方式，是指准确地重复患者使用的语句。此外，适当的微笑和关心是两种主要的鼓励手段，能使患者在交流中感到更轻松，从而更多表达自己的感受。

医生应把握患者所谈的内容，根据诊疗目标的需要及经验等有选择性地给予鼓励。面对患者的叙述，医生虽然在旁倾听，但这是一种主动的、积极的、参与式的倾听，医生的倾听对患者就是一种鼓励。

2.澄清

它是在患者说出模棱两可的信息后向患者提出问题的反应。它开始于"你的意思是……"或"你是说……"这样的问句，然后重复患者先前所表达的信息，目的是核实医生所听内容的准确性。

3.释义

医生将患者所表达的病情信息等内容进行重新解释，目的是帮助患者检核自己所表达信息的内容，并传达医生对患者的关注。

4.情感反应

它是指对患者的感受或者患者所表达信息中的情感内容加以重新解释，目的是鼓励患者更多地倾诉自己的感受，宣泄情绪，促进康复。

5.归纳总结

它是将信息的不同内容或多个不同信息联系起来，并重新编排，目的是回顾整个沟通过程，理清思路。

（五）倾听中应该避免的方面

1.急于下结论

一些医务人员没有耐心充分倾听，试图在交谈开始5分钟之内解决患者的问题，容易在听到一些症状描述后就套搬教科书中的疾病描述过早下结论，有时会误导或误解患者的主要问题，最终导致沟通失败甚至引发误诊、漏诊。

2.轻视问题

一些医务人员在听到患者谈到一个问题时产生类似经验的联想（这个问题我以前遇到过或我在资料中看到过），轻视患者的躯体症状和问题，认为对方是大惊小怪、无病呻吟，有轻视、不耐烦的态度出现，破坏医患关系，还可能会引发误诊与漏诊。

3.转移话题

有些医务人员在沟通过程中过多无关动作等活动对患者产生干扰，不时打断患者的叙述而转移话题，使患者无所适从。

4.过多的价值判断

一些医务人员会对患者行为做过多的价值判断。如"你这样是不对的""你就应该这样"等，在收集病史资料阶段，过早下判断、作解释、提忠告和不恰当地赞扬与道德谴责，不仅是倾听的忌讳，也是沟通的大忌。

5.运用不适当的沟通技巧

如询问过多、概述过多等。在倾听过程中，可问可不问时，不问；可说可不说时，不说。

第二节　询问技术

询问技术，顾名思义就是医生针对患者自述的情况进行有目的、有计划的观察和问询，以便准确地诊断病情。询问分很多种，本节主要介绍封闭性询问和开放性询问。

一、封闭性询问

封闭式提问技术是指医生在提问时所提问题带有预设的答案，通常使用带有"是不是""对不对""要不要""有没有""能不能""愿不愿意"等词的语言，相对应的，患者的回答也是"是""否"式的简单答案，回答不需要展开，从而使医生可以明确某些具体情况。如"你从感觉身体不适到今天是否进行过其他的治疗？""你认为自己的疾病是否与自己的生活习性（饮食、吸烟等）有关？"

封闭式提问一般在明确问题时使用，用来澄清事实，获取重点，缩小讨论范围，能够起到推定、探测或诱导性的作用。当患者的叙述偏离正题时，可以使用封闭式提问适当地终止其叙述，并避免交流过分个人化。

医生和患者的沟通过程应该促进患者充分表达自己，而过多的封闭性提问可能会剥夺患者的表达机会，使患者陷入被动回答之中，其自我表达的意愿和积极性会受到压抑，产生压抑感和被讯问的感觉，使患者产生沉默，阻碍沟通。因此，封闭式提问一般不能过多地使用，在医患沟通的过程中，通常把封闭性询问与开放性询问结合起来，效果才会更好。

二、开放性询问

开放式提问技术就是医生提出的问题没有预设的答案，通常使用"什么""如何""怎样"来发问，让患者就有关发病症状、躯体感受、可能诱因等给予详细说明。患者不是简单地用一两个字、一两句话来回答。它没有固定的答案，容许患者自由地发表意见，医生从而获取较多的信息。因此开放性问题有时又被称为无限响应问题或不饱和问题。

开放式提问一般在收集患者的相关病情资料时使用。医生为了了解患者的病情、病因、发病程度等病症信息，需要对患者进行提问，此类有目的的提问应该遵循尊重、平等的原则，所提出的问题不应该带有倾向性和情感色彩。

不同的用词可导致不同的询问结果。比如带"什么"的询问往往能获得一些病情、症状；带"如何"的询问往往牵涉到某一症状的过程、次序或程度、痛苦程度等；而"为什么"的询问则可引出一些对症状原因的探讨。如"你从感觉身体不适到今天进行过哪些治疗？""你认为自己的疾病与哪些生活习惯有关？""疾病发作时痛苦的范围、强度如何？"医生可以对患者的生活方式以及致病原因有初步的了解，同时对疾病的大概情况做初步判断。

三、询问技术的使用

询问技术与医生对问题的需要、工作经验和对疾病的理解有关。在使用的过程中注意以下几点：

第一，使用询问技术时，应重视把它建立在良好的医患关系基础上，离开了这一基础，患者有可能会产生一种被询问、被窥探的感觉，从而产生阻抗。同样一句话，在不同的医患关系下，会产生不同的效果。

第二，询问的问题应与患者的问题和治疗目标有关。询问的目的是为了了解患者的躯体情况，而不是为了满足自己的好奇心或窥视欲。询问前，医生应该思考清楚自己要问的问题是什么，免得东一榔头西一棒，不着边际，甚至把谈话引到无关紧要的话题上。特别是对敏感性问题的询问要注意对方的接受程度，不宜表现出不当的兴趣。

第三，注意询问的方式，语气要平和、礼貌、真诚，不能给患者以被审问或被剖析的感觉。有些问句尤其要注意提问的方式、提问的语气语调，不能咄咄逼人或者指责，尤其在涉及一些敏感的隐私问题时更要如此。还要防止询问可能给患者带来的压力和暗示。

第四，封闭式询问与开放式询问各有长短，在医患关系的具体实践中，医生应该把握时机，把两者结合起来使用。如果只固定于某一种方式，可能会造成提问失误，造成患者的焦躁和反感，甚至失去了解患者某些方面信息的机会。

总之，如何询问是一种技术，怎样才能使用到位，是医生需要反复体会和实践的基本功。

第三节　反应性技术

反应性技术就像照镜子一样，所反映的是患者言语和非言语行为表达的主要思想和情感。沟通过程中，医生为了给予患者信息反馈，需要使用一系列反应性技术，包括内容反应、情感反应、重复、具体化技术等。

一、内容反应技术

内容反应即简述语意、释义，是指医生把患者所陈述的主要内容经过概括、综合和整理，用自己的话反馈给患者。医生的内容反应，不能超过或减少患者叙述的内涵，避免医生个人主观臆测，也不要遗漏患者重要的体征描述与感觉。尽量用自己的语言，不重复患者的话，如需引用，最好是引用患者最有代表性、最敏感、最重要的词语。选择语句要通俗易懂，主要采用陈述句。医生用自己的语言表达后，应通过倾听和观察患者的反应来评价自己释义的效果。

内容反应可以保证医患沟通的准确性，防止混乱沟通的产生，与患者建立直接及清晰的沟通模式，增加理解、促进沟通。医生对患者所叙述内容的归类、整理，可使患者所表述的内容更加明朗化，使患者有机会再次检核自己的叙述，有澄清的机会，并帮助患者更清晰地做出决定。医生可以从患者的反应中了解自己的理解是否准确，同时，医生借助内容反应，向患者传达了一种信息：我在认真地倾听你的叙述，并了解了你的意思。医生还可通过内容反应技术，控制谈话方向，把话题引向诊治的关键问题。

二、重复技术

重复技术也称为复述技术，即直接地重复患者的某些话。交流过程中有些患者的表达常常令人不解，或与事实不符，或与常理不符，对此医生可以应用重复技术澄清。此时，医生直接重复患者的话语，以此引起患者的重视，强调其刚刚陈述的内容。由于医生的重复，患者必然要进行解释，这样医生就能够确定患者真正想表达的内容。

使用重复技术时需要注意：该技术只在患者的表达出现了疑问、不合理、与常理不符等情况下使用，若患者的表达是明确的、清楚的，就没有必要再使用该技术。如果过多使用可能会使患者误解。医生过多地重复可能会引起患者的疑问："您是不是听不懂我说的话啊？"从而对医生的能力产生疑问，不利于建立良好的医患关系和诊疗的进行。

三、具体化技术

医患沟通中，我们常会遇到一些患者，他们所叙述的病症、感觉、反应程度是模糊、混乱、矛盾、不合理的。这些模糊不清的东西不仅引起他们自身的担心，同时，也给医生诊断病情带来了严重的困扰。为此，医生需要使用具体化技术。

具体化技术也可称为澄清技术，简称为具体化，是指医生聆听患者叙述时，若发现患者陈述的内容有含糊不清的地方，医生以"何时、何地、有何感觉、发生什么事、如何发生"等问题，把话题引向深入，协助患者更清楚、更具体地描述其问题。例如，患者说："我头一疼，胃就不舒服，整个人就感觉不舒服，吃不下饭，也失眠，胳膊也开始疼痛……"医生可做不同选择："你说你头疼？那个部位最先疼痛？""你的胃是食欲不振的时候难受还是头疼引起的？"

不要怕给患者留下"理解力不强""缺乏领悟力"的印象而不愿意提问，也不要给患者乱贴标签，最好是针对患者特殊的、最关心的情况。如果患者的叙述有一个以上含糊不清的地方，医生可以选择关键性的部分，让患者具体描述该部分的细节。为了能更贴近患者的感觉，医生可以在使用具体化技术时搭配其他技术。医生通过具体性技术，不仅要澄清患者的病情状况，还要让患者了解如何"就病论病"，让其明确不要让自己混乱的推测、猜想影响到对病情的描述。

具体化技术的适用范围：

其一，问题模糊：有些患者因为文化程度、逻辑能力、表达能力等原因，可能对自身存在的问题缺乏深入、准确的认识，甚至搞不清楚自己的症状和问题所在。例如，患者说"我很痛""我全身不舒服"等，当人处于这种状态时，往往会被它所笼罩。医生可以问"请您描述一下您具体是哪里痛或者不舒服吧"。通过分解问题，进而使问题逐渐具体化和明晰。

其二，过分概括：有些患者以偏概全，比如把个别的、偶尔的感受上升为一般性结论，把"有时"演变为"经常"，把疾病的程度和自我感受提升到痛苦的程度，神经症和心身疾病的患者常常出现此类表现，需要医生使用具体化技术加以辨析。

其三，概念不清：有些患者对人体机能理解不足，在某些医学概念的内涵和外延上与医生理解不同，甚至相距甚远。有些患者对病情一知半解，容易随便地给自己扣上帽子，例如，"我可能得了脑血栓""我是不是得了肠癌"等。此时医生需要使用具体化技术澄清，而不能主观地认为这就是患者存在的问题，导致医生的诊断失误。通过具体化技术，让患者具体说明含义，排除概念不清带来的无根据的推测。

四、情感反应技术

情感反应技术是指患者所陈述的有关情绪、情感的主要内容经过概括、综合与整理，用医生自己的话反馈给患者，以达到加强对患者情绪、情感的理解，促进沟通的目的。情感反应可以成为病人表达情绪的示范，帮助患者疏泄情绪，促进康复。医生所做的情感反应，不能超过或减少患者叙述的内容，尽量用自己的语言，不重复患者的话。语言要简洁明了，口语化。

情感反应技术和内容反应技术很相似，内容反应技术是将陈述的内容综合后予以反馈，而情感反应技术着重反映患者的情绪反应。在实际应用中，可将二者整合起来应用，例如，"你刚刚讲了近一年来，你身体上出现的病痛，和你经历的反反复复的治疗过程，这让你感到备受折磨"。医生在协助患者觉察自己的感觉的过程中，传达对患者的关心与用心。这种设身处地的体贴，足以让患者因为被了解、被重视、被支持而被感动，形成互助互信的良好医患关系。

第四节 表达性技术

表达性技术是指医生向患者传达自己对患者病状的思想和看法，让患者明了病情，掌握应对疾病的策略、方法，以及疾病的转归、预后等的一种技术。包括内容表达、情感表达、指导、解释、自我开放、面质技术等。

一、内容表达技术

内容表达常用于医生传递信息、提出建议、提供忠告、给予保证、进行解释和反馈，以影响患者，促使患者实现沟通目标。广而言之，指导、解释、自我开放等都是一种内容表达，例如面对患者非持续性的头痛，医生分析"头痛可能的原因有……"

内容表达与内容反应是不同的，后者是医生对患者的叙述的反应，而前者则是医生表达自己对患者情况的意见。内容反应多用于诊断阶段，起到倾听、支持患者的作用；内容表达则用于指导、教育患者和家属的过程中，帮助患者及时、准确、高效地了解有关的疾病信息和自己的应对策略。内容表达时应注意措辞和缓、尊重，不应该使用命令式的口吻，认为自己的忠告、意见是唯一正确的。

反馈是一种内容表达，反映医生对患者的种种看法，借此可使患者了解自己的状况，也可从患者的言语和非言语反应中得知自己的反馈是否正确，从而相应地做出调整。

提出忠告和建议也是内容表达的一种形式，但应注意措辞要和缓、尊重，比如"我希望你能改变糖尿病只要不吃糖就能好的看法""如果你能尝试使用胰岛素，或许会有改观"。"你必须……""你一定要……""只有……才能……"等强制性语言带给患者的压迫性较强，会降低患者的依从性。医生需要知道，自己的忠告和意见只是解决问题的方式之一，不一定是唯一正确、必须实行的，否则会影响沟通关系。

二、解释技术

解释是医生站在自己的参考框架上，运用有关医学理论和知识，来介绍疾病的发病机制、疾病表现、病程、诊断依据、治疗方案和预后，以加深患者对自身病情的了解，从而产生领悟，提高认识，促进其积极配合治疗。解释与内容表达有关，解释侧重于病理学上的分析；而内容表达则是指医生提供信息、建议、反馈等。

当对患者的基本情况掌握后，医生应当结合医学知识对患者病情的来龙去脉做出系统的说明、科学的解释。应该视不同的患者，采用对方能理解的理论和语言来解释，让对方明白和可信。解释被认为是面谈技巧中最复杂的一种，是一项富有创造性的工作。解释的效果很大程度上取决于医生理论联系实际的水平和患者的接受能力。

解释时需要注意：

第一，医生应该考虑到患者的以下因素：文化程度、医学知识、个性特征、疾病特征、预后效果等，针对患者的特点进行灵活解释。医生掌握的信息并不一定都要告诉患者，应考虑到解释可能给患者带来的影响。一方面，不能在患者还没做好心理准备时就匆忙予以解释，过早解释往往会使患者不知所措、难以接受；另一方面，不能把患者不同意或有怀疑的解释加在他的身上。如果会增加患者的心理负担、患者不能很好理解、不利于患者面对现实等，可暂时不直接对患者本人解释。使用解释技术的原则是有利于治疗的顺利进行，有利于患者病情的稳定、缓解或治愈。解释是必要的，但应该是必要的解释。

第二，医生应给出科学的、一致性的解释。医生首先应了解情况，把握准确，否则，解释势必偏离。如果医生对患者的病情还没有足够的把握，就不宜随便地发表看法，更不能做缺乏科学性的随意的解释。医生应明了自己想解释的内容是什么，若自己也模糊不清或前后矛盾，则效果就差，甚至起反作用。有些医生凭感觉和经验知道患者的问题所在，但难以从理论的高度给予系统的分析解释，他们的解释或过于表面化，或叙述不清，或缺乏说服力。这就需要提高医生的理论修养，否则会影响沟通效果。

三、指导技术

指导指医生直接引导患者做某件事、说某些话或以某种方式行动，是影响力最明显的一种技术。

医生对患者的指导可以是针对病种而展开的，如患心脏病的患者不能过于激烈地运动和情绪激动，而患酒精肝的患者不能喝酒，患呼吸道疾病的患者不能抽烟等；也可以是针对治疗方式展开的，如一般肿瘤的患者最好是手术治疗，而慢性患者最好是保守治疗等。

指导时的言语和非言语行为都会对患者产生影响，因此医生要十分明了自己对患者指导些什么、效果怎样，叙述应清楚，应让患者真正理解指导的内容。医生不能强迫患者执行，如果患者不理解、不接受，效果就会很差甚至无效，还会引起患者的反感。指导的效果，主要取决于医生的理论水平、健康教育的经验和患者的接受程度。

四、情感表达技术

医生在倾听了患者叙述的病状、感觉等后所表达的让患者知道医生已了解了他的病情，并为他而表现出担心、关切等情感，即为情感表达。例如，医生说："看着你的身体这样不好，我很着急，也很难过。"正确使用情感表达，既能体现对患者设身处地的理解，又能传达自己的感受，使患者感受到一个活生生的医生形象。同时，医生的这种开放的情绪分担方式为患者做出了示范，易于促进患者宣泄情绪，促进其康复。

情感表达与情感反应有所不同。前者是医生表达自己的喜怒哀乐，而后者是医生对患者叙述中的情感内容的反应。医生所做的情感表达，其目的是为患者服务的，而不是为了满足自己的表达欲或宣泄自己的情感，因此其所表达的内容、方式应有助于患者的叙述和医患关系的建立。

医生的情感表达既可以针对患者，如："看到你经过上一疗程的治疗，病情有了明显好转，我为你逐渐康复感到高兴。"此时医生明显地通过情感表达，对患者进行鼓励，以促进患者积极配合的热情和主动的康复训练。

有时情感表达也可以是针对医生自己的，例如："如果你能够积极配合治疗，我会很高兴的。"但是，医生应该注意，一般只对患者做正性情感表达，如"我很欣慰你做出了积极的选择"，而不能做负面情绪的表达，例如："你虽然明白了自己的病症所在，但经过几个疗程的治疗，没有达到预想的效果，我很失望，我很生气。"这样的情感表达只会阻碍沟通而不是促进沟通。当然，为表达共情时的负性情感表达除外，如："了解到你如此痛苦，我也为你感到难过。"医生通过情感表达，理解了患者，表现出共情。

五、自我开放技术

自我开放亦称自我暴露、自我表露，是指医生提出自己的经历、情感、思想、经验与患者共同分担。它与情感表达和内容表达十分相似，是二者的一种特殊组合。自我开放可以增进医患之间的信任感，协助患者在康复过程中获得动力和启示，同时对患者产生示范作用。

医生的自我开放有两种形式：

第一，医生把自己对患者的体验感受告诉患者。若告知的信息是积极、正面、赞扬性的，则为正信息，如"对于你刚才的乐观，我非常高兴"。一般来说，正信息能使患者得到正强化，能使患者愉悦和受到鼓励，促进医患关系建立和巩固，激励其行为以及相应的行为。医生传达的正信息，应该具有以下特点：内容是实事求是的；态度是真诚欣赏的；

时机是及时合适的；程度是恰到好处的；目标是对方需要的。

若表达的是消极的、反面的、批评性的信息，则为负信息，如"你的病情已经到晚期了，你还三番五次来，这是没有任何意义的"。传达负信息的自我开放时，应注意到它可能会产生的负面作用，也就是说，不能只顾自己表达情绪而忽视了体谅患者的心情。

第二，医生暴露与患者所谈内容有关的个人经历、经验。在医患沟通中，医生的自我开放与患者的自我开放有同等价值，它可以建立并且促进沟通关系，能使患者感到医生分担了他的困扰，感受到医生是一个普通的人，能借助于医生的自我开放来实现患者更多的自我开放。例如，"你所提到的对手术的担心，我以前也有这种体验，我自己也有被做过手术，开始也很不安、烦躁、担心"……

医生的自我开放应协助患者注意到问题的关键，以及患者可以运用的资源上。自我开放需建立在一定的医患关系上，有一定的谈话背景，如果过于突如其来，可能会超出患者的心理准备，反而起不到好效果。

医生的自我开放不是目的而是手段，必须避免自己成为医患关系中的主角，使话题重心转到医生身上，应始终把重点放在患者身上。自我开放的内容、深度、广度都应与患者所涉及的躯体问题相关，适可而止，开放数量不宜过多，不可过于主动和随意。是否对患者开放，一般应以患者有无相关请求为准，还要考虑开放后对沟通的影响。医生不可借自我开放的时机，批评患者对自身躯体疾病问题的感觉、想法与行为反应。

六、面质技术

面质技术又称"对立（性）""质疑""对质""对峙""对抗""正视现实"等，是指医生指出患者身上存在的矛盾促进患者的探索，最终实现预定的目标。患者因为自身的不良病感，时常存在着各种矛盾，而这种矛盾，往往就是解决患者健康问题的关键。这种矛盾集中表现在以下几方面：

1. 言行不一致

患者："我知道吸烟有害健康，我真想戒烟。"可是患者却点燃一支烟吸了起来。

医生："你说你想戒烟，我看到的是你在吸烟，你所说的和你所做的是存在矛盾的，对此你如何解释？"

患者会对此探索、统一，从而重建自己的健康观念，并由此转变不良的生活方式与习惯。

2. 理想与现实不一致

当患者的理想与现实不一致而产生心理冲突，例如，在癌症化疗期患者因对化疗过程的认识不足而产生的拒绝、失望与对抗，实际是其内心对未来生活的理想与目前痛苦状态产生的冲突。

3. 患者前后言语不一致

患者搞不清楚自己的问题所在，因此前后叙述的事实存在矛盾，而误解自己的病情。

患者："我每天晚上睡不着觉，已经好多天没睡觉了。"

医生："那你能具体说说你的症状和感受吗？"

患者："我每天晚上到三四点钟还睡不着觉，直到天快亮时才能勉强入睡，但是稍微有一点声音我就会惊醒。"

医生："那你不是睡不着觉，而是入睡困难，睡眠浅。"

4.医生、患者意见不一致时

沟通过程中有时会出现医生和患者疾病观、健康观不一致，或对疾病的影响因素、预后、转归看法不一。

医生："我知道你得的疾病让你很痛苦，但我从医学的角度诊断得出你的病情没有你想的那么严重。"通过面质技术让患者明白自己的病情，减轻其心理负担和内心痛苦，这本身对患者来说就是一种治疗手段。

伊根教授说，没有支持的面质是危险的，而没有面质的支持是苍白的。医生的面质是为了揭示患者危害健康的行为与理念，协助患者建立自身的健康行为，使用不当会给患者带来伤害，影响医患关系的建立和发展。因此，在面质时要注意以下几点：

第一，面质应建立在良好的医患沟通关系基础上。面质虽然不是批评、责备，但仍然容易引起患者的反感，故可先配合通情达理或情感反应技术，再面质。其使用务必谨慎、适当。过分小心，害怕使用面质，对患者的康复并不利。过分使用，则有可能伤害患者的感情。

第二，面质要有事实根据，避免个人发泄或无情攻击。面质应以患者的利益为重，不可变成医生发泄对患者的不满情绪甚至攻击患者的工具。这既不利于治疗，也是职业道德不容许的。有些医生不在诚恳、理解、关怀的基础上应用面质，而是把面质当作表现自己智慧与能力的机会，因此忽视患者的感情，使其陷入尴尬或痛苦状态。

第三，可用尝试性面质。使用"好像""似乎"等表述，可减少对患者的冲击力。如："我不知道我是否误会了你的意思，你上次说每次发病时你感觉到头疼头晕，可刚才你却说发病时头不疼，不知道哪一种情况更确切？"这样的面质给患者留有余地。若患者不愿面对面质中所提的问题，也有机会避开。故意避开的话，就不必再追问下去，以免尴尬，可在适当的时候再做尝试。

第五节　非言语沟通

有社会学者发现，人的身体本身就能发出众多信号，这些信号能扩大或者否定口语所表达的意思。人们称这种以身体的各种举动所反映出内心隐蔽世界的语言为"身体语言"（body language）。在医患沟通中，要真正做到心灵沟通，除了要掌握言语技巧外，还要用非言语技巧去感受和理解对方的身体语言，同时还能用非言语技巧同对方交流。

医患沟通过程中的非言语行为，主要有目光注视、面部表情、身体状态、声音特性、空间距离、衣着步态等。非言语行为在沟通过程中有相当重要的作用。或伴随言语内容一起出现，对言语内容做补充、修正或独立地出现，代表独立的意义。非言语行为能提供许多言语不能直接提供的信息，甚至是言语想要回避、隐藏、作假的内容，因为人们可以不说真话，或试图隐藏其真实情感，但非言语行为却常常在不自觉中泄露真情实意。医生借助于患者的非言语行为，可以更全面地了解患者的心理活动，也可以由此更好地表达自己对患者的支持和理解。因此正确把握非言语行为并妥善运用，是一个优秀医生的基本功。

一、面部表情

人的面部表情非常丰富。面部表情是通过眼部肌肉、颜面肌肉和口部肌肉的变化来表现的。各种情绪状态通过眼睛、睫毛、嘴和面部表情肌的不同排列组合，表示出人瞬间变化的情绪与情感。心理学家艾克曼的实验证明，人的面部的不同部位在表情方面的作用是不同的。例如，眼睛对表达忧伤最重要；口部对表达快乐与厌恶最重要，如高兴时"满脸堆笑"，憎恨时"咬牙切齿"，都是通过口部肌肉的变化来表现的；而前额能提供惊奇的信号；眼睛、嘴和前额对表达愤怒情绪是重要的。

表 5-1　不同情绪的面部模式

情绪	面部模式
兴趣、兴奋	眉眼朝下、眼睛追踪视物、倾听
愉快	笑、嘴唇朝外朝上扩展、眼周环形皱纹
惊奇	眼眉朝上、眨眼
悲痛	哭、眼眉拱起、嘴朝下、有规律地抽泣
恐惧	眼睛呆滞、脸色苍白、脸出汗、发抖、毛发竖起、眼朝下、头抬起
轻蔑、厌恶	冷笑、嘴唇朝上
愤怒	皱眉、咬紧牙关、眼裂变狭窄、面部发红

二、眼神

眼神是一种重要的非言语交流技巧。注视时间的长短也反映出人的不同的心理状态。如果在面对面交谈时，谈话者的眼睛看着别的地方，可能表示他对自己的话没有把握；如果谈话者的目光望着听众，并不断地与听话者的目光接触，可能说明谈话者非常自信。听话者的目光同样可以表达其心理状态。如果听话者目光凝望着谈话者，说明听话者对谈话内容可能很感兴趣；如果听话者的目光不看谈话者，而是东张西望，说明他对谈话内容可能不感兴趣，甚或持有相反看法。

目光是十分重要的非言语交流技巧，医生接诊患者、教师对学生讲课、医患沟通者对服务对象解释问题、上下级对话时都应该很好地运用目光交流技巧。同时，通过交流对象的眼神，亦可分析对象听话时的心理状态，以此来不断调整谈话内容和方式。这种交流技巧被称为"目光接触技巧"。

PAC理论认为，当一个人处于父母的自我心理状态时，通常会以保护性的姿态"俯视"孩子；当一个人处于儿童心理状态时，视线通常是由下往上看，即呈"仰视"的状态，脸也是上仰的。所以说视线的指向能够正确地显示一个人内心是处于何种主导的自我心理状态。在患者看来，医务工作者无论年龄大小，都是他们的保护者。像父母一样保护着他们的健康，从死神手里夺回他们的生命。因此，医护人员应该以成人的心理状态或具有爱心的父母心理状态与患者交谈，像体贴孩子一样爱护自己的患者。医患沟通时，医方应以保护性的姿态、柔和的目光注视着患者的眼睛，并且用眼神告诉他们："放心吧！我会照料好你的。"特别重要的是，在接待患者时，医务人员可能心情不愉快，但是绝不能将自己不良的心情通过眼神和面部表情向患者表达出来。

三、肢体语言与手势行为语言

（一）身体姿态

身体姿态是可以表达情绪与情感的一种方式。人在不同的情绪状态下，身体姿势和手势可以发生不同的变化。如运动员站在领奖台上时不时地举起双臂、转动身体向观众示意；人在紧张时的坐立不安；人在高兴时的捧腹大笑；人在疼痛时的双手抱腹、来回滚动、呻吟等等。举手、握手、投足、双手叉腰等身体姿势都可以表达个人的某种情绪与情感。即使人体是处于静止状态，身体本身也可以用不同的方式"说话"，如站的姿势、坐的状态、跳的方式等，均可以表达人的一定的心理状态。

（二）手势

手势常常是表达人们内心世界的重要方式。很多人将手势和说话的语言同时使用，表达认同或反对、喜好或厌恶、镇静或烦躁、接纳或拒绝、领悟或怀疑等情态和思想。手势也可以单独用来表达情绪、情感、态度、看法，发出指示、命令。在无法用语言沟通的情况下，单凭手势也可以表示开始或停止、前进或后退、同意或反对等思想感情。聋哑人的手语可以用来相互交换思想、态度、观点、情感。人们在高兴时手舞足蹈，兴奋与激愤时振臂高呼，无可奈何时双手一摊，这些都是典型的非语言表达。

（三）空间距离

人们利用空间的距离来决定人际间的亲疏关系，人与人之间的关系越亲密，其间的距离则越近。心理学家爱德华·霍尔在人类领域学的研究中，以简单的"运动范围"分析法将距离分为四个区：亲密区、个人区、社会区和公众区。

表5-2　人际交往的分区

分区	距离	人际关系
亲密区	一英尺半	家人
个人区	一英尺半到四英尺	朋友之间非正式接触
社会区	四英尺至十二英尺	熟人交际
公众区	超过十二英尺	正式的公开讲话的距离

按我国的习惯，医患沟通的距离一般在1~2米范围内，但也应根据具体情况决定双方之间的距离。当患者或沟通对象要与你谈及他的隐私时，应保持在私人距离之内。你可以把椅子挪到他的旁边，这样，可以使他感到亲切，同时有安全感。在一些特殊情况下，要注意与交流对象保持适当的距离。如某些病毒的携带者或传染患者，他们对自己的情况不了解，心理上有压抑。你与他们交流时，千万不要把距离拉得太远，以免加重他们的心理压力或冷落感。但是，在工作中也会遇到这样的情况，一些患者或家属非常信赖你，要伏在你的耳边说话，要特别贴近你，这种超过范围的举动有时会使你无法忍受，但是你应考虑到这是不同地域或文化背景所造成的。因此，切记不要做出厌恶的表情，可以巧妙地调整这个距离，如给他安排一个距离合适的椅子，请他坐下来慢慢谈。

（四）肌肤接触

在人际交流中，接触对方身体，这种无言语的动作可以起到良好的沟通效果。在某些交流的场合，只能通过个人的空间触摸、抚爱对方，才能达到情感的自由沟通。例如，当朋友的亲属去世时，如何去安慰朋友？在多数情况下，默默地站在旁边，将手搭在朋友的肩上。这种无言的抚摸对于失去亲属的人是一种巨大的同情和支持。又例如，当一个年轻产妇临产时非常紧张，如果助产师站在她的身边，紧握住她的手，并不时地为她擦汗，抚摸她的头发，这位产妇便会有安全感，从而消除紧张情绪并顺利分娩。像这样的肌肤接触，加强了人与人之间的感情，给予服务对象心理上的安慰和精神上的支持，有时这种非言语行为交流会起到比言语交流更大的作用。

四、巧用头字语——ROLES

当一个医生接待患者、医患沟通对象或其他服务对象时，要求基本做到的几点适宜的非言语交流技巧——头字语 ROLES：relax——放松、自然、大方；open and approachable——坦率、平易近人；lean towards client——身体倾向服务对象；eye contact——目光接触；sit squarely and smile——面对面坐、微笑。此处的 ROLES 所表达的在医患沟通、交流时的重点要求是：态度认真，行为端庄大方，礼貌待人；与服务对象面对面相坐，保持合适距离；身体微倾向交流对象；面带笑容，并与交流对象目光接触，以领悟与交流对象交谈时的感受和情绪；给人以和蔼可亲、平易近人的感觉。

第六章　急诊医学中的医患沟通

急诊医学是对急性伤病或突发卫生事件做出及时判断，并评估其危险情况后进行适当的针对性处置，以避免病情进一步恶化或死亡，为其他专科进一步救治创造有利条件的临床专科。在中国，急诊医学被批准为一门独立学科已有30多年历史，它是基于各临床专科的急性病、危重病以及突发卫生事件所具有的紧急性、突发性、多变性、时效性和不可预测性等特点，需要一支专门医师队伍对这些急性伤病及突发事件进行处理这一医学背景应运而生的。在此意义上，急诊医学是一门十分"年轻的"学科。相对于其他临床专科，急诊科的特点表现为：患者发病急、病情变化快、诊治时间性强、疾病谱广、病情复杂；具有先保命后治病的逆向思维模式及特殊的临床实践规律；急诊医师工作强度大，医疗风险高，对医德医风要求更高，职业敏感性更突出。伴随着改革开放后经济社会的发展、人民生活水平的提高、医疗体制改革的逐步推进以及法律制度的完善及普及，患者的法制观念和权利意识逐渐增强，对医院管理及医疗服务质量提出了更高的要求，伴随而来的是因患者或家属对医务人员或医疗机构的服务不满引发的医疗纠纷不断增多，甚至激化为暴力伤医事件。因此，在急诊工作中医患沟通的重要性日益凸显。急诊科临床工作任务繁重，恰当、合理的医患沟通是及时建立医患互信、构建和谐医患关系的基础。与患者家属早沟通、充分沟通、及时沟通，能够化解潜在的医患矛盾，对及时、顺利、有效地展开急诊抢救工作至关重要，同时也是提高患者满意度的重要举措。

第一节　影响急诊医患关系的主要因素

一、急诊科医患纠纷出现的原因

（一）社会因素

改革开放以来，随着由计划经济模式向市场经济模式的转变，医疗体制改革逐步进行，但由于国家对医改财政投入的限制，医疗机构目前还是主要依靠以药补医和以医疗服务收费的方式维持运行。同时，出于可持续发展目的，医疗机构需要扩大或维护基础设施建设及更新医疗设备，导致医疗机构营利动机强烈、行为失控，终致医疗费用居高不下，出现"看不起病"的问题。同时，医疗服务的公平性下降，表现为城乡之间、地区之间、行业之间的社会医疗保障不平衡，甚至相当一部分人口仍然未能参加各种形式的医疗保障。面对高额的急诊抢救费用，部分患者会出现心理不平衡，将"看病难、看病贵"归因于医院及医务人员，进而引发医疗纠纷。

（二）医方因素

急诊科诊疗任务繁重，由于政府财政投入与人员投入的限制，大多机构中急诊工作人员长期处于超负荷的工作状态，很难避免漏诊、误诊。更有部分医疗机构管理欠规范，医务人员专业技术水平不够精良、作风散漫、责任心不强，与患者及其家属沟通缺乏耐心、沟通时态度及语气欠妥等，使部分患者及其家属往往把诊疗结果看成消费行为，进而以消费行为判定医疗行为，引发医患纠纷。

（三）患方因素

急诊科患者来源于社会不同阶层，人员复杂，易发生医患纠纷的人群主要包括"三无"人员、醉酒者、吸毒者、车祸或斗殴致伤人员、经济困难诊疗不合作者及与医院有特殊社会关系者。急诊患者发病急、病情重，患者及其家属对诊疗质量要求高、对病情及治疗效果估计过于乐观、对正常临床诊治及操作过程中存在的并发症不理解、对突发的病情进展及恶化缺乏必要心理准备，以及部分患者及其家属想当然地认为患者来到医院就可以没有生命危险，对正常疾病转归误认为医方没有尽力或处理不当等，都可能引发医患纠纷。

二、影响急诊医患关系的主要因素

（一）急诊医患关系的要素

主要包括医生与患者、医护人员与患者家属之间的关系，急诊由于部门多、环节多，发生医患摩擦机会也相应增加。如候诊、划价、交费、取药时间长，检查报告未能及时取回，找不到检查科室等均可滋生患者的负面情绪，产生医疗纠纷。

（二）医务人员人文关怀缺失

急诊是门诊服务的延伸，二十四小时处于开放状态。急诊科患者众多，人员流动性大，环境嘈杂，气氛紧张，长期在此工作的医务人员难免产生焦虑、烦躁、麻痹、倦怠情绪。医务人员态度冷淡、说话生硬，甚至对家属呼来唤去，使患者多科室奔波、长时间等待，忽视患者及其家属的心理，易引发患者及其家属的不满。患者及其家属对病情过于担心，迫切希望得到关心，对医疗服务质量十分敏感和挑剔，当对诊疗效果不满时很容易产生过激行为。

急诊患者来医院看病首先接触的是护士，患者对护士的第一印象往往会影响信息沟通。当一位患者来医院急诊挂号时，如护士先起立，面带笑容或表达出急切的关心，主动礼貌地询问病情并及时安排医生接诊，患者就会从感情上对护士、对医院产生信任感，从而容易与医护人员互相配合，即使在对一些医疗行为有异议，也会表示出对医院的理解。反之，如果护士态度简单粗暴，对患者的提问不予理睬或讥讽挖苦，不但使患者得不到及时诊治，而且会影响患者的心理态度，也可能影响到其他患者的诊治。可见，急诊护士作为医患沟通的第一窗口，在医患信息沟通中，一定要注意①到急诊患者的心理状态，以良好的服务态度接待每一位患者，以消除信息沟通中的心理障碍，建立良好的医患关系。

（三）医患之间信息不对称

医疗服务专业性强，患者在医疗服务中有被动性，缺乏医疗过程的真实全面信息。曾经出现过的少数医务人员医德丧失、借机索要红包、收取回扣、开"大处方"，甚至欺骗患者等行为，给患者造成阴影，严重损害了医务人员队伍的形象。另外，曾经受一些不良媒体为吸引眼球对医疗纠纷的不实报道所引发的医患信任危机也严重地阻碍医患之间的正常沟通。同时，有些医务人员为提高治疗安全系数，将患者及其家属视为潜在的纠纷制造者，而过分夸大病情及治疗风险，也会加重患者及其家属的心理负担，容易引发他们对医务人员的误解。

（四）急诊费用的一些特殊情形

（1）急诊患者病情危重急需救治，但其又不能缴付相应费用的情形，也常会引发医患冲突。（2）急诊患者因事故原因如交通事故、工伤事故需及时抢救，但肇事者送来患者后逃之夭夭，患者无人看顾时，也会因费用、签字权问题出现冲突。（3）外地务工人员因医保限制引发的医患冲突。（4）因地方医保部门对用药限制引发的医患冲突。

（五）患者对医疗服务的要求越来越高

提高医院的服务质量，快速、及时地为患者诊治，抢救患者于危难中是医务人员的神圣职责。但急诊患者急躁的心理以及过高的服务要求往往不切实际，表现为：一是急诊患者要求治疗方法要好、效果要快。针对病情尚不明确的患者来说，不经过一定时间的观察，医务人员就无法做出诊治。但部分此类患者因此会怀疑医务人员的能力，从而毫无根据地指责医务人员。二是急诊患者在自身生命健康受到威胁时，往往表现出先己后人的自私观念，对医务人员所遵循的"先急后缓，先重后轻"的急诊救治原则不理解，甚至也不理会医院相关规定，一到急诊室就要求医务人员抢先为其治疗，否则就大吵大闹，引发医患冲突。

（六）一些社会上的不良分子殴打医务人员

一些不良分子一旦成了急诊患者或患者亲属，完全不理会医院的规章制度和国家法律的规定，强行要求医务人员按其意愿为其服务，医务人员稍有解释或有难处，他们便不顾后果，冲击医院并动手殴打医务人员，造成极其恶劣的社会影响，导致医患关系恶化。

---

①从法学理论上讲，注意就是对他人事务尽到一个有正常行为能力的公民能够做到的义务，或者说能够将他人事物看作自己的事物来完成（或保护）。

第二节 急诊医学中医患沟通的原则和注意事项

对医疗机构来说，构建和谐的医患关系首先要正视并克服自身的不足，不能只抱怨患者不理解，要善于分析自身的问题，从服务环境、服务理念、服务态度、服务效果等各方面查找原因、制定措施、加强医患沟通。坚持以患者为中心，从思路到规划、从举措到实施，一切从患者利益出发，积极转变服务模式，提高服务质量，把患者的满意作为医院的追求。

一、急诊医学中的沟通原则

（一）生命至上原则

人的生命是最宝贵的，所以对于急诊患者，我们必须要有"急"的理念、"急"的措施和"急"的办法。一切从患者出发，一切为患者着想，尽可能为其提供方便，帮助解决问题。医务人员的仪表和言谈举止可对患者产生很强的知觉反应，所以要在最初交往中让患者拥有良好的感觉，从情感上认可医务人员的专业素质和责任心。这样才能缩短时间、提高效率，保证患者得到最有效的抢救。

（二）客观公平原则

急诊患者一般病情危重，医务人员要本着尊重科学、客观、实事求是的态度说明患者的病情，争取患者的理解和配合。不要夸大救治效果，也不能过于强调存在的危险因素，以免出现不利于救治和影响医患关系的情形。在临床工作中，医务人员要注重执业技术和修养，了解急诊患者的常规心理，协调医患关系。在救治大批量患者时要一视同仁，并分清轻重缓急，做好解释工作，让患者配合治疗程序。在日常工作中，医务人员要加强业务素质，善于在工作中总结经验，不断丰富临床知识，形成一套处理各种患者的方案，熟悉各个环节，并保证急救过程要冷静、公平、高效。

（三）人文关怀原则

医务人员对急症患者要有同情心，尊重患者的想法、体恤患者的痛苦、同情患者的境遇，对患者的关心应无微不至，要打消患者的顾虑，多向患者介绍病情、治疗效果、用药和检查目的，关心患者在就医过程中的生活或不便，鼓励患者战胜病魔的信心，给患者营造一个和谐、温馨的就医环境，使患者理解、配合医护人员的诊疗工作。抢救患者时，医护人员一方面应迅速熟练地减轻患者肉体上的痛苦；另一方面应注意家属的心理反应，如对急重患者在技术抢救无效时，要根据家属心理需要进行"感情抢救"，使家属心理有一定的适应过程，以承受可能出现的不幸打击。另外，要树立无私服务的宗旨，全心全意投入工作，努力增进医患之间的相互了解和信任，让患者获得身心的健康。

（四）合法合规原则

医疗机构要对医患沟通从形式、渠道、内容、要求、技巧、效果、考核等方面进行规范管理，并建立健全医疗告知制度；通过建立和完善医患沟通制度、投诉处理制度，及时受理和处理患者投诉，定期收集患者对医院服务中的意见，及时改进。总之，建立健全一系列行之有效的质量管理体系，及时进行检查督促反馈，使医院质量管理规范化、制度化。在为患者提供高新精湛技术服务的同时，还必须努力保证医疗服务的安全性，尽量减少差错和事故，提供安全放心的医疗服务。

二、急诊医学中医患沟通的注意事项

（一）患者病因方面的问题

1.弄清病因

急诊患者入院后，医护人员需尽快向患者家属了解病史，以助于判断病情，安排治疗及检查。采用恰当的问题判断患者的反应，如"你叫什么名字？""你现在在哪儿？""你知道自己是怎么受伤的吗？"通过这些简单的问题判断患者的意识状态，是否存在意识障碍等。同时可以获得患者发病的相关信息，便于诊断和治疗。但有时会有特殊情况，使得家属及患者不愿陈述实情，如患者有严重的传染病、性病史，比如艾滋病、梅毒，使得患者羞于启齿，害怕受到他人的歧视；有些患者因出入声色场所、吸毒而导致重症，为了不被家人斥责，而隐瞒事实；有些患者陪员为逃避责任而谎报病情，如打群架、车祸受伤的患者；有些患者为了不让家属担心，而谎称自己病情不严重，无不适症状。对于这样的情况，医护人员要善于观察患者，通过查体及检查来明确自己的判断。并通过与患者及其家属的沟通使其明白如实地叙述病情对于诊断及治疗的重要性，必要时义正词严地告诉对方谎报病情的严重后果，及如果出现不良后果时所要承担的不利法律责任。对于因羞愧而隐瞒病情的患者，应告知对方有关医疗行为隐私保护的法律规定，打消他们的顾虑。

2.外科急症

外科急症沟通应交由专科医生进行。外科急症多是外伤所致的多发伤及复合伤，患者一般流血较多，伤势明显。沟通在此时处于次要地位，重要的是马上实施治疗，抢救患者生命。医生实施救治时应在简短了解伤情后，把详细沟通的过程留给专科医生，以便专科医生利用专业知识与经验在沟通中发现一些全科医生一般关注不到的并发症或隐性问题。如果病情极重，在初诊后应马上转入相关科室，由专科医生接诊并进行手术。

3.内科昏迷患者

内科因昏迷而急诊入院的患者占绝大多数。因患者失去意识，处于无应答状态，患者家属因缺乏医疗常识，认为患者处于濒死状态，故焦急万分。这时患者家属大多会强烈要求医生抓紧救治，恢复患者的意识，而对于医生的询问病史，做各项检查会出现不配合甚至谩骂的情况。在他们看来，医生在患者十万火急、濒死的情况下就应该守在患者身边，努力救治，做检查只能拖延患者病情。在此情形下，医生应积极采取基本的救治措施，并应可能详尽地向患者家属说明采集病史的重要性和做检查的必要性，而不是一味地开检查单。

（二）注意安抚患者及其家属的心理需求

急诊患者一般病情危急、疼痛剧烈，因此患者易产生恐惧、不安的情绪，甚至是濒死感。特别是一些因意外或自我伤害而入院的患者，更应该时刻关注他们的精神及行为。而急诊患者家属往往是在没有任何心理准备的情况下得到家人发生意外或急症入院的信息，他们当时大多处于严重焦虑的情绪中，甚至已失去理智及判断力。在这种情况下，医护人员应尽可能采取恰当的方式进行沟通，避免因言语、态度不当而引起医疗纠纷。

要满足急诊患者及其家属的心理需求，需注意的问题有以下几方面。

1.争分夺秒获得必要信息

时间就是生命，在急诊中赢得了时间就有更多机会挽救患者的生命，拖延了时间往往会失去最佳抢救机会。重症患者病情紧急、变化迅速，抢救工作是否及时往往是成功与否的关键。医务人员必须及时对病情做出判断，争分夺秒地投入抢救重危患者的工作。从急诊的特点出发，医疗机构及其医务人员平时应该做好抢救准备工作，并必须坚守岗位，一旦遇到重危患者就能够立刻投入抢救、服从调动、听从指挥和敏捷、果断、准确地运用各种抢救措施，以使患者转危为安。

2.诚信的沟通信息

诚信是医患关系的重要内容，更是医患沟通的前提。充实的医学专业知识是获得信任的基础，尊重患者的生命、人格和尊严，为患者提供优质服务，护士的守时、说话通情达理、随叫随到、认真负责等，都会给患者以一贯的感觉，能加深患者对医护人员的信任。急诊患者的病情危重紧急，医护人员必须坚持诚信的原则，如实告知患者有关疾病诊断和治疗的真实信息，使患者及其家属能够信任医务人员，积极配合治疗。这样即使是发生不愿意看到的不幸，家属也能理解，从而避免医患矛盾的发生。

3.详尽地告知病情

急诊科是抢救急、危、重症患者的主要场所，医务人员多重视抢救措施的及时实施和有效性，易忽略详尽告知的原则，致使患者及家属对急诊科医务人员产生不满。因此，要注意将患者的病情及治疗效果方面的信息告知家属，对于法律规定或医学规范要求的告知内容也要及时告知，以保证家属对患者病情的充分了解。如在与患者或家属沟通时，要将医疗过程中可能发生的情况，如医疗行为的效果、疾病的转归、相关并发症、药物的不良反应及医疗措施的局限性和危险性等情况尽可能详尽地告知患方，让其有心理准备，防止因事先告知不详或不予告知，导致治疗过程中出现一些患者不能理解的问题时，而引发医疗纠纷。

4.采取同情的态度

医护人员同情急诊患者是患者及其家属愿意与医护人员沟通的关键。患者身体上遭受病痛的折磨，心理也变得脆弱、敏感和易怒等，特别渴望来自外界的关心和同情。医护人员要根据患者的特点和心理变化等特点，给予关心和同情。这样患者才愿意与医护人员进行深层次交流沟通，也才能保障患者的知情同意权的实现，同时也能保证病程信息获取的及时、可靠。

5.以稳定情绪陈述利害

医务人员要能够控制自己的情绪，从而稳定患者的情绪，以达到医患间的有效沟通，既获得诊治疾病的相关信息，又能够将自己的临床判断和建议治疗的方案明确无误地告知患者和家属。急诊患者病情急、来势猛，缺乏相应的心理准备，因而表现出情绪紧张、惊恐不安，甚至会不时发出呻吟及呼救声。医务人员要针对这些情况，给患者及其家属以必要的、适当的安慰和合理的解释，尽快使患者和家属消除紧张情绪，以利于进一步的诊断、治疗。

6.尽量减轻患者及其家属的心理压力

主动深入了解患者及其家属对护士和医院的医疗服务系统的感觉和体验，以早准备、早预防、早发现，及时缓解患者及家属的心理压力。当患者提出问题时应给予清楚的解释，并告知医疗行为和结果之间的关系，稳定患者及家属的情绪。因为患者的感觉和体验可能会影响到他们的心理压力水平，甚至影响患者的病情，如果急诊护士了解这些心理和社会因素，并能够理解患者及其家属的焦虑，就会有意识地采取一些措施，减轻他们的焦虑。如护士可主动介绍自己，倾听家属的顾虑，表示愿意和家属一起讨论解决患者所面临的各种治疗与护理问题，以家属尊重感的实现帮助他们稳定情绪；在不影响治疗的情况下尽量让家属陪伴患者，并体谅家属在患者旁边持续徘徊时的心情，给家属适当的安慰和必要的心理帮助，告诉家属如何配合医疗护理工作，如何给予患者关心、支持和鼓励等。

7.语言果断但不生硬

医务人员语言表达不可优柔寡断，应充分体现医务人员处理问题的针对性、科学性，以及思维的有序性和关心体贴患者的情感性，增强患者对医生的信任度，医务人员的用词、语气如果不能传递出信心的话，患者也就会对医生和自身疾病产生疑虑，从而影响患者的治疗，因此，语言要果断但是不能生硬。对于急诊科室环境的陌生感和对自身疾病的担忧使得患者的心理承受能力较以往下降很多，此时如果医务人员的语气生硬、态度僵硬，则不利于患者的心理稳定，也不能很好地配合治疗。

了解了急诊患者和家属的心理特点，医务人员一定切忌在治疗中与患者在言语上或行为上抱有以牙还牙的想法，医务人员的人格尊严和人身安全不受侵犯，但医务人员也不要在工作环境中与患者和感情失控的家属睚眦必争，这样既不利于患者的救治，也会影响其他患者的治疗。

第三节　急诊医学中医务人员的自我保护

一、加强医务人员自身的健康和素质培养

培养学习沟通技巧、完善工作流程、简化就诊程序、开展换位思考，一切从患者的利益出发，让患者感受到你在关注他、关心他，耐心回答患者提出的各种疑问，使患者有安全感和依赖感，对发生冲突较多的人和事件进行分析、讨论，找出不合理的环节和因素并加以改进。加强服务，合理安排患者就诊程序，尽量减少患者等待时间。患者由于疾病的折磨、不适应医院环境等因素，造成情绪不稳、心绪复杂，比正常人有更多的不良情绪，如有些患者会因一点小事发生不满。医务人员要改变服务理念，变被动为主动，如专人护送做各项辅助检查，开通"绿色通道"，努力为患者提供优质服务。在保证患者救治的同时，加强保安措施，提醒家属保管好钱物，保证患者在就诊期间的安全，树立良好的医务形象。

二、掌握沟通技巧，搞好医患关系

与患者沟通时要讲究说话方式，情感上对患者表示深切同情和负责，坚持"患者第一"的观点。正确理解每个人都有得到尊重的需求的内涵，将心比心，把解除患者痛苦视为己任。患者不仅要从护理人员那里得到最精湛的技术服务和无微不至的生活照料，而且还希望得到精神上的支持和心理上的安慰，因此对某些患者家属的无理要求或无端指责给予同情与谅解，只要耐心细致做好本职工作，发扬人道主义精神，尽心尽职为患者的健康服务，晓之以理，动之以情，争取理解，不说气话，牢牢树立"以患者为中心"的服务理念，务实地采取措施，就能建立和谐的医患关系。

三、加强医疗法律文书的书写质量及内涵质量

注重以法律手段维护医患双方的合法权益。作为法律依据的门诊病案不仅反映一个医院的管理水平，获得患者对医院的尊重和良好评价，更有意义的是可以作为患者和医院双方的法律依据，在医疗纠纷争议的处理中起到至关重要的作用。因而制作病历资料必须及时、准确、详细，不得遗漏和涂改，保证记录真实、完整。因抢救危急患者，未能及时书写病历的，应当在法律规定的时间内尽快据实补记。真正做到：做我所写、写我所做、有据可查、举证有据。同时，通过组织学习有关医疗诉讼的法律规定，使医务人员增强法律意识和法律知识，学会用法律手段处理医患矛盾，避免患者的误解和纠纷的发生，获得患者对医院及医务人员的尊重。

四、加强护理文书的管理，提高护理书写的自我保护意识

护理文书是严肃的法律文书，在书写时要求记录可靠、及时，病情描述确切、简要、

重点突出、层次分明；体温单项目填写齐全；医嘱执行正确，时间准确，并按规定签名。

五、预防为主的沟通

在对急诊留观患者的护理中，应及时、主动地发现可能出现的问题，并及时与家属进行沟通。如急诊就诊患者较多时，分轻、重、缓、急，做好患者的解释工作。急诊患者一般分为三类：A类——濒死状态，即患者随时有生命危险；B类——危重患者，生命体征不稳定或相对稳定；C类——一般的急诊患者。根据以上三种急诊患者的分类确定实施相应的沟通方法。对A类患者，急诊护理人员应立即利用一切急救手段配合医生抢救患者的生命，待其生命体征稳定，再询问其家属与患者患病的原因、经过。从家属的角度出发，急他们所急，帮他们出主意想办法。在可能的条件下尽可能多与家属沟通，使家属较充分地了解患者的病情及配合医护人员的重要性，达到医、护、患、家属相互配合、相互理解，最大限度地使患者转危为安。对B类患者，护理人员应协助医生与家属充分沟通，使其了解病情，知道住院治疗或急诊留观的重要性及必要性，使家属心中有数，并能积极做好住院前的准备工作。对C类患者，即一般急诊患者，护理人员积极安排患者就诊，让患者知道医生、护士在重视他，也同样很急，需要及时处理。护士可为其测量生命体征，多沟通多了解，为医生诊疗做好准备。

六、突发急症家属不在场时应详细记录诊疗全过程

对于家属没在身边的患者，医生应进行更为详细全面的诊疗记录，如患者入院情形、各项检查等细节，如有条件可用录像机把患者的诊疗全过程录下来，以便找到家属时方便详细交代患者情况，以取得患者家属的信任和理解，也能更好地保护医疗机构和医务人员的利益。

第七章 儿科诊疗中的医患沟通

第一节 儿科医患沟通概述

儿科是以婴幼儿为诊疗对象的，因此，儿科也根据婴幼儿的身心发展特点被称为哑科。其疾病诊疗主要借助于家长或监护人对病史、症状的陈述，治疗过程也须经过家长的知情同意。所以，诊疗过程中除要遵从儿科自身的原则、特点并把握好与患儿的沟通外，还应注意与患者家属的沟通。

一、沟通的原则

（一）以人为本原则

以人为核心，就是要以满足人的需求为价值取向。特别是在现代医学模式下，就医需求从单纯的生理需求转向了生理、心理、生活的综合性需求。人们不仅需要优秀的医疗技术服务，还需要从心理上得到关怀、尊重。可见，"以人为本"顺应了现代医学模式的转变，同时也对医疗服务提出了更深层次的要求，尽可能使患者满意、最大限度地提高人们的生命质量成为医疗卫生服务的出发点。我国历来是一个讲究传承的国度，在中国社会逐步进入老龄化社会的这一现实背景下，中国民众对子女的呵护更甚以往，这给我们本就难以应对的儿科诊疗提出了更高的要求。在儿科诊疗中坚持"以人为本"的沟通原则，就是要充分保障患儿的身心健康利益，坚持一切从人出发，尽可能满足患儿身心健康利益的需求，给患儿尽可能多的人文关怀，不仅仅要从躯体上治疗疾病，更要从心理上帮助患儿，使患儿及家属能更好地配合诊疗、理解医务人员。

（二）诚信原则

诚信是社会赖以生存和发展的基石，也是医患沟通的基础和根本。只有讲诚信，才能建立良好的医患关系。医患之间真诚相处要做到这一点，首先要与患儿建立互信关系，对患儿要以诚相待，不随意许诺、不欺骗患儿，以免影响医患之间的互信关系或出现患儿模仿医务人员的行为导致不良人格。其次是要与家属建立互信关系，要及时地如实告知家属患儿的病情发展情况，并取得他们的知情同意，以免因告知不及时或不准确错失最佳治疗时机或在出现不良后果时引发争议。所以在儿科诊治中，医务人员应注意对患者的承诺要实实在在，实事求是，一旦承诺就要认真去做好，只有这样才能取信于患者。

（三）平等原则

医患双方是平等的，平等是医患双方沟通的前提。患儿虽然未成年，但他（她）首先是一个社会人，然后才是一个需要帮助的未成年人。传统的医患关系是以医生为主导，医方总是有一种凌驾于儿童之上的成人优越感，这必然导致医患关系的不平等性，影响到良好医患关系的建立。做好这一点要注意：第一，对于有表达能力的患儿，应多提供机会让其表达和发问，依患儿的反应来调整沟通方式，了解患儿感觉，明确患儿所需，当患儿无法沟通时，应协助其表达。第二，交谈时应与患儿视线水平，但不可凝视，可坐在小椅子上或蹲下来。第三，要尊重患儿对诊治的要求和意见，这样也有利于调动患儿的积极性，使其较好地配合治疗，提高诊疗效果。

（四）全面原则

儿童患者诊治和康复关系到儿童未来的发育和发展，因此，在诊疗和沟通中要从整体层次进行把握，全面了解患儿的情况，对儿童潜在的生活质量，包括对认知能力和神经发育结果的预测、对潜在运动障碍或其他生理缺陷的预测、对远期行为能力和学习能力的评估、对今后是否需要长期或反复住院、手术或其他医疗需求、是否需要承受疼痛和痛苦等做出准确评价，并如实与家长及患儿沟通，明确告知家长疾病及疾病治疗可能带来的其他影响，以便在医患双方全面沟通、共同协商的基础上确定诊治方案，最大限度地保障患儿的未来利益。

（五）同理心原则

同理心是指在人际交往过程中，能够体会他人的情绪和想法，理解他人的立场和感受，并站在他人的角度思考和处理问题的能力。简单地说，同理心即站在对方立场思考的一种方式。在儿科沟通中应注意沟通的态度及方式：其一，对聪明多疑的患儿，过于亲切的态度，有时会适得其反。其二，回答应针对患儿的情绪，而非事物的本身，不该断然表示不同意，而应表示了解或接受。其三，要站在对方的角度，考虑患儿是否感到痛苦或恐惧，从而取得其信任。其四，与患儿谈话时，声音应平静、清晰，以患儿能听懂为宜。总之，只有医务人员拥有同理心，才能和患儿有共同语言，在真正意义上进行有效沟通。

（六）保密原则

在整个诊疗过程中，尤其是病史采集过程中，可能会涉及患儿的隐私，医务人员应遵守法律法规或医学常规所规定的保密义务，非经患方同意不得将有关患儿的隐私及医疗相关信息透露给监护人以外的人。更不得取笑、歧视患者，因为医务人员对患儿的隐私显示出的鄙视、不屑神情，会严重损伤患儿的自尊心，从而影响进一步的沟通。

（七）倾听和反馈原则

倾听和反馈是保证沟通效果的良药。在与儿童沟通中要关注患儿的表达，耐心倾听或观看，一般情况下不要轻易打断患儿。患儿和医生谈话是一个双向沟通的过程，在这一过程中医务人员可能会因对患儿的语言风格把握不准确而出现理解偏差，也可能会因其他因素遗漏患儿要表达的重要内容，所以，把医务人员所理解的内容及时反馈给患儿和监护人，有利于正确理解患儿所要表达的意义。另外，采取目光接触、简单发问等方式也是探测患儿或监护人是否听懂，以决定是否继续谈下去和如何谈下去的必要手段。

（八）共同参与原则

诊疗活动的全过程需要医患双方的全程参与和良好沟通。医疗决策的制定需要医患双方的共同参与并达成共识，理想的共识是使每一个参与者都不会感到是在单独承担责任，也就是说每一份责任的承担都是其他参与者帮助的结果。可见，儿科共同医疗决策的基础是医务人员、监护人和患儿之间的相互信任，制定过程是监护人得到医务人员帮助的过程。在这一过程中，医务人员要注意通过询问患儿情况做出对问题的判断与解释，并告知诊断结果和处理问题的计划和干预措施；患儿和监护人也应当注意对医务人员的处置和计划等有不清楚或不同意见时应及时交流。

二、沟通的方式

（一）语言式沟通

就是使用语言表达，以微笑、呻吟或喊叫的方式发言表达，以达到沟通的目的。儿童在6岁后能逐渐使用带有较为完整思维的语言，适合应用语言式沟通。

（二）非语言式沟通

非语言式沟通又称身体语言沟通，指表达者应用姿态、动作、面部表情、姿势改变以及反应等进行相互沟通。6岁以前儿童语言能力差、认知水平和描述能力都不成熟，很难与其进行语言沟通，加上智力发展尚未能对抽象事物进行全面了解，所以和外界沟通大多用非语言式。

（三）抽象式沟通

抽象式沟通即以游戏、标志、照片、欣赏能力、衣着选择、绘画作品等形式表达沟通。这种沟通方式适合年龄跨度大，以年长儿更为适用。

三、沟通的技巧

（一）用口沟通

用口沟通是主要的沟通方法，主要以语言交流来实现。沟通者要具备很好的交谈艺术，交流中语气平和，语言简单易懂，语调亲善，多使用儿童化语音。交流时适时提问、恰当引导、适时应和、适时语言重复，对患儿多夸奖、多鼓励、多呵护。不管是与患儿沟通还是与其家属沟通均需使用恰当的称呼，如称患儿为"小宝宝""小乖乖""小妹妹"等。另外，交谈多用"我们"开头，以强调同伴意识，促进医患认同。

（二）用眼沟通

眼睛是心灵的窗口。在医疗服务中"看一看"非常重要，因为目光接触本身就是一种有效的沟通方式。当医生注视着患儿及焦急的家属时，通过眼神向其传递同情、鼓励、温馨和关爱，沟通就已经取得了一定的成功。如某医生被患者投诉不负责、十分冷漠，患者在投诉中也反复强调："在整个接诊的过程中，医生都没有抬头看过我一眼，居然把处方开出来了。"经院方调查，发现医生在病历上记录了患者的主诉要点，用药也非常对症，从诊断病情到开出处方的"医疗过程"都是正确的，说明医生是认真负责的。但在整个过程中医生因忽视了与患者的沟通交流，致使被投诉的原因就是因为医生"看都不看我一眼"。

（三）用耳沟通

沟通时，医务人员要善于用耳倾听，这是获取患儿相关信息的主要来源。倾听时，要全身心地投入，不要无故打断患儿及其家属的叙述，因为他们在这一时间内迫切希望被医生重视与理解。要恰当地给予其反馈信息，方法上以鼓励和引导为主。医务人员在与患儿及家属进行沟通时，若不注意认真倾听他们的诉说，注意力不集中，边交流边东张西望或看书、翻报，甚至与其他人搭话等，这都会给他们以错觉，以为医生对他们的谈话不重视，就会对医生缺乏信任，甚至有些信息不能正确表达出来，从而使资料收集不完整。倾听并不是只听对方所说的词句，还应注意其说话的音调、流畅程度、用词选择、面部表情、身体姿势和动作等各种非语言性行为。倾听还要注意整体性和全面地理解对方所表达的全部信息，仔细体会"弦外音"，以了解对方的主要意思和真实内容。

（四）用手沟通

沟通表达不光是用言谈交流，还要适当配合手势、手法等肢体语言，这些肢体语言都含有特定的含义，都会对患者产生情绪影响。往往一个搀扶动作，一个拍肩膀的鼓励，一套动作轻柔标准有序的检查手法，都会拉近与患者的距离，增进与患者的感情，增加患儿及其家属对医生的信赖，同时也减少了医疗纠纷的发生。在沟通时，医生还要做到用耳不离手，用手执笔记录交流中流露出的重要病史信息，这样才能让患儿家属感受到医生对他们所提供信息的重视；用手执笔勾列、图示，思考、草拟要告知家属的那些深奥难懂的医疗内容，这样才能让患儿家属感受到自己真正意义上共同参与了医疗。用手沟通时，需注意把握好沟通时的肢体语言分寸，自然而不失庄重，严谨又充满温情，愉悦但不夸张，恰到好处地传达医务人员的交流信息和丰富的人文精神，同时注意患儿及其家属的接受心理和审美感受，使交谈更富有感染力，使医患沟通更富有成效。

（五）用心沟通

疾病是医生和患者共同的敌人，医生和患者的心应是紧密相连的，只有双方同心协力才能驱除疾病，恢复健康。作为一个儿科医生，在与患儿及其家属沟通时更需做到用心沟通，要有父母般的关心、爱心、细心、责任心、同情心，使患儿从心灵上及家属从内心深处认可医生，愿与患儿及其家属真心沟通，同心战胜疾病。所以，用心沟通是一种无形但极为有效的沟通技巧，它为进一步沟通起了不可估量的作用。

（六）用微笑沟通

微笑是人际交往中的"润滑剂"，是人们相互沟通、相互理解、建立感情的重要手段。微笑可以促进人类感情良好沟通，正因如此，所有行业的服务规范中都列出了微笑服务的要求，医疗服务尤其是儿科医疗服务当然也不例外。在儿科，微笑沟通处处可用。如医生对首诊患者可用轻轻的、和蔼的微笑表示热情；对遇到受到疾病折磨而痛苦不堪的患儿，医生可流露温馨、真诚的微笑表示同情关爱；在对疾病进行诊断治疗时，医生可以展现出自信、坚定的微笑鼓励患儿在疾病痛苦面前坚强起来，并与医生积极配合；在患儿及其家属能主动积极配合检查治疗，疾病也迅速康复时，医生可给予赞许、鼓励的微笑表示赏识；在医疗中医生出现了某些失误、某种"回天乏术"的无奈时，除了在语言中向患者及其家属做出必要的说明、解释，坦诚自己的内疚和无奈之外，不要忘记表示歉意、请求宽容与谅解的微笑以获得相互理解。可见，微笑沟通是医者仁爱之心自然流露的过程，是润滑医患摩擦的有效途径。

（七）用情感沟通

情感沟通最易感化患儿及其家属，能使他们真心与医生沟通，是医生"视患者如亲人"的真正体现。交流时以同情、真诚、博爱、尊重来最大限度给予患儿及其家属亲切感、信任感，从而可折射出医生的修养与人性，使患方感觉到医生的可敬可信。具体可通过与患儿交朋友及做游戏，与家属谈心及拉家常，了解患儿的生活习惯、学习、爱好等来进行沟通。

（八）用责任沟通

"救死扶伤，消除患者疾苦"是医者的天职。医生要背负起治病救人的责任与患方进行沟通，使他们能感受到有生命希望，有健康依托。作为儿科医生更要有严谨的工作作风、细心的工作方法、极强的责任感来"救"、来"扶"、来沟通。这样才是真正意义上的责任沟通，患方才能安心、放心地接受治疗。

（九）治疗性游戏中的沟通

治疗性游戏中的沟通，主要用于对残障或心理问题儿童的沟通。对于一般儿童的沟通也有一定的参考意义。在治疗性游戏中的沟通技巧主要有以下内容：

第一，鼓励患儿亲人加入游戏，在游戏中与患儿、护理人员三方共同接触。同时评估玩具的安全性，并依据病情和环境确定活动量。

第二，运用患儿发展的理论而并不是健康儿童的理论来判断、解释和分析其行为。

第三，鼓励患儿正确表达害怕、焦虑、一般感觉和各种问题，并允许患儿因压力而引起的不成熟行为。

第四，在游戏中可注意观察患儿下列行为：①开始与他人的接触方式；②了解与同龄儿童间的社交情形；③观察其活动力、注意力是否集中，对挫折的忍受力及语言表达能力；④了解患儿对抽象名词的认识程度。

第二节 儿科疾病特征和患儿身心特点

一、疾病特征

(一) 起病急，临床表现不典型

婴幼儿患感染性疾病时，由于机体缺乏免疫力，抵抗力低下，容易发展成败血症，致使原发感染灶往往被掩盖。儿童患急性传染病时，常起病急、来势凶，并有呼吸、循环衰竭，水、电解质紊乱或中毒性脑病。儿童，特别是婴幼儿患急性肺炎常易并发心力衰竭；婴幼儿患腹泻病时易发生水、电解质紊乱；暴发型流行性脑脊髓膜炎易并发循环衰竭，以致出现弥漫性血管内凝血（disseminated intravascular coagulation，DIC）危及生命。新生儿及体弱儿严重感染时往往临床表现不典型，仅表现为反应低下，而无典型的症状和体征，例如，新生儿败血症时易发生化脓性脑膜炎，而缺少典型的临床表现，易造成漏诊。

(二) 病情易反复且变化多端

儿童处于不断生长的过程中，生命力旺盛，组织修复能力强，患病时虽然起病急、来势凶、变化快，但只要诊断及时、处理得当，经及时诊断、治疗后大多也易迅速转危为安，甚至痊愈；也有某些患儿特别是新生儿、体弱儿，虽然起病时较轻，但由于病原体毒力较强、自身抵抗力较弱等原因，病情骤然加重，甚至会突然死亡。

(三) 不同年龄阶段儿童同症异病现象明显

由于不同年龄阶段小儿的解剖、生理、病理、免疫等方面均各有其特点，他们的患病种类存在明显差异；并且，相同的临床症状在不同年龄阶段小儿的病因也各不相同。以小儿惊厥为例，不同年龄阶段发病原因不同：新生儿期多与产伤、窒息、颅内出血或先天异常有关；6个月以内应考虑有无婴儿手足搐搦症或中枢神经系统感染；6个月至3岁以高热惊厥、中枢神经系统感染可能性大；3岁以上年长儿，如无热惊厥则以癫痫为多见。又如1~3岁的小儿容易患水痘、猩红热等传染性疾病，很少患风湿热；而学龄前和学龄期儿童自身免疫性疾病（如风湿热、急性肾炎、过敏性紫癜等）就相对多见了。

(四) 与成人疾病种类有很大不同

儿童一般以急性感染性疾病、先天性或遗传代谢性疾病为多见，这些病在成人则少见。例如，心血管系统疾病中，小儿以先天性心脏病为多见，成人则以冠心病为多见；肿瘤中小儿多见急性白血病、神经母细胞瘤等，而成人则以肺癌、鼻咽癌、食道癌等多见。

(五) 致病因素的病理反应与成人不同

由于小儿发育不够成熟，所接触的病原体种类较少，对病原体的反应往往与成人迥异，如肺炎链球菌所致的肺部感染，婴儿的病理变化常表现为支气管肺炎，而年长儿与成人则表现为大叶性肺炎；维生素D缺乏时婴儿患佝偻病，而成人则患骨软化症。

（六）免疫系统功能未完善，防御疾病能力差

小儿皮肤、黏膜、淋巴系统、体液免疫以及细胞因子等免疫功能随年龄增长而完善，各器官发育未成熟，体液免疫和细胞免疫功能均较差，白细胞吞噬能力等也较低，其他体液因子如补体、趋化因子、调理素等活性较低，因而抵抗力及防御疾病能力差。由于母体免疫球蛋白IgM不能通过胎盘，新生儿体内免疫球蛋白IgM量很低，易受革兰氏阴性细菌感染；婴幼儿体内免疫球蛋白IgA特别是分泌型免疫球蛋白IgA水平较低，易患消化道及呼吸道感染。

二、患儿及家长的身心特点

（一）患儿的身心特点

1.自我表达能力差

婴幼儿患病时还不会通过语言来表达其不适和要求，即使年长儿有时也不能完整、准确地自我表达病情，常需要家长代述，因此，家长对病情的陈述往往是病史的关键部分，但其可靠性差异很大。一般比较细心的家长陈述得较为翔实，而一些粗心的家长则较难准确表述。如婴幼儿腹泻后，其大便的次数、性质、持续的时间、其他伴随症状等母亲能较为翔实地陈述，但父亲大多较难准确表述。还有，学龄前期和学龄期儿童一般较难准确讲清楚疼痛部位等，都需要医生进一步准确把握。

2.情感控制能力低

儿童患者的心理活动大多随诊疗情景而迅速变化。学龄前和学龄期儿童认识事物时常以自我为中心，情绪变化快，情感控制能力较成人明显低下。尤其是3岁以下儿童，更是缺乏理解能力及对因果关系的判断辨别能力，缺乏对情感控制的能力。如婴幼儿患者在候诊时，一旦被抱上诊疗床，看见穿白大褂的医生，往往马上精神紧张、哭闹不安。

3.对疾病的耐受力低、反应性强

3岁以内的婴幼儿，由于处在生长发育初期，其中枢神经发育不完善，对外界刺激的反应较强，容易泛化。由于不能很好地表达自己的意愿并向大人倾诉，稍有不适和疼痛，就表现出烦躁和哭闹不安。如婴儿生病时，表现为长时间地啼哭，并且不吃不喝，一般措施不能使其停止哭闹。

4.患病后心理变化大

患儿常常表现出恐惧、愤怒、惊骇、烦闷、不安等情感，有的患儿甚至发生夜惊、尿床等现象。学龄期儿童患病后常常会考虑到学习和功课，表现出抑郁、沉默、孤独、不快、饮食不佳、睡眠不宁等。害怕打针、吃药，害怕与穿白大褂的医务人员接触。尤其是有过看病、吃药、打针体验的患儿，面对医务人员会因害怕而哭，面对打针、吃药更会产

生莫名的紧张或恐惧。在复诊时，这方面表现更为突出。

5.检查及治疗时不易合作

儿童注意力相对不集中、转移较快，容易被外界事物所吸引。有些孩子生性好动，医务人员询问病史时常很难控制与他们的谈话，做体格检查、治疗时部分患儿表现出不合作。因此医务人员必须要有足够的耐心，有时甚至需反复多次才能获得正确的检查结果。

6.自尊心与心理承受能力的不相适应

随着年龄的增长，儿童的独立性和主动性也逐渐增强，学龄期儿童患病后不愿别人把自己当小孩看待，喜欢表现自己的能力，有时会表现出勇敢、合作、忍耐、肯吃苦、无所畏惧的气概，对限制自己活动的要求有抵触和反抗情绪。同时，他们的心理承受能力有限，特别是在疾病和治疗所产生的痛苦面前常常会将自身的弱点暴露出来，并且缺乏应对能力。

7.患病后依恋及依赖性增强

小儿一旦得了病，就诊时几乎都由父母或其他家属陪同前来。住院期间离开了家庭，脱离学校和熟悉的社会环境，患儿（尤其是独生子女）突然面对一个陌生的环境，心理上需要适应过程，这期间对家属的依恋及依赖性增强。

（二）家长的身心特点

1.焦虑和紧张

家长普遍对疾病缺乏认识，医疗知识知之甚少，一旦孩子患病，家长就会非常担忧。目前我国儿童患者大多是独生子女，孩子是整个家庭的中心，孩子患病后，父母表现出紧张、焦虑就在所难免。对于住院患儿的家长更是如此，他们除了要为孩子的健康担忧外，还会因环境的陌生感而产生紧张和焦虑，同时对于医生的医疗技术水平、一些侵袭性的检查、药物治疗的副作用以及住院后加重的经济负担等等产生的担忧也会接踵而来。

2.家长对患儿过分的照顾和溺爱

"尊老爱幼"历来是中国人的传统美德，由于孩子的年幼无知，缺乏对自身的保护，在现实生活中，"尊老爱幼"的天平往往又会更多地向孩子"倾斜"。孩子一旦患病，家长就会表现出过分的照顾与溺爱，甚至夸大病情，以期得到医生的重视。这种不利于孩子疾病的诊治，甚至会对于一些慢性病患儿以后的教育产生不良的影响的行为也应引起医务人员的重视。

3.家长对患儿不正确行为的容忍和支持

对患儿不正确行为的容忍和支持是许多家长共同的表现。他们往往认为孩子生病是自己照顾不周造成的，对孩子有歉疚感，或迁怒于某个家庭成员，于是对孩子病中的不合理要求尽量满足，甚至许多错误的行为如打骂医护人员也不加管教等。

4.怀疑和不信任

家长来自不同社会阶层，受教育程度、文化背景等也千差万别，部分家长因对疾病的不了解从而对治疗方案产生怀疑，甚至表现出拒绝配合治疗；还有的因对部分医护人员由于年龄、性别、言语、着装等外在条件和表现引起的不满，进而演化为对医护人员的技术水平的不信任；对医疗设施和治疗环境造成的治疗能力和条件的局限不理解等等，在怀疑和不信任的心理影响下，往往造成家长对医院和医护人员的过分挑剔。此时需要医护人员与他们及时进行沟通，并尽可能给予心理疏导。

三、社会因素影响

世界卫生组织指出，"影响人类健康的社会因素"是指人们工作和生活的环境中那些引发疾病的"原因的根源"，包括贫穷、歧视、缺医少药等。世界卫生组织的研究表明，社会因素越来越决定了人类的健康。就社会因素之一的贫困问题来说，最贫穷国家的5岁以下儿童死亡率高达30%，而发达国家则仅为0.3%。卫生条件差等因素是引起儿童传染性疾病及营养疾患的直接原因。而营养过剩引起的营养性疾病及意外事故，则是发达国家影响儿童健康的突出问题。社会经济状况也间接通过影响文化教育水平、卫生服务水平直接影响儿童的健康水平。

（一）家庭环境与儿童健康

1.家庭结构与类型

从国内外大量的研究报道发现，健全和谐的核心家庭有利于儿童身心的健康成长，和睦的三代同堂的大家庭也无明显弊端。而破裂家庭、父母常常争吵的不和谐家庭以及单亲家庭等对儿童的身心健康均明显不利，儿童出现躯体疾病及心理障碍者概率均较高。

2.父母的文化、经济条件及性格行为

父母的文化、经济条件及性格行为的影响主要表现在：①父母文化水平，特别是母亲的文化水平对儿童身心发育有一定的影响。在中国，只要不是极度贫困的家庭，经济水平及其他条件对儿童的身心发育影响没有明显差异。②父母的性格行为对儿童影响极大，如过于冷淡、忽视或粗暴的家庭环境，不仅会忽视儿童的躯体疾病，也会对儿童心理发育造成严重的扭曲，使他们出现孤独、冷漠、粗暴、说谎、离家出走等不良性格和行为。而过分溺爱则会使儿童出现多种心身症状，如无病呻吟、依赖、脆弱、任性霸道等问题。③家庭及夫妻关系是否和谐，父母对子女教养态度是否一致，家庭成员、夫妻及亲子间关系是否协调等，均会影响儿童身心发育是否健康。

（二）学校与儿童身心健康

学校是儿童在成长发育中度过的重要场所，也是塑造身心健康人才的重要摇篮，纵观历史及现代、国内与国外，学校对儿童的影响都是很大的。这些因素主要包括学校的办学宗旨、老师的教学方法、同学和伙伴的关系等等。儿童若能在学校接受全方位的培养与锻炼，这可以为以后的身心健康打下良好的基础。学生是老师的一面镜子，老师的谆谆教导、民主管理作风，会让学生在愉悦的环境中学到知识。同样，同龄人之间相互的影响也是十分巨大的，这些都不同程度地影响着儿童日后的身心发展。

第三节　儿科疾病诊疗中医患沟通的途径和趋势

常言道，世界上没有一片树叶是相同的。在临床工作中，医务人员所接触患儿也各不相同，其家庭背景也千差万别，千篇一律地对待患儿及其家属显然是行不通的。医务人员要根据不同儿童患者的情况，具体问题具体分析，有针对性地对患儿及其家属进行沟通。

一、根据不同患儿的特点，采取不同的方式进行沟通

儿童在不同的年龄阶段心理发育不一，因此在患病时的反应也不一样，医务人员要依据各年龄段的特点，通过不同的方式进行有效的沟通，建立良好的医患关系。同时还必须重视与家长的沟通。

（一）新生儿期

新生儿易哭闹，医务人员在接触新生儿患者时，应动作轻巧、敏捷、熟练，以减少刺激，并用语言和抚、触等给予无微不至的关爱和呵护。

（二）婴儿期

婴儿需要爱抚，能用形体表达喜悦、愤怒、惊骇等情绪。婴儿住院后，其生活环境发生了很大的变化，使其缺乏安全感，常常表现出恐惧、孤独、抑郁和分离性焦虑。医务人员在接触婴儿患者时说话要语气温和，动作轻柔地予以爱抚和亲近，与患儿建立感情，消除患儿的陌生感和内心恐惧感。

（三）学龄前期

学龄前儿童患者有依恋家庭的情绪，疾病痛苦可引起患儿抑郁（depress）、焦虑（anxiety）、恐惧（fear），疾病的刺激和打击，可使幼儿患者出现退缩行为（withdrawal behavior），曾经获得的行走、控制排便、自己进餐等技能可暂时丧失，医务人员要给予他们耐心细致周到的关怀和呵护，对住院患儿要多加关心，亲近他们，允许他们携带自己喜爱的玩具和物品，使他们尽快适应环境变化。

（四）学龄期

学龄期患者可引起内心情绪波动，产生抑郁、焦虑、恐惧、悲观、自责等心理，出现对抗、挑剔、任性、不遵医嘱和攻击行为，易与家长和医护人员发生摩擦。医务人员在接触年长患儿时应感情细腻，注意方式方法，语言要体现平等，说话的口吻、问诊的话语要符合孩子的年龄特点。体格检查的方式要适合儿童，切不可粗声粗气、疾言厉色，伤害其自尊心。对恢复期的学龄期患儿，为了消除因住院而耽误学习和功课所产生的焦虑情绪，应适当帮助患儿补习功课，鼓励他们参加社会活动和轻微劳动。

此外，对不同病情的儿童患者，医务人员要在家长的协助下，对他们采取不同措施进行沟通，这样有助于患儿早日恢复健康。例如：各种疾病的危重期患儿，医护人员要付之予天使之情，使他们能安静地配合治疗；病情稳定后，也可陪患儿玩玩具、看画报、听故事，使患儿心情愉快地与医务人员合作；对病情较轻的、处于恢复期的患儿，可指导家长和患儿开始逐渐增加活动量，并安排一定时间的户外活动，以利于患儿早日康复。

二、解读婴幼儿及儿童患者的体态语言

婴幼儿患者不能诉说感受，但他们能够通过面部表情、声音、躯体活动同成人建立联系，达到与成人的相互理解。医务人员在接诊时，有时要以看和听的方式为主，解读患儿的体态语言。在沟通中，患儿的体态语言能否被医务人员正确解读，是实现良好的医患交际、达到理想沟通的基本保证。

婴幼儿虽然不会用语言来交流，但会用哭、笑等本能行为表现身心的变化和需求。啼哭是婴幼儿表达自己需要的重要手段，不同的哭声表示不同的内容：需要爱抚的哭是清脆、响亮、圆润的；饥饿、排尿引起的不适哭声很大，除非满足需求、解除不适，哭才会停止；当婴幼儿感到身体不适时，会用长时间的啼哭来寻求帮助，婴幼儿在疾病严重时哭声是不成调的尖叫或哭声低弱，采取一般措施不能使哭声停止。

幼儿及儿童患病后，在语言上往往不能准确自我表达。儿童患病后，大都会由活泼好动转变为无精打采，对父母的依赖性增强，并且会特别留意医务人员的非语言性行为。医务人员应从患儿的面部表情、动作、态度中进行细致的临床观察，及时发现病情变化，发现病症所在。

三、克服儿童患者的心理恐惧

病痛和各种治疗（如打针、吃药、插胃管等）会给患儿带来痛苦刺激，留下不愉快的记忆，产生对诊疗的恐惧感。故医务人员在为患儿检查治疗前，应该不厌其烦地向小患者讲解要为他们做些什么检查治疗，为什么要做，可能会有哪些不舒服和疼痛，有针对性地消除他们的疑虑和恐惧，使患儿积极配合诊疗工作。

年长儿认识力增强，开始关注疾病后果和对自身成长的影响，当一些慢性病对其成长和生命构成威胁时，会产生严重的不安情绪和心理冲击。医务人员要让儿童患者正视疾病，用热情的语言鼓励他们树立战胜疾病的信心，消除对疾病的恐惧感。

在与患儿交谈时，医务人员最好与孩子的视线平齐。医生护士平时要面带微笑，声音柔和，亲热地称呼孩子的名字或乳名，注意语言的亲和性，与患儿建立良好的医患关系，取得患儿的信任，成为患儿的知心朋友。

医务人员还应注意满足孩子"皮肤饥饿"的需要，如搂抱婴幼儿，抚摸患儿的头部，轻拍他们的上肢和背部，使之获得亲切、友好的满足，增强患儿的信任感和安全感。

应主动接近住院的幼儿患者，多加爱抚交谈，讲清生病住院的道理，帮助他们熟悉环境，安排合理的生活作息制度，并为他们介绍小伙伴，鼓励他们积极参加集体活动，消除紧张恐惧心理，主动配合对疾病的治疗。

四、与患儿家长有效沟通

尽管孩子是患者，但家长在医患关系中起着举足轻重的关键作用。从某种意义上说，病虽然生在孩子身上，但家长的感觉却比生在自己身上还要着急紧张，因此，与患儿的沟通在很大程度上讲是与家长的沟通。现代医学模式下，要求医务人员沟通时充分体谅患儿父母及其他亲属的心情，并与之进行有效的沟通。

对患儿家长的安慰和解释是治疗过程中非常重要的一部分。家长带孩子来看病目的是为了解除病痛，希望了解孩子得了什么病，为什么会得病，还希望了解最佳治疗方案等等。如果只是简单地说"没什么大问题"那样的话，肯定不会令患儿家长满意。医生需及时将自己对疾病的判断、将要采取的治疗措施、存在几种治疗选择、各种选择的利弊等信息向患儿家长做通俗易懂的解释和说明，在此基础上取得他们的信任。

以疾病事实为基础，本着实事求是的原则，真实、准确地进行表述。如果患儿病情严重，如白血病、恶性淋巴瘤等，虽然对家长会造成很大的思想负担，但是医生必须如实交代病情，实事求是地讲清疾病的严重性，解除家长的疑虑和侥幸心理，使其正视现实。一旦确诊，医生有必要同时会见患儿双亲。医务人员与家长之间的谈话应避免让患儿听到，不应在患儿面前流露出消极情绪。若医生过于"善心"，交代病情时只是和颜悦色、轻描淡写地说上几句，会使家长误认为病情很轻微，如果因此耽误治疗，就会引起不必要的纠纷。

对儿童患者存在的和可能产生的心理障碍，应及时与家长沟通，通过与家长配合，予以耐心解释、启发、诱导、鼓励；严重的应建议他们寻求心理医生的帮助。

五、关注医患沟通的桥梁——医疗技术

高质量的医疗技能和水平有助于取得患方信任，是改善医患关系、进行有效医患沟通的重要环节。医生是患者的健康卫士，患儿因病就医，家长最关心的是孩子疾病的治愈、恢复健康，这就要求医务人员精益求精地钻研医学科学知识，提高为患儿服务的医疗水平，赢得患儿及家长的信任，从而有效地避免或减少医疗责任事故和技术事故的发生。

六、创造良好的医患沟通环境

医患沟通的环境是影响沟通效果的重要因素，就医环境对患儿及家长的心理能产生正面或负面的影响。如病区的环境是否安静，病房的空气是否新鲜，病室墙壁色调是否宜人等，这些与沟通效果都有非常直接的关系。又如，目前不少医院门诊大厅吵吵嚷嚷、候诊室拥挤不堪、医生诊室里患儿及家属川流不息，这种现实的就医环境，使患儿及其家长难以体验和感受真切的人文关怀，是造成医患沟通障碍、医患关系不和谐的重要因素，必须得到根本的改观。

门诊诊察室与病房要求保持清洁、卫生、安静、空气流通，适当的温度、湿度和光线；在布置病房和装饰墙壁时应选用白色、浅绿色、粉红色或浅蓝色，构成比较柔和、清新的色调，给患儿以安静、平和与舒适之感；病室可设游艺室，备有必要的玩具和文娱用品，作为恢复期患儿的娱乐场所。

总而言之，日常工作中的良好医德医风，精湛高超的医疗技术，主动、耐心、热情的工作态度，亲切美好的语言、行为，在很大程度上可以影响患儿及其家人的思想、情绪，让他们树立对医务人员的信任和对治疗的信心，建立良好的医患关系，以此达到有效的医患沟通。

附：儿科医患沟通案例解析

1.患者概要

患儿小玉，女孩，5岁，独生女。父亲为出租车司机，母亲为理发师，由于孩子得了急性淋巴细胞性白血病，看病花了很多钱，原本不富裕的家庭经济更加拮据。

2.诊疗概况

小玉是个可爱的女孩，4岁那年不幸得了急性淋巴细胞性白血病（L3型），当时住院五个月，经化疗后诱导缓解。最近一次大剂量MTX、阿糖胞苷化疗后外周血象一直很低，WBC：$1500×10^9/L$，遂做骨髓穿刺，骨髓涂片检查提示白血病复发。本次入院将再进行诱导化疗。

3.患者及其家属心理和表现

入院时，家长及患儿存在以下几种心理：①家长不相信也不愿意相信小玉的白血病复发。因为急性淋巴细胞性白血病复发意味着预后不好，生存的机会大大降低。小玉能不能活下去？一想到这个问题小玉父母就痛苦万分。②化疗药物价格昂贵，如果并发感染使用抗生素又要花掉很多钱，还有营养费又是一笔不小的开销。上次住院时已把家里的大部分积蓄都花完了，而且小玉住院期间妈妈得天天陪着照顾，不能上班，家里的收入将明显减少。家庭经济拮据，家长心理压力很大。③小玉虽然只有5岁，虽然她不懂白血病复发真正的概念，但她不愿意再住院化疗，因为小玉知道这次住院后又要一个星期做一次腰穿，会很痛，天天得扎静脉针，不能到外面去玩，还有那好不容易留起来的短发，化疗后又要一把一把地落掉，变成难看的小光头。

4.沟通过程与成效

小玉心事重重地住进医院病房后，病区主任马上亲自查房，制定了详尽的化疗方案，临走前轻轻拍拍小玉的头："小玉最勇敢、最听医生的话，打针吃药都不怕！"然后把小玉父母请到主任办公室谈话，明确告知小玉急性淋巴细胞性白血病复发，并详细介绍今后的化疗方案、可能出现的并发症以及预后等。面对满脸愁容的小玉父母，主任鼓励道："白血病复发患者虽然预后较差，但也有存活治好的希望！尽管根据目前的医疗水平，全面治愈复发白血病的难度较大，但在临床实践中也有不少白血病复发患儿成功战胜病魔的例子。他们有着顽强的毅力，与医护人员积极配合，最终将病魔降服。你们家属如有什么想法的话，可及时与我们医生和护士交流。"主任一席话，动之以情、晓之以理，大大增强了小玉父母救孩子的决心和信心。

第二次化疗开始后，病房的医生、护士们每天都到床前，握着小玉的手，用亲切的话语对她说："小玉，你一定会好起来的！"每天安排经验丰富的医生查房，由操作熟练的护士打静脉针，做治疗和护理。小玉最怕做腰穿，每次做腰穿前，医生都会耐心地给小玉讲清什么时候做腰穿、为什么一定要做腰穿，并夸小玉勇敢，鼓励小玉坚持到底就是胜利，并安排有经验的医生做腰穿。小玉是个懂道理、好强的孩子，知道做腰穿可以让白血病早点好，每次做腰穿时尽管很疼，但小玉都能配合医生顺利完成。一天，小玉化疗后吃不下饭，妈妈怎么哄她也不愿意吃东西。护士阿姨坐在小玉身边，轻声说道："小玉乖，不吃东西病怎么会好呢？来，配合阿姨，小嘴巴张开，咱们先吃一小口。"看着护士阿姨一口一口耐心地喂，妈妈在一旁舒心地笑了。化疗后一个月小玉出现严重的骨髓抑制，外周血象 WBC 仅 300×10^9/L，合并肺部感染，高热持续一周不退，爸爸妈妈眼看着小玉不行了，开始悄悄地准备后事，买了"寿衣"，放大了"遗像"。医护人员得知后，向小玉父母及家属表示继续竭尽全力抢救，并不断鼓励小玉父母不要放弃，坚决与死神搏斗到底。经过十天十夜的抢救，终于小玉的病情有了转机，小玉顽强地活了下来，小玉父母握着医生护士的手，激动得不知说什么才好。

5.沟通要点和分析

医护人员与患儿及其家属沟通的成功之处在于：①虽然患儿白血病复发对家长造成很大的思想负担，但是医生如实交代了病情，在化疗之前即明确告诉父母患儿急性淋巴细胞性白血病复发，实事求是地讲清疾病的严重性，解除家长的疑虑和侥幸心理，使其正视现实。②化疗之前详细介绍今后的化疗方案、可能出现的并发症、预后等。③医护人员对患儿富有同情心，与之进行语言交流时，注意运用体态语言传递同情和爱心。④鼓励患儿及家属正确对待疾病，鼓励他们表达真实的感受，树立与白血病做斗争的信心。⑤医护人员医疗技术水平高超，最终将患儿从死亡线上拉了回来。

6.沟通注意事项

在沟通过程中，要注意把握以下几点：①以疾病事实为基础，本着实事求是的原则，真实、准确地进行表述。注意要主动介绍病况、病因、治疗措施、用药情况、可能出现的并发症、预后等，让家长知情。②重病或癌症一旦确诊，医生有必要同时会见患儿双亲进行沟通。医生必须如实交代病情，实事求是地讲清疾病的严重性，解除家长的疑虑和侥幸心理，使家长对疾病有正确的认识和较充分的心理准备。③医务人员要充满同情心，鼓励患儿及其家属正确对待疾病，鼓励他们表达真实的感受和想法。④医务人员与家长之间的谈话应避免让患儿听到，不应在患儿面前流露出消极情绪。⑤精湛、高超的医疗技术水平是取得家长及患儿信任，达到有效医患沟通的重要基础和前提。

第八章　妇产科诊疗中的医患沟通

妇产科诊疗活动具有高风险性，特别是在我国计划生育政策影响下人们越来越关注优生优育的今天，妇产科医疗纠纷发生率在2004年以来一直是社会关注的主要焦点之一。妇产科接触的患者均为女性，疾病的诊疗过程经常涉及患者的隐私问题，包括未婚女性的性生活史、已婚女性的人工流产史、不洁性生活史、分娩史等。同时，妇产科的医疗多比较急迫，具有高风险性、突发因素多等特点，对医生要求也相当高。此外，妇产科医师经常还要兼顾考虑患者术后的性生活和谐度。因此，在妇产科的临床实践中，医生不仅要有精湛的医术和丰富的临床经验，及应对突发事件迅速的应变能力，还须具备良好的沟通能力。良好的沟通能力能够提高患者的依从性，提高临床的诊治疗效，提高患者的满意度，减少医疗活动中可能产生的医疗纠纷。

第一节　妇产科诊疗的沟通原则

一、妇产科诊疗的特殊性

（一）手术中隐私暴露问题突出

妇产科患者因其患病部位的隐秘性，病因的隐私性，加上传统观念的影响，会表现出过分自尊和敏感。通常在就诊时都会刻意保护自己的隐私，希望只对主治医生详述病情并接受其检查，而尽量避免其隐私被过多的人知道，如拒绝实习生的观摩和操作。患者对阴道检查常常怀有害羞、惧怕心理，尤其对于男性医生，患者更容易产生厌烦和躲避情绪。妇产科疾病也常常涉及患者的个人隐私，如性传播疾病可能与不洁性生活史有关，不孕症的发生可能与婚前性行为、人工流产等有关，这些疾病对患者的生理、心理以及社会生活等方面均可能造成负面影响。

（二）心理、性格的性别化特征明显

男女两性，在沟通交流风格上存在显著差异。女性更倾向于试图通过情感交流来解决问题。正是由于这种特点，患者越信任医生，越易于敞开心扉，医生也越能够了解到更多信息，更利于正确判断与恰当治疗疾病。许多妇科疾病与情感相关，如下丘脑性闭经、产后抑郁症、更年期疾病等等。一方面说明女性是身体状况受情感影响明显的群体；另一方面也说明医生非常有必要了解妇科疾病的诱因及患者的心理行为特点。产科疾病不仅与情感有关，而且受家庭成员社会认知水平的影响也很大。情感方面，如抑郁产妇的大出血、

奶水不足等，也有产中、产后轻生现象的出现；家庭成员社会认知方面，如拒绝符合生产特征的剖腹产，为满足迷信确定出生的人为早产、人为滞产等现象。这也要求医生不仅要掌握产妇的心理状况，还应了解产妇的家庭背景及家庭成员的社会心理行为。

（三）危重症病情复杂且变化速度极快

较其他科室而言，妇产科具有很高的风险系数。无法预见、病情复杂且变化速度极快是妇产科危重症的特点。这就需要医务人员及时、充分地了解患者病情，针对病情发展和诊断的结果及时采取正确而有效的治疗措施。在进行妇产科疾病的治疗中，有时需要医生做出一些决策，比如女性生殖器官的保留问题。这需要医务人员掌握良好的医患沟通能力和对疾病的深刻了解，向患者及其家属准确、明了地传达病情信息，取得患者的知情同意。对于很多医务人员而言，这是一个挑战。

二、妇产科诊疗中的医患沟通的原则

（一）尊重患者隐私的原则

从伦理道德的角度，医护人员应将保护患者隐私的意识转变为一种自觉行动，在医疗护理操作中做到解释、遮挡、遮盖，尽可能减少患者隐私部位暴露。尤其是需男性医生进行检查或手术时，要做好解释工作，并有至少一名女性医护人员在场，以消除患者的顾虑，使其积极配合诊治。有实习生参加时，要向患者讲明带教的意义，取得其理解并同意。

在妇产科手术中，从摆放体位至手术结束，应尽量减少隐私部位暴露，或缩短暴露时间，更重要的是要做好对手术隐私部位区域的保护。在进行隐私部位操作前，首先告知患者相关情况，同时注意遮挡，动作要轻柔，如需帮患者褪去衣裤，可在小被遮盖下进行操作，消毒后尽快覆盖消毒巾或敷料，使患者感觉被遮盖，弱化暴露过程，从而减轻患者心理负担。手术期间不得谈论患者的隐私；手术结束后，擦净患者身上血迹，帮患者穿好衣服，在遮盖好后再送回病房。

（二）保密和保密例外的原则

在安全的前提下做到对患者隐私的保密，但对艾滋病等性传播疾病，从保证公共卫生安全角度将其列为保密例外。但为了保证患者的安全与自尊，要尽量缩小实行保密例外的范围。

（三）真诚对待和换位思考的原则

尊重不同年龄患者的需求，在不同场景下手术形式需要与患者详细探讨，不可越俎代庖地替患者做出选择。医务人员可选用家长式沟通模式、信息式沟通模式、解释式沟通模式、审议式沟通模式或共享模式这五种医患沟通模式中的任意一种进行沟通，但必须在真诚对待患者的基础上进行。在诊疗过程中真诚对待患者，换位思考，给予患者足够的关爱，尽量保持微笑，态度和蔼，努力拉近与患者之间的距离，获得患者的信任，从而建立良好的医患关系，是医务人员的必备素质之一。

（四）容忍原则

在妇产科的诊治过程中，因大多患者的病情在短时间内无法得到缓解，患者及其家属会反复来询问医生，所以医务人员要有充分的耐心，仔细讲解病情，给予患者足够的心理安抚。如果患者病情较重，家属存在暴躁的情绪，医生还必须要保持头脑冷静，切忌与家属针锋相对。

第二节　妇科诊疗中的医患沟通

妇科的良、恶性疾病，各有其特点。如宫颈癌可以早发现早治疗，将癌症阻断于萌芽状态；卵巢癌，往往发现时已是晚期，需要较大范围的手术、术后多次化疗等，多数患者预后不良；滋养叶细胞疾病可以通过成功的化疗而治愈，甚至孕育下一代。妇科的一些良性疾病发生于育龄女性，严重影响生育功能、生活质量，可反复发作，需反复治疗。面对这些疾病时，医患之间须充分沟通，在告知患者各种治疗方法的利弊以及远期复发风险的前提下，给患者提出建议，与患者共同决策，在取得密切配合的条件下达到长治久康的目的。

一、首诊沟通的重要性

绝大多数妇科患者因疾病而就诊，从首次接诊开始时，患者大多存有较多顾虑，这时建立良好的医患沟通关系对解除顾虑、获取信息和为将来治疗的配合都非常重要。这样做的好处在于：一方面，让患者从就诊开始就感受到医生的充分关注，知晓自身的诉求能够得到医生理解，是实现接诊目的的前提。只有这样，医患之间才能形成初步的信任关系，为以后的诊治打好基础。另一方面，医生在诊疗过程中体现出的对患者的关切之情、从患者的角度来思考问题和解决问题的负责态度，也是实现医学目的的必要过程。只有设身处地地为患者着想，才是医生人本精神实现的最佳途径，也是医生做出正确决策的保证。

在妇科门诊，有不少"病急乱投医"的患者，其中多半是炎症等常见病、多发病。她们可能因为羞怯、图省事等心理自行购药或去非正规的诊疗场所接受治疗，导致误诊、误治或错过了首次规范治疗的最佳时机，为后续治疗带来不必要的麻烦。针对这种种情形，门诊医生要详细询问、区别对待，以良好的沟通技巧掌握问题实质，以合理的检查对病情进行准确判断，使患者体会到医生的责任心，从而消除她们的侥幸心理，得到合理、规范的治疗。例如，细菌性阴道病、滴虫性阴道炎或念珠菌性阴道炎，若不针对具体的炎症种类而盲目用药，且疗程不够，极其容易反复发作，并导致微生物耐药。所以，医生要详细了解疾病的诱因、发生和发展过程，讲解治疗方案、治疗过程及以后的随访要求，让患者知晓自己和医生各自的责任，并能主动、积极地配合医生完成疗程，按时参与随访。同时要了解影响患者治疗顺应性的因素，并帮助予以解决，使疾病得到有效治疗，并减少复发。

良好的开头是成功的一半。沟通应始于首诊，也贯穿于全程，只有自始建立良好的医患关系，才能在不断维系中促使医患双方责任的完美实现，形成长远的和谐医患关系。

二、治疗方案选择过程的医患沟通

在这一过程中，沟通的目的是使医患双方对治疗方案达成共识，明确责任，实现医患共赢。如对于痛经、子宫腺肌患者，有多种治疗方式，如手术或药物，孰重孰轻、孰先孰后，医生均要根据患者的年龄、对治疗的愿望、对生育的要求等来做决定。这就要求医生要耐心倾听患者诉说，认真询问病史，在了解既往治疗的效果的基础上，结合客观检查做出对病情的准确判断，再结合现有医疗条件，告知患者采用不同治疗方法的利与弊，与患者商讨并确定患者知情同意的治疗措施。医生在沟通之中所展示的医疗水平是建立医患信任关系的前提，也是促进自身深入学习和钻研医疗技术的动力。患者在沟通之中体会到的医生"一切为患者着想"的态度则是建立医患信任的促进剂。所以，充分的沟通促进了相互理解和信任，也促使治疗方案的制定更为合理。即便将来出现不尽如人意的情况，如痛经治疗无效而加重，也会因医患双方均有思想准备而使医患冲突的风险降至最低。

对于子宫肌瘤而言，是行肌瘤剔除术还是子宫切除术，是行腹腔镜手术、开腹手术还是阴式手术一直是妇产科医师考虑的核心问题。

虽然手术指征是术式选择的前提关键，但是同时还必须要兼顾患者的年龄、职业需求、心理状态等。例如，患者年龄小，有生育要求时，即使肌瘤数目多也要尽可能保留子宫，同时交代清楚小肌瘤可能无法完全切除、术后复发的可能性大的风险和术后严格避孕一段时间后必须尽快完成生育的要求。如果患者的工作需求，不能接受腹壁上留有长疤痕，那么即使肌瘤数目多，也要尽可能争取腹腔镜手术。因此，医生既要根据医学原则和规范，也要了解患者对自身疾病的认识及治疗需求，在全面告知的基础上与患者协商并做出最适宜的治疗决策。

卵巢及子宫去留的选择。对于一些虽然符合子宫切除术的适应证的患者及其家属由于知识水平、传统观念和心理因素的影响，认为切除子宫后就不再是女人，而影响术后的家庭生活和患者的心理状态这一社会现象，医务人员要尽可能与患者沟通，解释清楚女性性别的生理特点，提高她们的认识水平。同时，也要认真研究保留子宫的可能性，如确实无法保留，一定要让家属明白失去生命与失去部分性别功能的利害，进而协助家属共同做好患者的心理疏导工作。

临床研究证明，输卵管妊娠保守治疗，再次妊娠机会明显降低。遇到此类患者一定要交代清楚复发的可能性与手术治疗的后果，让患者及家属在明确不同方案选择可能带来的相应结果基础上仔细思考并选择承担复发风险的保守治疗还是手术治疗。

对恶性疾病而言，疾病本身对于患者及其家属都是坏消息。医生应该以恰当的方式向患者及其家属传达坏消息，说明治疗的方法、预后，同时给予鼓励，帮助他们树立战胜疾病的信心。

对于症状不典型，或罕见，或合并有多个器官疾病，或目前医疗技术条件所限难以很快诊断明确的疾病，需要医生以本院（或外院）多科室专家会诊的方式积极推进疾病的诊断和治疗。要坦诚、及时地与患者及其家属沟通会诊情况，讲明患者病情和下一步采取的诊疗措施。告知他们，医学领域还有很多未知数，有的是尚无办法解决的，即使在医学发达的国家（或地区）也同样有解决不了的问题，任何医院和医生都不可能包治百病，以消除患者及其家属的妄想、焦虑、恐惧和抱怨，使患者及其家属客观对待诊疗，能够积极配合，对医疗效果抱有合理的期望值。

对于暂无手术适应证的妇科急症，如病情尚平稳的宫外孕，需要密切观察患者病情变化，及时监测血HCG（人绒毛膜促性腺激素），以决定下一步治疗方案，更需要医生详细向患者及家属解释流程，取得其理解和配合。

一些突发的、严重的，甚至可能危及生命的意外情况，如严重手术并发症或化疗并发症，需要医生及时、充分地与患者及其家属进行沟通，告知并分析发生病情急剧变化的原因、所采取的积极应对措施以及预后，使患者及其家属充分了解到尽管医务人员已经尽力而为，但仍然遇到了超出预料程度之外的问题。即使这样，目前医务人员仍在积极努力，想方设法挽救生命、降低伤害。这样，患者及其家属一般都会理解医务人员并给予积极配合。

三、妇科手术治疗的医患沟通

妇科是以外科治疗为主的科室，手术治疗较为常见，医务人员应把握时机，尤其要在手术前后做好充分的沟通。

（一）术前患者沟通

对手术做出决策，需要患者的理解和配合。术前，要使患者和家属知晓各种方法的疗效与风险，使患者充分理解目前医生能够做到的程度以及可能遇到的相应风险，让患者深思熟虑，以决策者的角色和医生取得共识，一起决定手术方式。

术前1天，手术室的巡回护士要主动热情访视患者，向患者提供一些有关手术及保护性措施方面的信息，做好心理疏导，取得患者的理解。同时，对患者提出的疑问要给予解答，使其消除对手术中因暴露身体而产生的顾虑。再次，要根据患者不同的文化层次和年龄做好相应的术前隐私健康教育的指导，尤其是未婚者和学生，对身体隐私部位的暴露在心理上格外敏感，更要注意提前沟通。绝大多数患者表示，到医院有种被迫和无奈的感觉。因此，手术室护士要注意维护患者的隐私，通过术前的心理疏导，讲明手术需要暴露的部位，取得患者的同意和配合，避免患者因没有精神准备而产生心理反应和负担。

对于必须手术的危重急症患者，一方面要尽快准备手术，另一方面也要向患者、家属充分交代手术的必要性、急迫性以及风险性。

（二）术后患者沟通

患者手术后，由于麻醉的副反应、术后疼痛等多种因素，可能会出现恶心、呕吐、腹胀、切口疼痛等，此时提前与患者家属讲明患者可能出现的不适，做好术后患者的护理，稳定患者及其家属的紧张和焦虑心情。

四、治疗后沟通

任何治疗都是有连续性的。妇科有一部分疾病与卵巢功能相关，如子宫内膜异位症；也有部分恶性疾病，如滋养叶细胞疾病、早期宫颈癌等能够得到成功治愈。疾病治疗后的定期随访非常重要，更需要连续的沟通。在随访之中，要让患者感受到医务人员一直在关心她、牵挂她，对她的病情一直在做整体的掌握和全面的指导。这样，患者就会更加信任医务人员，对保持良好个体间的医患关系和建立医疗机构与社会的良好关系都有积极的意义。同时，医务人员通过对患者越来越充分的了解，也会提高对医学更充分的认识和自身职业责任的理解，并能更好地体会自身社会价值实现的意义，从而形成良性循环。

第三节　产科临床诊疗中的医患沟通

产科的患者一般是处于正常生理状态的孕、产妇，是因为生育需要去医院检查或待生的人群。但在孕、产妇检查或待生过程中，因现代医学并不能检出所有的胎儿畸形、妊娠中意外出现的并发症（如胎盘早剥、妊娠期脂肪肝等危重症）、分娩中突发危急情况（如脐带脱垂、产后出血，甚至因为抢救产后大出血而切除子宫来挽救生命等）等情形的出现会引发孕、产妇及其家属不能接受的后果，甚至引发医患矛盾。而对于上述情形的出现，大多与孕、产妇及其配偶的生活习惯、生活环境、行为方式、个人体质以及家庭遗传有关，大多数情况下因属于医务人员难以预知的因素造成的，医疗方很难做到提前预防，只能在出现相应症状后采取应对措施。面对这样的无奈，医务人员只有在广泛预防的基础上做好医患之间的沟通，使孕、产妇及其家属充分知晓妊娠、分娩过程中的潜在风险，理解医学的局限性，积极配合，才能使这一过程变得顺利，为迎接新生命创造良好的氛围。

一、产前保健

妊娠和分娩承载着人们对种族繁衍的期待，有着深厚的社会意义。尤其在优生优育的今天，如若母婴发生任何意外，较其他疾病而言，更难以让患方接受。可见，尽管它是生理过程，但因其高风险性历来被百姓视为"鬼门关"。要过好这一关，不仅仅要求医务人员要有精湛的技能和良好的沟通技巧，还需要孕、产妇及其家属积极配合医务人员的指导和治疗。在这里，沟通处于仅次于医疗技术应用的重要地位，是医患共同实施、共同遵循以保障孕、产妇人身健康、胎儿发育正常的重要内容，而产前保健就是建立良好沟通关系的首要环节。在我国已建立有完善的孕、产妇三级保健网络，绝大多数孕妇能够按时进行保健，接受孕期指导，及时发现妊娠并发症，得到及时诊断和治疗，保障妊娠安全。医生基本都能详细了解妊娠经过，适时评估妊娠相关指标，解答孕妇乃至家人的疑问，解除其忧虑，主动建立医患之间良好的互动关系。我国是人口大国，年分娩数在1000万到2000万之间，产前保健任务繁重，医生在完成繁忙的临床工作的同时还要保持平和心态，把沟通贯穿于每一个工作细节。在一定程度上仅仅是一项无法实现的主观要求，但通过产前保健过程的沟通可以预防性地提醒患者多观察、多体验，以增强孕、产妇及其家属的自我保护能力和对可能出现问题的发现能力，起到既缓解医务人员工作压力，又全面保护孕、产妇及胎儿的良好效果。所以，在产前沟通中，孕、产妇及其家属要认真体会医生细致入微的关心，同时做好思想准备，积极配合医疗工作；医务人员要适时、合理地解答对方的忧虑疑惑，使妊娠、分娩的风险得到及时的预警和合理的控制。

二、分娩

分娩是考验医患关系的风口浪尖。我国绝大部分产妇是初产妇，普遍对分娩过程存在焦虑和紧张。孕产妇及其家属一方面非常依赖医护人员，但稍有意外又非常容易迁怒于医护人员。正常产程不超过24小时，部分能够顺利阴道分娩，部分因产程进展异常而需要手术助产，如剖宫产、产钳、胎吸等，更有少见而危急的情况（如胎盘早剥、脐带脱垂等）需要紧急剖宫产。此时，需要医务人员的准确判断、果断决策和积极干预，保障孕产妇、胎儿和新生儿的安全。在如此紧张的条件下，进行医患充分沟通难度较大，此时患者的状态基本已经无法进入"共同抉择"的理智状态。时间不允许，而内容必须到位。这就决定医务人员需要取得患者的绝对信任，才能让患者有所依赖。故分娩过程中，要以安慰鼓励为主，让患者努力配合并消除恐惧。当然，过硬的技术与责任感是使整体利益最大化的核心。若在产前保健时及在临产后，医务人员已经给孕产妇及其家属概要讲解分娩过程和可能遇到的风险以及应对措施，孕产妇及其家属已大致知晓，则使沟通过程容易许多。医务人员更要具备良好的沟通技巧，言简意赅、重点突出，使其充分理解和信任并努力配合，促进成功分娩。

目前，我国的剖宫产率呈逐年上升趋势，部分地区剖宫产率已经达到40%～60%，其中不乏因社会因素而剖宫产。这些社会因素并无医学指征，剖宫产因患者的意愿而手术。这样的手术与医患之间缺少足够有效的沟通有很大的关系。孕妇及其家属对阴道分娩和剖宫产的认识存在误区，盲目信任剖宫产，要求无医学指征的手术，实际是弊大于利的。医生应从医学的角度，帮助他们正确认识阴道分娩与剖宫产的利弊，使他们从自身的健康利益、长远利益出发来看待分娩方式的选择。在整个产前保健中，医务人员利用每次与孕妇的接触机会，通过沟通不断强化对阴道分娩与剖宫产的利弊的认识，使孕妇及其家属走出剖宫产的认识误区，能够尽可能地避免无医学指征的剖宫产。

三、产后保健

如果说分娩是惊涛骇浪，产后则是平静的港湾。这样的平静，会使得医务人员对疾病的警惕性松懈下来，产妇和家人的注意力也一致性地转向了新生儿。然而，此时却是女性情绪障碍的高发时期之一，10%~85%产妇在产后10天内情绪低落，在第3~5天达到顶峰，表现为情绪波动、易激惹、悲伤、疲劳、惶恐等；产后4周内产后抑郁症患病率达到6.5%~15%，可能导致母婴关系不良、新生儿或婴儿喂养以及教育困难、自身难以得到适当的产后指导、远期患抑郁症风险增加、孩子远期精神疾病风险增加。此时，产妇自杀风险虽然低于正常人，但仍然是某些国家（如英国、澳大利亚）产妇的首位死亡原因。所以，医务人员仍然要高度关注产后妇女，与患者乃至家属多沟通多交流，不仅关注分娩相关的生理性恢复或病理状况，也要关注其情绪、精神问题，发现那些容易被忽略却是有着潜在危害的问题，促进其全面康复。

第四节　生殖技术临床应用中的医患沟通

人类辅助生殖技术是指运用医学技术和方法对配子（精子和卵子）、合子（受精卵）、胚胎进行人工操作，以达到受孕目的的技术，分为人工授精和体外受精-胚胎移植技术及其各种衍生技术。

在与生殖技术患者的沟通中，主要的内容包括以下几方面。

一、心理疏导

不孕症可造成个人痛苦、夫妻感情破裂、家庭不和等社会问题，医护人员要充分认识到心理和社会因素造成的影响，指出患者心理问题的症结所在，做好心理疏导工作。鼓励夫妻双方详细全面检查身体，及时发现不孕症原因，改善全身功能状态。同时建议患者多交往朋友、参加户外活动，缓解紧张心情，减轻对妊娠的过度注意，解除自卑，树立正确生育观，积极接受治疗。

二、构建和谐人际关系

（一）建立良好的医患关系

不孕症的临床诊治过程实际上是医患之间为达到共同目的的紧密合作过程，因此医护人员对患者要同情、热情，富有耐心和爱心，主动接近并理解他们，使患者从心理上产生对医护人员的信赖。接诊时态度友善，认真倾听患者讲述，回答问题认真详细，合理安排就诊及检查治疗，留下咨询联系方式使患者可以随时联系。

同时保护患者隐私，必要时单独就诊护理，减轻患者的紧张、焦虑情绪，针对不同个体情况，给予适当的心理指导，使其保持良好的心态，积极配合治疗。

在等待治疗结果和面对治疗失败的时候，护士要对她们表示理解、同情和支持，尊重患者的自主权，保护患者自尊。

（二）帮助患者建立完善的社会支持系统

做好患者家属的思想工作，帮助患者建立完善的社会支持系统，使家人、亲朋好友从精神上关心患者，减轻其心理负担。特别是动员患者的丈夫在生活和精神上多安慰、体贴患者，不要给患者施加任何压力，帮助其树立战胜疾病的信心。

夫妻同治的原则：不孕症常常涉及夫妻双方的问题，因此一开始就对夫妻双方进行诊治。医护人员应和不孕夫妻一起探讨他们的期望，讲解有关疾病的发生、发展经过及治疗前景，鼓励患者与家属积极配合，夫妻同诊同治，相互支持，共同分担治疗压力，减轻患者精神负担，保持情绪稳定。

三、健康宣教

（一）孕育健康知识宣教

根据患者不同的受教育水平及家庭环境，采用通俗易懂的语言讲解孕育健康知识，同时组织多种形式的健康宣教如面对面解答患者疑问，发放知识手册，开展怀孕课堂等，详细介绍不孕症生理病理知识及各种检查方法、目的及注意事项，为患者提供就医指导。

（二）生活健康指导

帮助患者改掉不利于生育的不良生活习惯如吸烟酗酒、睡眠不足、不规律起居等。指导患者健康饮食，多吃富含蛋白质、维生素的食物，少吃油腻、高热、高盐食品，保持体重适中。了解患者性生活史，指导患者性行为的时机、频度，增加受孕机会。

（三）提供辅助生殖技术信息

经治疗仍不能怀孕或无法自然受孕者，护理人员可向患者介绍辅助生殖医学技术的进步和发展，如促排卵治疗、人工周期治疗、人工授精、试管婴儿等。介绍辅助生育的适应证、并发症、治疗手术所需时间、费用和成功率等信息。同时向患者介绍成功受孕的例子，最好能让其他患者现身说法，使患者抱有一线希望。

引导不育夫妇与医务人员沟通，讨论病情，共同参与治疗方案的选择，使他们能够正确应对治疗带来的变化，增强受孕信心，积极配合治疗。

附：　　　　　　　　**妇产科入院、检查、治疗知情同意书**

1.入院谈话记录

姓名		性别		年龄	住院号		床号	

入院诊断	
分娩中存在的危险及可能出现的并发症	尊敬的病友及亲属,你们好! 我们全体医护人员向你们致以最亲切的问候,并乐意帮助你们渡过难关。因为生产是一个特殊的生理过程,在生产过程中可能出现以下并发症或意外,严重者可能危及母婴生命。 1.分娩过程需产力、产道、胎儿几方面协调一致才能经阴道顺利分娩。若任何一方出现异常(如产力异常、产道异常、胎位异常、胎儿发育异常)均可能导致难产,转而需根据病情决定阴道助产或剖腹产终止妊娠。 2.生产过程中可能出现子宫破裂、产后出血、胎膜早破、脐带异常(如脐带脱垂、脐带先露、脐带绕颈、脐带过长或过短)、羊水栓塞、胎儿宫内窘迫、产道损伤等并发症,需积极抢救并可能手术治疗以减少孕产妇死亡率。 3.新生儿可能出现窒息、产伤、颅内出血、骨折、特发性呼吸窘迫综合征、胎儿发育迟缓、脑瘫、肺炎、红细胞增多症、意外死亡等,也可能存在畸形。 4.阴道助产和剖宫产均需要有明确医学指征以减少相应并发症。 5.分娩后可能出现:产褥感染、晚期产后出血、会阴侧切口愈合不良、感染、血栓性静脉炎、肺栓塞等并发症而造成不良后果。 6.因实行会阴侧切缝合术需实施会阴局部麻醉,同所有麻醉一样可能出现麻醉意外。 7.其他:

谈话医生			年　　月　　日　　AM　　PM

谈话在场人员及与孕妇关系

以上医生的谈话我表示理解,愿意在你院住院分娩。

病人亲属签字:　　　　　　　　　　年　　　月　　　日

病人本人签字:　　　　　　　　　　年　　　月　　　日

2.妇科检查、治疗知情同意书

×××医院						
妇科检查、治疗知情同意书						
患者姓名		性别		年龄		病历号	

疾病介绍和治疗建议：

医生已告知我患有或可疑　　　　　　　疾病,需要在麻醉下进行　　　　　　　检查治疗。

其目的和预期效果是：

　　女性生殖器官活组织检查是自生殖器官病变处或可疑部位取小部分组织做病理检查,简称活检。绝大多数活检可以作为诊断的最可靠的依据。常用的检查/治疗有局部活组织检查(外阴、阴道、宫颈、子宫内膜)、宫颈Leep刀切除、宫颈息肉的摘除术、宫颈的物理治疗、经腹壁腹腔穿刺检查、经阴道后穹隆穿刺术。

手术潜在风险和对策：

医生告知我如下妇科检查/治疗可能发生的风险,有些不常见的风险可能没有在此列出,具体的手术式根据不同病人的情况有所不同,医生告诉我可以与我的医生讨论有关我的手术的具体内容,如果我有特殊的问题可与我的医生讨论。

1.我理解此手术可能发生的风险及医生的对策：

　(1)术中出血；

　(2)继发感染；

　(3)因操作是医生根据临床经验进行,因此,有可能所取组织没有取到病理改变部位,该检查仍然有漏诊可能；

　(4)经腹壁腹腔穿刺检查、经阴道后穹隆穿刺术等可能会造成盆腹腔脏器如肠道损伤等。

2.我理解如果我患有高血压、心脏病、糖尿病、肝肾功能不全、静脉血栓等疾病或者有吸烟史,以上这些风险可能会加大。

特殊风险和主要危险因素：

我理解根据我个人的病情,我可能出现以下特殊并发症或风险：

　　　　　　　　　　　　患者/委托代理人签名：　　　　　　签名日期　　　　　　　.

　　　　　　　　　　　　医师/谈话的医务人员签名：　　　　　签名日期　　　　　　　.

3.产科知情同意书

产妇姓名	年龄	岁	床号	住院号	日期

术前诊断 术后诊断

拟定手术方式 拟定麻醉

您因以下第　种原因造成分娩困难,可能危及母婴生命安全,需剖宫产终止妊娠。

1.产力异常 2.产道异常 3.胎儿因素(巨大儿、多胎、连体双胎、胎方位异常) 4.孕妇心理因素 5.妊娠合并心脏病 6.妊娠期高血压疾病 7.胎盘早剥 8.前置胎盘 9.脐带异常(缠绕、S/D升高、脱垂) 10.羊水异常(过多、过少) 11.过期妊娠 12.胎儿窘迫 13.妊娠合并性传播疾病 14.瘢痕子宫 15.其他

手术是一种有效的治疗手段。一般来说,手术和麻醉是安全的,但又具有创伤性和风险性,术中、术后可能会发生意外和并发症。现告知如下,包括但不限于:

1.麻醉意外(详见麻醉谈话);

2.术中、术后出血,休克、DIC、必要时切除子宫;

3.损伤周围器官:膀胱、肠管、输尿管等;

4.羊水栓塞、DIC;

5.新生儿窒息、产伤、新生儿吸入呼吸窘迫综合征;

6.胎儿先天畸形不排除;

7.产褥感染(继发宫腔感染、盆腔感染);

8.伤口感染、脂肪液化、延期愈合;

9.晚期产后出血;

10.静脉栓塞致肺栓塞、脑栓塞;

11.产后尿潴留、肠麻痹、肠粘连、肠梗阻;

12.胎盘植入、胎盘粘连子宫、胎盘卒中、可能切除子宫;

13.2～3年内不能怀孕;

14.子宫内膜异位症;

15.其他。

我已详细阅读以上内容,对医师的告知完全理解,经慎重考虑,我决定选择　终止妊娠(结束分娩),并明白在本次手术中,在不可预见的情况下,如需要附加或变更手术方案,我授权医师在遇有紧急情况时,为保障患者的生命安全施必要的救治措施,我对手术意外表示谅解并承担全部所需费用。

患者/委托代理人签名: 签名日期 .

医师/获得使用权的医务人员签名: 签名日期 .

第九章　普通内科疾病诊疗中的医患沟通

第一节　普通内科疾病诊疗的沟通原则与特点

内科疾病复杂多样，它既包括人体呼吸、循环、消化、泌尿、血液、内分泌等系统的疾病，还涉及代谢、营养性、风湿性以及理化因素所致的疾病等。

一、内科疾病的特征

内科疾病种类繁多，临床症状表现多样，各类疾病之间还存在着错综复杂的关系。如表现在轻重程度上，有危重疾病，也有比较轻的疾病；表现在病程上，有可以较快治愈的，有长期迁延不愈的，还有的需要终生服药；表现在患者对疾病的反应上，有些疾病虽然不严重但有的患者反应却十分严重，以致即使到处求医也始终得不到很好解决，有的患者却耐受性很强，虽是长期带病仍能正常工作和生活；表现在病情上，同一种疾病有的患者表现比较典型，有的患者却表现得很不典型；表现在起病状况上，有的是突然发病，呈现急性病变，有的却表现为慢性病。综上可见，内科疾病的表现因个人体质、耐受性等大不相同，但就其本质而言，一般都有以下特征。

（一）发病机制复杂

内科疾病大多发病机制复杂，涉及多种因素，甚至有不少疾病至今病因不明，只能进行对症处理。例如呼吸系统疾病既与大气污染、工业发展导致的理化因子、生物因子的吸入有关，也与吸烟等不良行为习惯有关。又如大气污染加重、工作和生活环境有毒物质浓度超标、缺乏必要防护措施，以及放射线大量应用等，都是促使血液病发病率逐年增高的因素。至于发病原因不明或临床上长期诊断不清的疾病，也很常见。

（二）病情复杂多变

内科疾病的起病多为隐性，开始不易受人注意。症状表现复杂且不典型，或不同疾病常有相同症状，或同一疾病又会出现不同症状，致使无经验的医生往往出现误诊误治，甚至有经验的医生也会一时诊断不清。例如老年人的心肌梗死，可以表现为胸闷、心前区疼痛，也可以表现为上腹不适，有的甚至表现为牙痛。不同的疾病表现出共同症状在临床上尤为常见。如心前区疼痛可以是心肌梗死、胸膜炎或肺炎等多种疾病的表现。

（三）与生活方式相关性疾病增多

社会生活水平的提高、人均寿命的延长、城市忙碌的生活、噪音、大气和工业的污染使得与生活方式相关性疾病增多，例如由于营养过剩、缺乏运动习惯、食物结构不合理等引起的肥胖日益增加。肥胖者常合并一系列代谢紊乱，如脂代谢异常、胰岛素抵抗、糖耐量异常及高尿酸血症等。肥胖是冠心病、高血压、2型糖尿病、动脉粥样硬化、骨关节炎以及癌症等多种疾病的高危因素。

（四）多种内科疾病并存在中、老年患者身上表现明显

多种内科疾病并存在中、老年患者身上的情况可能是由一种疾病引起的并发症，也可能是同时发生的多种疾病。例如，肾脏作为泌尿系统，很易和人体其他系统发生相互影响。肾脏还是重要的内分泌器官，分泌多种激素，会影响血压、参与造血功能、调节钙磷代谢，它是引起继发性高血压的常见原因；而慢性肾小球肾炎会引起贫血。肾脏还是高血压病和糖尿病的主要靶器官。又如，呼吸系统与全身其他系统的疾病密切相关，机体的许多疾病都会通过呼吸系统表现出来。当二尖瓣狭窄、左心功能受损时，会引起肺毛细血管压增高、造成继发性肺水肿；肝硬化、肾病综合征引起的低蛋白血症会引起肺间质水肿或胸膜腔液体渗出；菌栓、血栓、癌栓等均可到达肺部，并分别引起肺脓肿、肺梗塞、转移性肺癌。反过来肺部疾患也可引起其他系统的并发症。至于有些患者身上同时存在两种或两种以上的疾病也并不少见。

（五）心身疾病的增加

心身疾病是因社会心理因素与躯体相互作用而引发的疾病，冠心病、原发性高血压、胃肠神经官能症、支气管哮喘等就属于这类性质的疾病。冠心病的病因至今尚未明确，与冠心病相关的危险因素有两类，一类包括年龄、性别、家族史及A型行为[1]；一类是吸烟、高血压、高脂血症、糖尿病、超重、缺乏运动习惯、饮食习惯不良等。其中A型行为、吸烟、缺乏运动、饮食习惯不良与超重都与社会心理因素密切相关。支气管哮喘是以气道炎症和高反应性为特征的疾病，是由致敏因素或非致敏因素作用于机体引起的，环境因素主要是被动吸烟。这些情况说明心理和社会因素在疾病发生中发挥着重要作用，进行心理和行为干预则有利于减少这些疾病的发生。

二、内科患者的心理行为特点

内科疾病病种繁多，轻重不一，个体化反应不一，不同疾病可以引起相同的心理行为反应，相同的疾病也可以引起不同的心理行为反应。有的患者病很轻，却负担很重；有的患者病很重，却能处之泰然。以及不同患者对疾病引发痛苦的耐受能力、对疾病的认识、对治疗的态度等方面都存在着差异。

---

[1]注：A型行为主要指由一组心理行为特征组成的行为类型，可以概括为AIAI反应，即A型的人不断挣扎，要在少而又少的时间内完成多而又多的工作，易发生发火（inflammation）、激动（imitation）、发怒（anger）和不耐烦（impatience）。A型行为是一种不利于健康的社会心理和行为模式，它和多种疾病的发生有关。现代社会的快节奏生活和激烈的社会竞争是孕育A型行为的社会条件。

（一）产生疾病状态心理行为的原因

一是患者的个性特征。个性成熟程度和他能否坚持以理性的态度处理问题，对患者的心理、行为反应产生重大影响。

二是患者的年龄、性别及其所扮演的社会角色。特别是在家庭中所扮演的社会角色，会对患者的心理、行为产生不同的影响。

三是患者的社会经历。患者的教育程度、所经历的社会生活、所处的社会环境会给患者的心理、行为反应打上特定的烙印。

四是所患疾病的性质。患者所患疾病的性质、轻重程度、现代医疗技术对其治疗的情况、疾病的预后以及患者对疾病认知的状况等，会不同程度影响患者对疾病的心理、行为反应。

五是患者对疾病治疗的可及性认知。患者自身及家庭经济状况，患者对治疗疾病的可及性，患者周围亲朋对疾病的态度和认识，也会给患者心理行为反应以特定的影响。

总之，患者疾病发生后，心理行为反应是多种多样的，是随着疾病的发展过程和治疗过程而不断变化的，但其中仍具有一些共性的表现。

（二）与疾病相关心理行为的表现

1.情绪变化

人罹患疾病后，即使是因检查身体发现某项指标异常而无任何主体感觉时，一般也会引起情绪变化，也会感到不安。至于出现躯体上种种不适感，不仅会因这些不适感引起情绪变化，还会产生精神上遭受打击的感受，会产生较大的情绪波动。患病扰乱了患者原有的工作和家庭生活节律，可能成为一种强烈刺激的信号。躯体上的不适感引起不愉快的心理体验，会转移患者的注意力，关注疾病对健康的影响，关注疾病的预后。所有这些都可能导致焦虑、抑郁等不良情绪体验。

（1）焦虑

焦虑是人类应激反应之一，是内科疾病最常见的代偿性反应。躯体疾患使患者感到威胁、紧张和担心，进入焦虑状态。而焦虑又可引起躯体的变化，如可能出现心跳加速、血压升高、呼吸急促、胃肠蠕动异常等。焦虑不但使患者恐惧、忧虑、烦躁、心绪不宁，还会使患者表现为易激惹、脾气暴躁等。当患者疾病处于危重状态或病情恶化时，焦虑更易发生。预后不明确、预后不良或由于患者过分担心而夸大病情都会加深患者的焦虑。而同类疾患者的表现和所闻所见，也会促进患者焦虑的加重。焦虑还可能改变患者的行为，使患者忧心忡忡、手足无措、失眠、食欲不振等。

（2）抑郁

研究表明，内科伴发抑郁者达入院病人的一半左右。[1]当患者了解到疾病对躯体的某些部分会产生暂时或永久的危害时，或由于疾病会危及生命时，患者常会出现绝望、压抑、无助的情绪，容易造成抑郁。有一些疾病虽不严重，但因久治不愈，使患者的工作和家庭生活受到较大的影响，加之经济负担加重、个人追求的目标严重受阻等也会使患者陷入抑郁状态。抑郁在行为表现上有注意力不集中、反应迟缓、食欲不振、自责等，严重者可能会出现自杀。

2.人格改变

人格是个体心理特征的总和。人的自我调控系统是人格发展的内部因素。自我意识是人格调控系统的核心部分，它表现为自我认知、自我体验和自我控制三个方面。疾病状态会严重干扰自我意识，使自我认知、自我体验和自我控制发生严重的扭曲，从而使人格改变。特别易于造成类似冲动型人格、回避型人格和依赖型人格等。

有些患者受疾病折磨，焦虑不安，烦闷急躁，感到事事皆不如意，处处不顺心，易激惹、易冲动，常为一些小事火冒三丈，易于暴发愤怒冲动，不计行为后果。这些患者会动不动发脾气，不能理性地对待人和事，不能自觉地调整自己的情绪以应对外界的变化。

有些患者发病前生机勃勃，做事积极主动，但生病以后，因受疾病折磨，自信心受挫，变得以自我为中心，过度注意疾病的细微变化。随病情变化而喜怒无常、动作迟缓、情感脆弱、谨小慎微、敏感多疑、自卑、怀疑别人的言行都是针对自己的等。或者对疾病潜在的危险估计过高，怕别人讨厌自己而不愿和人交往。

有些患者发病后希望得到别人的照顾和关心，思想和行为幼稚化，感到无助，感到什么事自己都无法完成，缺乏精力和能力，自己的需求都期望他人代为完成，要求他人特别是家人安排自己的治疗和生活。

对待患者的人格改变，既要充分考虑疾病因素的影响，又要积极进行包括心理治疗在内的治疗，使之从困境中摆脱出来，重新建立起信心。这样既可消除人格改变带来的消极影响，也有助于改变医患关系，推动治疗。

3.心理活动特征的改变

疾病对患者的心理活动特征会产生巨大影响，他们的思维方式往往围绕疾病出发，既希望疾病不是现实的，并不那么严重，又充满恐惧和失望，感到孤独和无助。这时，易产生否认、恐惧、孤独和怀疑等心理特征。

---

[1]肖适崎：《内科住院病人抑郁发生状况及相关因素的研究》，中国医科大学2006年硕士学位论文。文中调查显示"内科住院病人入院当日抑郁发生率为53.3%"。

黄文君：《内科住院病人抑郁相关因素分析》，载《中国卫生产业》2011年第8期，第65-66页。文中调查显示内科住院患者发生抑郁的占47.5%。

4.行为改变

患者的心理变化必然会表现在语言和行为上。患病往往会削弱患者的体力和精力，影响他们的生活、工作和学习，导致这些行为中断，或力不从心。这些情况又会影响患者的认知、情感和意志，影响到家庭生活、职业生活、学习生活，也会影响到夫妻关系、同学关系等。疾病还会使患者的奋斗目标严重受挫，自我实现的愿望落空，给患者带来沉重的打击和高度的压力，而这些又必然反映到患者的行为上。

患病会给患者带来沉重的经济压力，造成患者生活拮据和窘迫，使有些患者不得不中断治疗，致使有效的治疗方案无法开展。患者有病难治，被迫受疾病的煎熬，更会使他们产生怨恨的情绪，憾叹社会的不公和自己命运的不幸，进而加重病情。身心交困和贫病交加结合在一起，就可能给患者带来灭顶之灾，使他们在行为上一筹莫展。

可见，一方面，患者焦虑、抑郁、恐惧、紧张、孤独等不良情绪会影响患者的人格特征，影响他们的世界观、人生观和价值观，从而影响他们的各种行为。另一方面，思想上的惶恐不安会带来行为上的扭曲，形成对疾病治疗的不利因素。而消除心理和行为问题首先要治疗疾病，消除病痛。只有这样，心理和行为问题才会比较容易解决。但为了治病，消除患者心理上和行为上的各种问题，就需要进行良好的医患沟通，让患者接受正确的治疗方案。而接受治疗方案又必须建立在知情、同意的基础上，建立在自愿和信任的基础上。没有这样的基础，医患之间就难以实现有效的沟通。

三、内科医患沟通的一般原则

（一）尊重、诚信、同情与耐心原则

营造宽松温馨的沟通气氛是实现内科沟通要贯彻的基本要求，要坚持尊重、诚信、同情和耐心地对待患者。无论是初诊、复诊还是在医疗过程中与患者或其家属交谈，都必须坚持这条原则。内科医生应当既庄重大方又和蔼可亲地面对患者。为此要衣着整洁，仪表端庄，行为规范，以亲切、安详、稳重的态度与患者交谈，在沟通过程中视情形以微笑、同情的态度、鼓励的话语消除患者紧张和不安的情绪。要尊重和关爱患者，在问候中自然地引入患者最关心的话题。与患者交流时在态度、语言、表情上都要十分认真，对患者的表达要注意倾听，要能听出谈话的弦外之音。在交谈时要与患者保持视力接触，使患者感到医生全神贯注、十分礼貌，而不是心不在焉、随意应付。要注意患者的情绪反应，鼓励患者把话讲完整、讲清楚。要消除患者局促的情绪，使患者感到温暖和舒适，感到自己和自己的病痛受到了重视。

（二）适时介入的原则

在医患沟通中医生起着主导作用，但在发挥这种主导作用时却要让患者感到他是真正的主角。在医患沟通中，医生应当善于引导谈话的方向，使双方的交流自然流畅。应当在倾听患者诉说的基础上及时准确地提出问题，让患者感到这正是他需要告诉医生的，从而把交谈逐步引向深入。医生提出的问题和指点的情况，应使患者内心折服，觉得医生对他的病了如指掌。如果需要转换话题，医生可提出一个开放性的问题。如果患者言语过多，叙述大量与病情无关的情况，医生则应于患者谈话空隙，礼貌性地提出与疾病有关的问题，并通过适时而合理的提问控制交谈的过程。有时在谈论中适当插入一些与疾病有关又似无关的问题，更可以活跃谈话的气氛。切忌伤害患者自尊心、自信心的语言出现。

（三）传递信息准确可靠的原则

医生和患者交流时要把握重点、深入了解，患者由于某些原因或顾虑，对有些与病情有关的事一带而过，甚至会加以隐瞒，这时医生就应从关心的态度，从治疗需要出发，打动患者，使他愿意谈出隐情。医生使用的语言应当科学、通俗、易懂，根据患者的文化程度及教育背景，把话说得恰到好处，让患者能够准确理解。在医患交谈时，应避免过多地使用专业性术语，即使运用，也应让患者听得懂。对那些文化程度较低、叙述病情抓不住要点的患者，当他们把该简的详说，该详的却简说时，一定要及时提出，让患者把该说的都能讲出来。当患者对有些情况拒绝说出来时，不要硬性追问，更不能强迫，要善于等待，等医患关系深化后再让他们谈出。特别是涉及诊治所必需的重要信息的获取，应在向患者说明其意义的基础上，消除患者的顾虑，使之积极配合。医生在询问必须要有准确答案的问题时，要防止使用模棱两可或有歧义的语言，以免患者因理解错误造成误解。对同样的问题不要重复询问，以免使患者误认为前面说错了而改变回答内容，反而导致资料不真实。为了避免误导，在询问患者时应尽量使用中性语言。而在回答问题时则要准确、科学，不能让患者在理解时走样。

（四）合理沉默原则

医患在交谈中出现沉默时，应根据情况采取适当方法予以处理。沉默可能有三种情况，一是故意的，这时患者正在寻求反馈信息，希望医务人员提出问题。面对这种情况，医务人员应及时插话，提出适宜问题，鼓励其进一步讲述。二是思维中断，患者由于激动或有新的意念闪现，不能按原有的思维继续下去，而医务人员又需要了解对原有叙述的进一步展开。这时医务人员可使用反向提问法，引导患者沿原有的思维继续讲述。三是有难言之隐。医务人员应采取真诚负责的态度，从关心患者的情感出发，在给予保密承诺的基础上启发者说出隐私。一般说，医患交谈时应当避免长时间的沉默，因为长期沉默会拉开医患间的感情距离。但短暂的沉默、会心的微笑，有时却是需要的，常会起到"此时无声胜有声"的效果。

（五）及时解答原则

对患者的疑问要及时回答，给予合理解释，以消除其疑虑及其不必要的负担。对理解能力低、听力存在问题、自卑感强或年老的患者更应耐心解答，不厌其烦。

（六）保健指导原则

人的疾病发生常与行为方式有关，医生应告知治病防病过程中的养生方法，推动人们的自我保健行为，把预防疾病放到医学活动的首位。

（七）协商诊治原则

与患者协商确定诊治方案，在分析每个治疗方案的利弊、所需经济耗费、所用药物有无毒副反应、所用检查方法的意义及局限等基础上，让患者明明白白就医，高高兴兴地配合治疗。

第二节　一般内科患者接诊中的医患沟通

一、急性病的医患沟通

内科各个系统都存在危重的急性患者，在诊治中常会有较大风险因素。患者及其家属急于寻求治疗，医务人员也须给予紧急处理。在这种情况下，医务人员应当快捷而有序地开展工作，坚持理性态度，加强医患间的沟通，使医疗服务能在高质量的前提下有效运转。

（一）内科急性患者的心理行为特征

内科急性危重患者面临生死的抉择，迫切需要得到及时有效的抢救，希望迅速转危为安，存在着激烈的心理冲突，情绪往往处于极度紧张状态。

1.焦虑和恐惧

危急患者躯体症状严重，活动极大受限，给他们带来巨大的痛苦。危急患者面临巨大风险，生死未卜，会使他们思绪万千、充满焦虑。危急患者预后难料，担心留下严重的后遗症，造成终身的痛苦。危急患者发病突然，情绪震荡，心理上处于高度应激状态。特别是那些长期患病而出现病情恶化的患者或反复发作的患者，会有更为沉重的负担。这些情况使患者易于陷入焦虑和恐惧中，他们由于心理上过度紧张而失去平衡，希望得到及时的抢救，希望抢救的医生能把自己从危难中解救出来，希望自己能得到完全的康复，甚至希望出现不可能出现的奇迹。

2.绝望

患者处于濒临生命危亡的威胁时，一方面，会产生绝望的情绪，认为疾病已无法治疗，认为诊断结论宣判了自己的死刑。另一方面，求生欲望又非常强烈，对治疗往往给予过高的期待。这两种情绪互相冲撞，使患者往往处于极度不安的状态。一些严重的器质性病变发展到晚期，医学除支持疗法外，已无能为力，如果患者也了解这点，久卧病床，明知无法治愈，就会陷入极度痛苦之中，容易产生悲哀、无助和绝望的情绪。

3.濒死心理

面对死亡的降临，人们由于各种原因形成不同的死亡观，从而在心态上存着巨大的差异。有的患者对死亡极端恐惧，即使明知死亡不可避免，也要拼命挣扎，采取一切方法，千方百计地延长生命。有的患者对死亡没有恐惧，只是抓紧时间，尽力做自己所未完成的工作。有的患者认为死亡是自然规律，客观冷静地接受这一事实，冷静地安排自己的身后事。对于濒临死亡的患者，应当做好临终关怀，让患者安详、有尊严地死去。

（二）医生与危急患者的沟通

医生与危急患者及其家属的沟通是一项重要工作，应及时、准确、详尽地告诉患者及其家属病情发展情况，对一些重要的情况还应反复叮咛。沟通要点包括以下几个方面。

1.告知患者病情的风险程度

内科各个系统的急、难、危、重病占有相当比例，风险程度很高，具体病种之间的风险差异也是存在的。应当根据所患疾病的性质、程度和医学技术的发展的情况详尽地告知患者及其家属病情的风险程度，认真贯彻患者知情同意的原则。这时沟通一定要做到目的明确、针对性强、充分透彻、简明扼要。要告知患者及其家属可能出现的各种情况，以及可能出现的突发意外。

应当看到，由于患者没有专业知识，常对疾病的严重程度、疾病发展过程、可能发生的并发症及其不良预后认识不足，对治疗抱有的期望值过高。甚至有的患者及其家属不承认医学的局限性，认为只要花了钱，就应该把病治好，治不好就是没有尽到责任。也有的患者及其家属感情用事，不愿意承认病情严重的事实，一旦出现问题，就从医疗方找原因，造成医疗纠纷。对待这些情况医方应有充分的思想准备，要在尽心尽力、尽职尽责的基础上，在实事求是和坚持保护性医疗原则的基础上，在诊治过程中反复向患方交代病情，指出可能发生的并发症及危险，并加以重点强调。必要时要在医疗文件上加以记载，并让患方签字以促使他们对此有充分的认识。

内科系统使用的检查和检验方法很多，但每种方法都存在一定的局限性，因此在实施检查前一定要向患方交代检查的目的及其诊断意义、可能出现的结果及其解释。要向患方强调说明检查的局限性及可能出现的阴性结果，指出阴性结果的意义。对费用较贵和具有创伤性的检查，更必须详加解释，让患者在理解的基础上自愿接受并签字确认。避免使患者认为花了钱、费了时、吃了苦还没有得到明确结果而造成纠纷。在药物使用上，对有毒副作用的药物，一定要明确指出，避免因药物的不良反应而引发纠纷。

总之，在医患沟通中，一定要把各种可能发生的风险交代清楚，同时又要采取认真负责和积极治疗的态度，真诚而恳切地和患方沟通，取得患方的理解和积极配合。在进行沟通时要注意沟通方式，最好能做到"忠言顺耳"，让患者及其家属既明了诊治中的风险，又能体谅医务人员的苦心，与医务人员一起力争渡过难关。当病情危重无法挽救时，也能共同做好临终关怀，协助患者安静地、有尊严地死去。

2.对治疗方案充分协商

不论是何种疾病，都可能有几种不同治疗方案。在选择治疗方案时，应以病情需要作为出发点，将适应证的治疗方案的利弊、存在风险、预后及所需费用等告知患者或其家属，并反复做出解释，充分尊重患者和家属的意见，经过同意后，再把治疗方案确定下来。

例如冠心病通常有三种治疗方案，即内科介入治疗、药物治疗和外科手术治疗，三种方案又各有其适应证和优缺点。单就内科治疗方法讲，介入治疗是一种微创手术，创伤小，疗效高而被广泛应用。但冠状动脉支架植入后，仍有再度发生狭窄的可能，且支架植入后仍需辅以相应的药物治疗。支架植入特别是每个支架植入费用也很高，对这些可能都应向患者一一说明。如果患者有顾虑，且适宜于药物治疗，则可采用药物治疗。冠心病治疗药物包括硝酸酯类、他汀类、β受体阻滞剂类等，亦应根据患者疾病及体质情况适当选择应用。切忌诱导患者接受必要性小、风险大、费用高的治疗。医生也应竭力避免通过隐瞒或夸大并发症、风险、疗效等方式来误导患者。

又如在治疗抗肾小球基底膜新月体肾炎时，除需要血液透析外，还需要血浆置换以减轻体内抗原抗体反应。所需费用十分昂贵，加之病情凶险，预后差，肾脏生存率低，死亡率高，患者所付的费用和预后不一定成正比。对这种情况一定要向患者及其家属说明白，让患者能做出正确的判断。

对待检查手段也一定要在说明检查目的、意义、可能出现的后果、可能存在的风险以及所需费用的基础上，让患者及其家属充分考虑，而不能强加给患方。例如，内分泌及代谢性疾病的诊断，须采用一系列实验室检查及功能试验才能确定。而且，这些检查的敏感性、特异性各不相同，再加上个性差异、取血时间及状态等均有可能影响检查的结果。

有些项目常需多次检查证实，有些疾病还需要经过动态功能试验才能明确诊断。有时做了多项检查仍不能明确诊断，需要进一步观察及随访。患者及其家属对此往往缺乏认识，不了解这些诊断程序，认为抽了血就应当有明确的结果，如果医生不向患方解释清楚，患方就会出现误解，对医生产生意见。如消化系统疾病常需要进行内镜检查，施行内镜检查常需忍受一定的痛苦，而且仍会出现误诊或漏诊，有的消化道出血患者在出血间歇期行内镜检查时，检查后再发生出血时，患者常会误认为是由检查引起的。对此，应当在检查前向患者说明简要的操作过程及特点，说明检查不会引起出血，并做好检查后再发生出血的预防和应对措施。

对确有症状而检查阴性者，不要轻下结论，应提出进一步检查的建议。用内镜治疗疾病时，应事先向患者说明这种方法的优缺点，必须在患者或其代理人自愿选择的基础上进行。

3.引导患者配合治疗

许多急性病常是在慢性病反复发作情况下出现急剧变化时住院的，本来长期的药物应用和沉重的经济负担已使患者心力交瘁、疲惫不堪，急性发作出现危重情况更会使患者情绪低落、焦虑不安。针对这些情况，医师应关爱和体谅患者、宽慰患者，用一些治疗成功的病例鼓励患者，使他们建立信心、主动配合治疗。医生要使患者感到亲近，使患者感到医生的医学知识丰富、技术高超，在讨论治疗方案时要有科学依据，令人信服，使患者能安心治疗。

例如，对待急性进行性肾炎患者，需要通过肾穿刺才能明确诊断，有时患方对此不很理解，拒绝配合，这时就应向患方指出此病的发展特点、不明确诊断的危害，使患方理解病情的复杂性、可能引起的并发症以及进行肾穿刺明确诊断的必要性，以获得患方的理解和信任，从而积极配合治疗。消化系统的一些急症如消化道大出血、肝性脑病、急性重症胰腺炎等，应充分告知患方病情凶险，随时可能出现病情恶化，并扼要说明必要的诊疗方案和应对措施，使患方积极配合治疗。

但也应认识到，如果不存在影响公共利益、他人利益或违背卫生法律、法规的情况下，患方有权选择其自认为正确的方案，医方无权进行干涉。当医生感到患方所选择的方案对治疗不利时，应充分进行分析，指出这种选择可能带来的不良后果，说服患方选择正确方案，积极配合治疗。但当患方进行坚持时，则不能强迫其改变选择，同时，也不能因此歧视患者，不能影响患者应当获得的诊治。

总之，医方应当尽量说服患方配合治疗，但又必须尊重患方的意志。

二、内科慢性病的医患沟通

慢性患者多属病程迁延不愈，处于时好时坏的状态，他们大都经过多次诊治，或曾向许多专业医生求过医，进行过咨询。一些知识水平较高的患者还会不断翻阅有关与本身疾病相关的书刊，积累了不少有关知识，有"久病成良医"的情况。

（一）内科慢性患者的心理行为特点

内科慢性患者的心理、行为特征是复杂多变的，受疾病的性质、病情、疾病发展阶段等多种因素的影响。

1.焦虑

患者生了病，特别是迁延不愈的慢性病，本身就是产生不愉快情绪的刺激因子，经常会想到自身疾病和与疾病有关的事情，感到心烦意乱，容易形成不良心境，容易出现焦虑。特别是病情出现变化时，或需要做检查，或需要进行特殊治疗，或某项检查指征预示病情恶化时，往往会烦躁焦虑，坐卧不安，吃不好饭，睡不好觉，忧心忡忡。他们对疾病的病因、转归、预后越是不明确，就越担忧。患者既希望把这一切弄清楚，又担心出现可怕的后果；既希望有治愈的良方，又担心落入无可救药的深渊。他们会反复询问病情，对诊断半信半疑，处于凝思苦虑之中。

在需要进行检查时，特别是进行创伤性检查时，一方面担心检查方法会给自己带来伤害，从而增加了疑虑和焦急。另一方面，又担心检查出严重的后果，成为对自己生命的宣判，更加重了焦虑情绪。循环系统疾病，由于胸痛、气急、心动过速、血压升高，常伴有焦虑，而焦虑的存在，又会加重病情。呼吸系统疾病大多为慢性病，由于病程长，反复发作，难以治愈，使患者痛苦不堪，也易伴发焦虑。消化系统的一些慢性疾病，同样迁延不愈，用药种类繁多，经济负担重，也极易造成患者焦虑。肾脏患者的情绪往往随病情变化而波动。难治性肾病综合征，经免疫抑制剂治疗后有可能出现骨髓抑制、肝功损害或严重感染，使患者产生悲哀、失望、焦虑等负面情绪。总之，久治不愈的慢性病，极易伴有焦虑发生。

2. 抑郁

抑郁是一种压抑、低落的心境。慢性病缠身，想做的事情无法做，到处求医，又难以痊愈，会使患者心情严重压抑，有乌云压顶之感，自然兴奋不起来。疾病不但使人的现实活动受限，遭受事业上、利益上和奋斗目标上的损失，而且使人对未来感觉茫然。所以，慢性患者经常会伴有抑郁情绪。如多数内分泌代谢疾患者需要终身治疗和定期复查，对这样的情况表现慌乱、烦躁的情绪和不愿相信。循环系统疾病也可引起或加重抑郁，而抑郁又可诱发或加重循环系统疾病。有些慢性患者生活质量明显下降，做起事来力不从心，使生活情趣严重缺失。治病时患者既要付出巨大经济支出，同时自己生活也需要别人照料和护理，从而产生自己成为家庭和社会的累赘的想法。所有这些都会导致抑郁的发生，严重者会产生轻生的念头。

3. 依赖

一般人进入患者角色后，容易形成被动依赖的心理状态，慢性患者由于长期摆脱不了患者角色，更易形成依赖。依赖包括躯体性依赖、社会性依赖和情绪性依赖。由于疾病使得患者生活不能自理，或由于躯体致残难以胜任一些躯体活动，夺走了人们众多的成熟技能（包括生活技能），从而造成躯体性依赖。这种依赖是和康复目标直接矛盾的，如果不能正确处理和躯体性过度依赖的关系，对于康复是很不利的。

社会性依赖是指患者过度依赖社会支持力量，事事依赖别人去做。这种情况和患者进入患者角色后受到他人过度照顾有关。只要有亲人在场，本来自己可以干的事也期望让别人去做，本来能吃下的东西几经劝说反而吃不下去。患者角色使意志性很强的人变得没有主见，使自负好胜的人丧失了自信。

情绪性依赖表现为患者对许多事情都没有了主见，都需要询问亲人、医务人员或周围的人，要求所有的人关心他，以他为中心。为了唤起别人的注意，他们反复不断地叙述自己的症状。希望得到更多亲友的探望，希望得到更多的关怀和温暖，一旦失去这些，就会感到孤独和自怜。

可见，对患者的依赖心理不宜过分放纵和姑息，否则，会对患者抗病意志产生不利，影响患者的正常康复。依赖心理实质上是一种退化，使患者退化为以自我为中心，把一切事和有关的人都看成是为他而存在的。自我为中心常伴有易激惹，这是他们的要求增多、兴趣变窄，只对与自己相关的事情感兴趣，而对环境和他人的兴趣明显减弱的必然后果。

4.愤怒

患者把他的患病看作老天的不公，看作他人在幸灾乐祸，因而产生愤怒情绪。如果再加上其他一些不如意的条件，就会使愤怒情绪变得更为强烈。如看病路途遥远、交通不便、就医环境差，就更愤愤不平，埋怨社会不公，埋怨处境不如人，从而更增添了愤怒情绪。患病使经济负担加重、家庭关系紧张，社会对某些疾病存在偏见，患者在招工、升学及工作中常受到歧视，使患者迁怒于那些经济条件好、家庭关系好、工作条件好的人。当所患无法治愈或使个人目标实现无望时，会感到莫名的恼火。

如果医务人员在治疗过程中直接或间接造成患者某种不适或痛苦时，如果医务人员中有人表现得对患者不够尊重时，或由于医务人员技术水平或服务态度存在某些问题时，医务人员便会成为他们发泄愤怒的对象。有时患者由于依赖性需要，也可为了获得他人的注意而表示愤怒。当患者因各种疑虑不敢向有关的人发泄怒气时，有时会将愤怒转向自己，生闷气，怨自己不争气，把愤怒压在心里，从而严重影响了疾病的治疗过程。

当愤怒是由社会因素造成时，患者会爆发出反社会情绪，产生破坏性行为。愤怒情绪一旦以敌意和攻击形式出现时，会使治疗变得困难，使康复计划有时根本无法实现。愤怒使患者变得易激惹，会对一般性护理和自我照料措施完全漠视。

5.侥幸

患者常以自己的主观感受来评价疾病的严重程度，对医生的诊断往往希望那是错误的，是用来吓唬自己的。不仅是那些身患重病但临床表现不突出的患者，就是那些患有慢性病长期迁延的人，也总希望自己的病没有那么严重，是医生弄错了。因此，总是不愿接受医生的诊断，并企图用种种方法证实自己还行。

这类患者，往往对疾病缺乏科学态度，采用自我欺骗的办法拒绝承认现实。这种侥幸心理对疾病的治疗是很不利的，会贻误病情或导致不良后果。有时，患者可以理性地接受疾病，但在情绪上并不接受而继续抗拒，如果这种否认持续存在，便是不良性否认。否认对于缓解患者的心理压力是有帮助的，在一项对冠心患者的研究中，发现有明显否认反应者，死亡率较无否认反应者要低（Hackett等，1968）。但绝不能因此否定侥幸和否认带来的消极作用，侥幸和否认由于拒绝治疗，其后果是非常严重的。例如有些肾脏患者否定医生提出的终身服药的决定，认为采用其他方法也能治愈。他们抱着这种侥幸心理，四处寻医问药，希望能找到治愈的良方，结果却是上当受骗，耽误了治疗。

可见，侥幸心理是导致不遵守医嘱的不良情绪，对此，一定要增强沟通，使患者主动配合治疗。

（二）医务人员与内科慢性患者的沟通

内科慢性患者是一些老病号，因其所患疾病难以根治，多需长期治疗。他们关于疾病的知识，多来自于自身的病情及个人诊治的体验。这种知识多属经验性的，即使有对医学理论知识的认识，也是比照个人经验理解的，有时他们虽很自信，但认识往往不够全面。

1.让患者参与治疗方案的制定

内科慢性病即使同一种疾病，常因分型不同、病期不同和患者情况不同，常需要选择不同的方案进行治疗。即使同一个患者也往往有多种方案、多种方法和多种药物可供选择，这种选择不仅要考虑疾病情况和个体差异，还应当考虑患者的经济承受能力。由于患者长期患病，他们对疾病往往有自己的见解，对治疗方法有自身的独特感受，吸收患者参与治疗方案的制定不仅是实现知情同意原则的需要，而且是选择最佳治疗方案的需要。医生这样做并不是放弃他的专业指导作用，而是采用协商的办法、引导的办法，更好地发挥医生的专业指导作用。在这一过程中，医生应以精湛的技术、渊博的学识、良好的服务态度、真挚的情感和科学的预见赢得患者的信任，使这一过程成为富有成效的讨论过程。在这一过程中，医生应当运用丰富的专业知识和治疗经验，将不同治疗方案的疗效、优缺点、可能产生的后果，将使用的药物的毒副反应、副反应的具体表现、有无防范和减轻毒副反应的方法、治疗方案所需费用、有无后续治疗及所需要的费用等情况做出认真说明。

医生应当在方案选择中发表自己的意见以供患者选择。避免因怕负责任一切听由患方决定的倾向。即使患者知识、经验再丰富，患者角色很难使他们做出恰当的决定。所以，参与并非一切由患方做主，协商也不是放任自流，医生必须站在为患者负责的立场上使参与和协商产生最有利于治疗的方案。

2.加强对话，给患者以心理支持

内科慢性患者有许多问题需要向医生咨询，需要开展有效的双向的交流。医生不能把患者仅仅视作简单的施治对象，仅仅是受医生指导的人，而应当考虑他们的想法。特别是慢性患者既有对医生的期待，也有对自己疾病治疗方面的见解，他们有向医生求教、印证自己见解的需要，有说出自己判断让医生给予评价的需要。医生如果看不到这点，或不认真听取和评估患者的建议，他们对医生的信任程度就会打折扣。医生应当知道患者的真实想法，尊重他们的意见和建议，而后提出科学的、有价值的看法，和他们进行心理交流，给予心理支持，会极为有力地推动治疗方案的落实。

在由患者参与制定的治疗方案沿着预定的方向发展，取得预期的效果时，应当及时鼓励患者；而当病情出现反复时，则应和患者一起分析发生反复的原因，提出行之有效的方案；当患者因治疗方案执行效果不理想，出现不良情绪和不良行为时，应和患者一起分析这种不理想的状况是治疗过程可能的现象，还是其他方面的问题，从而提出有效的改进措施，以消除给患者带来的心理上的负面影响。

总之，患者参与治疗方案的制定与执行，应贯彻于疾病治疗的全过程，而在这一过程中及时给予患者以心理上的支持和鼓励，是医患沟通的一个重要内容。

3.开展健康教育

对患者进行健康教育是和慢性患者沟通的一项重要内容。对患者进行健康教育应包括四个层面的内容。

一是心理健康方面的教育。慢性患者普遍伴有不同的心理和行为问题，开展有针对性的心理健康教育是十分必要的。这种教育应当结合治疗实践进行，应当根据个体心理特征进行，应当是情理结合生动活泼地进行，而不能采取生硬的说教方式。医生应当根据患者具体表现出来的认知问题、情绪问题、态度问题、人格问题、行为问题等的性质和特点进行不同内容和不同方式的心理健康教育，必要时可请心理医生协助或采用适宜的药物治疗。

二是生活行为方式方面的问题。如不良行为包括吸烟、酗酒、运动缺乏、不良饮食习惯、饮食结构不合理等方面的纠正。

三是注意疾病加重的预防。注意对并发症的预防、实行定期复查等。

四是针对疾病的特点做好有针对性的防护措施。如血液患者多有白细胞减少、皮肤黏膜出血、化疗后易出现口腔和胃肠道黏膜的损伤，因此，要求他们应当"抓住两头，管好中间"，即做好口咽部和外阴部的清洁卫生，注意防治呼吸道、消化道、泌尿生殖道的感染。对一些过敏性疾病要严防过敏源，避免过敏发生。对高血压及心衰患者要限制钠盐的摄入。肾功不全的患者要减少蛋白摄入量。少尿患者要避免高钾食物，晚期尿毒症患者则应采取低磷饮食。

健康教育是医务人员与慢性患者沟通的重要内容，这样做，有益于提高患者的生活质量，有益于改善患者的症状，也有益于密切医患间的关系。

第三节 心身疾病患者的医患沟通

一、心身疾病的概念

心身疾病（psychosomatic diseases）或称心理生理疾患（psychophysiological diseases），是介于躯体疾病与神经症之间的一类疾病。目前，心身疾病有狭义和广义两种理解。狭义的心身疾病是指心理社会因素在发病、发展过程中起重要作用的躯体器质性疾病，例如原发性高血压、溃疡病。至于心理社会因素在发病、发展过程中起重要作用的躯体功能性障碍，则被称为心身障碍（psychosomatic disorders），例如神经性呕吐、偏头痛。广义的心身疾病就是指心理社会因素在发病、发展过程中起重要作用的躯体器质性疾病和躯体功能性障碍。

二、心身疾病的诊断要点

第一，明确的躯体症状；第二，心理社会因素与躯体症状有明确的时间关系；第三，排除躯体疾病和神经症的诊断。

三、心身疾病患者的特点

第一，患者具有一定的遗传素质、性格特点或心理缺陷。换句话说，就是这类患者因为自身的特点，造成心理状态不稳定，容易受到外界刺激的影响。

第二，存在心理社会紧张刺激的因素。这一点对于心身疾病的诊断尤为重要。在心身疾病的发生发展过程中，一定要有心理社会因素的刺激，而且这种刺激要么在时间上比较长久，要么在强度上比较剧烈，或者两者兼备，它们长期作用，导致患者的心境长期不稳定，最终导致心身疾病。

第三，心理社会紧张刺激与疾病的发生有密切的时间关系。一般来说，应该是先有不良刺激，然后才有心身疾病的发生，不良刺激和发病不可能颠倒过来。如果颠倒的话，这个疾病也就不是由心理刺激引起的了，当然就不是心身疾病了。

第四，心身疾病的演变过程与心理社会刺激因素呈现出一种正比例关系。也就是说，刺激因素越强烈，持续的时间越久，那么心身疾病的表现就会越重。

第五，如果单纯采取生物医学的治疗措施而不从心理上进行调适，治疗效果较差。

四、心身疾病患者医患沟通原则

（一）创造良好的住院环境与氛围

第一，对于心身疾病而言，完全开放的住院条件非常必要，开放意味着他们可以自己管理自己，在某种意义上他们认为自己是"正常的"，有助于消除他们因文化或传统观念带来的羞耻感。

第二，人性化的住院环境，整洁安静的病房，和谐淡雅的色调，走廊上放置一些花卉盆景、观赏鱼等，同时墙壁上挂一些艺术品（可以是患者自己制作的）和风景画等，使患者在此环境中可以忘记和淡化患者的角色。

第三，失眠是大多数心身科患者的主诉之一，所以，设置相对独立的睡眠空间尤其重要。在科室尽量设置一些小房间满足患者的需要，增加患者住院的依从性。

第四，设置独立的就诊空间。它能满足患者的被认识、被尊重、安全感等方面的需要，不受外界影响。

第五，设置工娱治疗室。许多患者认为自己是世界上最不幸的人，任何人都比自己快乐、幸福。住院期间可以安排集体治疗和健康教育，让他们彼此增进了解、互相熟悉，对自己的疾病有不同的理解，对疾病的进一步认识使他们不再只觉得自己最痛苦。

（二）建立良好的医患关系

第一，医护人员应该充满活力、举止大方，有礼貌地接待患者。有研究表明，个人的行为80%以上受情绪支配。医护人员应该保持愉悦的工作状态，这样才能感染患者，不要让患者的情绪影响自己。对年轻的异性患者，要注意掌握分寸，不能感情用事。

第二，运用亲切恰当的称呼。可按患者的职业、职位、身份、年龄等区别尊称患者。由于科室的特殊性（除医生、护士外，还有心理咨询师、心理测量师）应主动向患者介绍自己的姓名、职责范围，使患者消除陌生感，增加对医护人员的信任。

第三，及时耐心地向患者介绍病区环境，认真了解患者的病情，以及其内心感受和所需的帮助，使患者消除陌生感，从而有利于建立良好的医患关系。

第四，根据患者年龄、性别、民族、文化程度、职业、病情与患者的社会、家庭背景以及当时的心理感受进行恰当的合理的宣教工作。

第五，在与患者交流和宣教中应将对患者的真诚、相助及爱心融化在言语中。对待对治疗、检查、护理不合作的患者，不要随意批评、指责，一定要考虑尊重患者的自尊心，耐心解释、说服，从患者利益出发，同情关心患者，努力让对方理解这一切是为了患者早日康复，为健康而进行的，这样终会得到患者的理解和合作。

第六，催款要讲究技巧。由于心身科患者大多比较敏感、多疑，在催款时尽量不要直接告知患者，以免增加他们的焦虑感和不信任感，尽量把家属请来，不要当着患者商量交费事宜。

（三）良好的倾听技巧

第一，患者倾诉自己的苦恼时，医生或咨询人员要认真倾听，可以和患者目光交接，表示理解，患者在哭泣时，准备纸巾适时递上；当患者不愿回答问题时，不要勉为其难，可以向家属进一步了解。涉及患者隐私问题，注意遵循保密原则。

第二，皮肤触摸法。接触时，必须根据患者的年龄、性别、宗教、文化、病情等具体情况而采取不同的接触方式，使交谈更融洽、深入。如对待老年患者，可以边交流边抚摸其手，让患者感到亲切和温暖；对患儿可抚摸其头部，会潜意识地让其感到母爱，会更亲近你。当患者抑郁或者悲伤时，触摸可使其感到医生、护士的同情和关切。但年轻的医护人员与异性的同龄患者交流时，应慎用皮肤接触，以免引起误解或反感，造成麻烦。

第三，倾听患者诉说时，一定要耐心细致，尊重患者，不要随意打岔，善于运用重复、归纳、澄清的交谈技巧；当与患者交流告一段落时，可以将这次谈话内容进行归纳和总结，复述给患者听，使其感到医护人员真正在认真听其倾诉，使其对医护人员更加信任，即使有些误会也可以得到澄清和纠正。

第四，巧妙运用言语暗示。

例如，当知道患者头痛时，询问时注意不要问"头还疼不疼"，而应该说"头痛好些了吗"；当患者总是摇头说"我不行了"，应该给其树立信心"只要认真配合治疗，你会一天一天好起来的"。

又如，在患者病情严重时，表达"你的处境很糟，不知能否痊愈，无论如何，我会尽力的"和直接说"你没有希望了"效果肯定很不同。患者想要找的是能给他们治病的医生，而不是那个对自己医术缺乏自信、举止畏畏缩缩的懦夫。不管以前的疗法及疗效如何，一个成功的医生会平静坦诚地对患者说："我会尽力治疗您。"

第十章 普通外科疾病诊疗中的医患沟通

外科是以手术治疗为主的科室。随着科学技术的发展,手术治疗范围不断扩大,手术方法和技术不断提高,手术治疗日益普及。手术既可以作为治疗方法,也可作为检查手段。手术治疗具有疗效好、收效快的特点,但其本身所具风险性也较大。手术不仅对主刀者要求很高,而且需要一个密切配合的高素质团队,还需要医院其他部门有力的配合和支援。手术是一项高技术含量的工作,它要求具备相应的技术设备,对无菌技术和麻醉技术也都有很高的要求。

第一节 外科患者的心理行为特点

对于采用外科手术方法治疗的疾病,无论采用何种手术,都会给患者带来强烈的生理和心理上的刺激,再加上疾病的刺激,就构成双重刺激。这些刺激通过交感神经系统和激素的作用,使患者心率加快、血压升高。这种情况如果得不到缓解,就会影响手术效果,甚至会导致术后并发症的发生。

一、患者手术前的心理特点

患者在手术前的心理反应主要表现为手术焦虑、恐惧和睡眠障碍。由于患者对疾病和将施行的手术缺乏认识,一般对手术都存在着恐惧和担心:担心手术会出现意外情况,担心手术可能引起死亡,担心术后会产生并发症,担心手术会造成剧烈疼痛。一般说,患者在住院24小时内焦虑和恐惧程度最高,在适应住院环境和患者角色之后会有所减轻。患者除对手术本身的担心外,还非常关心手术医生的情况,反复打听手术医生的年龄、技术及手术经验等。有些患者入院后盼望早日手术,但在手术安排后,又坐卧不安,出现食欲减少、失眠等现象。手术患者焦虑、恐惧情绪的轻重还与以下因素有关:

第一,对手术的了解程度。越是对手术缺乏了解的患者,越容易对手术、麻醉等产生担心,对手术的效果和后果产生担心,对手术医生产生担心,对手术可能引起的疼痛产生担心。希望从做过同样手术的患者那里取经,希望通过医生了解手术对疾病的效果和手术可能带来的问题等。

第二,个人的经历。对手术的恐惧焦虑与接受手术者的个人经历有关,曾发生较多生活事件的或存在心理创伤的患者容易产生恐惧与焦虑。过去有过手术体验的患者,由于手术经过及转归过程不同,可产生两极化的现象,有的会对手术更加惧怕,有的则可增强对手术的信心。

第三，个性因素。患者个性不同，对待手术的态度也有很大差异，恐惧和焦虑情况也有很大差别。性格坚强、敢于面对现实、有毅力且不畏困难者，恐惧和焦虑情绪就会较弱甚至不会产生。胆小、懦弱、患得患失、畏首畏尾等性格特征的人，恐惧和焦虑的情绪就会比较严重。

第四，职业因素。一般说，劳动者比较知识分子，对手术的恐惧和焦虑较轻。知识分子心理活动程度深，内容复杂，对事情考虑得过分细致，易于造成疑虑，因而，恐惧和焦虑情绪就更易发生。另一方面，他们顾虑多，提出的问题也多，与医生沟通的欲望更为强烈。

第五，年龄和家庭背景因素。一般认为，年龄小和年龄大的患者对手术的恐惧和焦虑较大。年龄小者正处于生长发育阶段，担心手术对自己前途的影响。高龄者认为身老体弱，难以经受手术的考验，担心也较多。另外个人生活的家庭、社会背景、家人及朋友的态度，也会影响个人对待手术的情绪表现。

二、患者手术中的心理特点

手术开始后，患者的心理往往极为紧张，恐惧麻醉和手术失败，非常注意手术室工作人员的言语举止。非全身麻醉患者，手术中的恐惧和焦虑达到极点，患者对周围工作人员的活动细心揣摩，对手术室器械撞击声音格外留心。由于患者处于极度关注状态，心情十分紧张，会由此导致一些生理的反应如血压不稳、心跳加速或出血等。这时医务人员应以大方的举止、亲切的态度和娴熟的操作技巧，使患者获得安全感，稳定患者的情绪。手术室内应尽力避免发生对患者的不良刺激。

三、患者手术后的心理特点

术后恢复是一个过程，在恢复期出现的各种实际问题，都会形成对患者的刺激，从而引发患者的心理、行为问题。一般说，术前焦虑水平高的患者，术后仍会维持较高的心理反应。由于重大手术有可能引起部分生理功能丧失和体象改变，患者容易产生一些新的心理问题，如愤怒、自卑、焦虑、人际关系障碍等。反复手术且久治不愈者术后心理反应更为强烈和复杂，甚至可继发严重的心理障碍。一般说，患者术后的心理、行为反应与手术处理有关。

手术成败是影响患者情绪的关键因素。手术成功对患者是一个良性刺激，会在很大程度上改变患者的情绪状态。对手术的评价往往与患者的期待有关，如果对手术的期望过高，不切实际，即使手术获得成功，患者情绪仍难望有所改善。即使患者认可手术成功的结果，他们仍会对一系列问题产生担心和顾虑，如伤口大小、是否会发生感染、能否痊愈、能否按期出院等。另外，患者心理仍处于脆弱状态，对术后一些与手术无关的偶发因素，也往往和手术联系起来，如对手术了解不够，就会引发许多心理问题。有些患者由于知识水平低，难以和医生进行有效沟通，也会引起一些不必要的顾虑。

手术若不成功则会引起更多、更复杂的心理行为问题，使患者心理负担加重，陷入极端痛苦的状态。其中，术前对医生期望过高，对手术的危险性和复杂性估计不足，对术后可能出现的并发症缺乏精神准备的患者，情况就会更为严重。还有的患者因对治疗和康复动机不足而处于被动，也会导致严重的心理失衡，情绪极不稳定、抑郁、缺乏信心也会严重影响手术后果。

第二节　医务人员与外科患者的沟通

外科医生必须具有良好的沟通能力，具备诚恳、平易近人，全心全意地帮助患者减轻或解除痛苦，促进康复的素质。外科医生要善于运用语言艺术，使语言和手术刀一样发挥积极的治疗作用。在外科治疗中的医患交往，需要注意以下问题。

一、注意倾听

在医患交往中，倾听患者的诉说非常重要，对外科患者更是如此。这类患者既想接受外科治疗，又有很多担心，他们希望医生能给他们讲明白。因此，他们非常担心医生是否在专心听他们诉说，是否重视他们的疾病，是否把他们想到的问题、担心的事情都认真考虑到了。医生通过认真的倾听，把握患者的思想脉络，把握患者的躯体症状，进一步核实诊断，把握手术的适应证和禁忌证，进一步判断患者对手术是否接受和对手术结果做出准确判断。认真倾听有利于医患之间拉近感情距离，在医患之间建立信任机制。认真倾听还可提高患者对手术的理解和配合程度，消除患者术前、术中和术后的顾虑，使患者安心地遵从医嘱，比较顺利地度过手术恢复期。

倾听是建立在尊重患者、关注患者基础上的，如果没有这样的思想基础，带着拒绝、厌恶、嫌弃的情绪，对患者的诉说表现出不耐烦，就不可能认真地倾听。只有尊重、关注和理性地对待患者，才能保持冷静和心平气和的态度认真倾听，才能营造出使患者感到自在和安全的心理氛围，才能让患者把真实的想法充分表达出来。医生不能凭主观随意否定患者的主观感受，更不能不认真倾听患者的陈述，以免使患者产生担心和对医生的不理解。认真倾听是实现医患双方满意效果、弄清真相的重要方法之一。要弄清患者在发病过程中的情绪反应和自我体验，医生就必须认真倾听患者的叙述，把患者的叙述和对这种叙述的主观评价剥离开来，从中理出患者对疾病状态的真实体验，从而分析判断并做出正确的诊断结论。

二、加强手术前后的沟通

医生在手术前后都要加强与患者的沟通。手术前的沟通主要针对患者对手术的各种担心，围绕手术的目的、作用及可能产生的问题进行沟通，消除患者不必要的思想顾虑，消除患者由于对手术不了解而产生的各种猜疑。手术治疗后，由于手术的疗效和患者的自我感觉并不完全一致，又难以通过客观检查完全客观地进行评定，所以患者常通过切身感受来评价手术。例如，有些患者术后感到疼痛减轻，有些患者则由于术后机体产生的反应而暂时加重病情等。因此在术前、术后都应加强沟通，术前就要使患者了解手术后可能出现的各种情况，指出在术后可能出现某些症状或术后有的症状加重的情况属于正常现象，会随着身体逐步恢复而减轻。这种沟通如果放在术后，患者就会难以接受，甚至会猜测是否手术失败。

当然，术前不可能对术后发生的一切问题都能预见到，术后也可能还有许多新的问题需要沟通，并应给予患者必要的关心，所以术后加强沟通也是必要的。没有经常性的沟通，没有充分的解释和说明，就可能造成医患关系紧张甚至纠纷。

三、加强与家属的沟通

手术前后与家属应进行有效的沟通。患者因术后不适易于产生急躁情绪，家属也易受其影响而失去控制，当术后止痛效果欠佳时，患方更易产生不满情绪。特别是在止痛药不宜在短时间内重复使用时，患者因疼痛难以忍受会出现更强烈不满情绪。在这种情况下，医务人员切忌使用单纯要求患者的语言，如"你再坚持一下""你再忍一下"之类。应当站在医患共同愿望的立场上，把度过疼痛这一关视为医患的共同任务。如"让我们再试试，可能会找到好的方法""让我们一起再想想办法"等。

同时，术后还应当勤观察、常沟通，医务人员要耐心细致地与患者或家属交谈，询问患者的感觉和需要，必要时应连续观察，直到病情平稳。在使用止痛剂时，要向患者及其家属讲清楚，必须合理使用，防止因过量服用而成瘾。要告知患者及其家属，术后不适只是暂时现象，伤口愈合后就会消失，避免患者及其家属产生不必要的紧张，指导患者术后的活动，并让家属予以协助。

四、做好手术前后的谈话和指导

手术前的谈话包括告知病情、手术的必要及可预见的情况，协助患者选择手术方案和签字授权等。

（一）告知病情

患者入院检查诊断后，必须实施手术治疗者，主治医生应当把患者所患疾病情况及诊疗方案如实地告知患者方。要根据患者的具体情况，用他能听得懂、理解得清楚的语言，向患者方做具体介绍，为了能真正讲明白，还可借用图画、模具、电脑动画等方式作为工具，直到患者完全弄明白为止。

鉴于患者之间个体差异很大，对能够理智接受并能正确对待的患者，可直接与之沟通。对因介绍可能产生过重的心理压力甚至可能出现自杀者，应和家属充分沟通，再根据患者的接受能力，采用适合于患者情况的沟通方式与之沟通。不管何种情况，医生都应注意谈话方式，亲切、关怀地运用恰当的语言缓解或减轻给患者造成的心理压力。

（二）就手术的必要性及可预见情况进行的沟通

在术前谈话中，应告诉患者及其家属手术的名称、目的、方法、手术中产生的感受、手术中可能出现的问题及其处理方法，让患者了解手术的大致情况和适应方法。应向患者清楚说明每种疾病都有多种不同的治疗方法，包括不同的手术方法，每种方法的疗效、风险和经济支出都有差别，而且各有其利弊。医生有责任向患者提供治疗他所患疾病的各种方案，结合患者情况分析各自的优缺点，结合医院的情况分析各自的长处和短处，并针对具体情况提出医方合理建议，以便患者做出理性选择。

在术前谈话中，应对手术风险及可预见到的情况做出客观、全面的分析，过高或过低的说法都是不可取的。谈话时应充满同情心，设身处地地为患者着想。患者对待手术本来就有许多担心，医生若冷漠地让患者考虑做不做手术，是一种很不负责任的态度。应该事前向患者说明手术后可能出现的问题及如何对待等。例如：对局部麻醉下施行腹部手术的患者，事先就要告诉他，在牵拉脏器时会有不适或疼痛感，可采用放松和深呼吸的方法，以减轻反应，若仍无好转，则可给予止痛药。行胃肠道手术于术后应放胃管者，可告诉他术后说话不方便以及如何表达要求的方法。应当告知患者术前用药的目的、作用和可能出现的症状；告诉患者术后应采用什么卧位；告诉患者术后要多咳嗽吐痰、多活动以及下床活动的时间，指出这样做并不会使刀口裂开；告诉患者术后应怎样使用止痛药等。这些情况说得越明白，患者就会于问题出现时既有心理准备，又有应对方法。

为了迎接手术，术前应指导患者进行自我训练，其内容包括：培养患者的自我分析能力、控制能力和联想能力，分析采取手术方法的必要性及可能带来的后果，主动控制自己的紧张和恐惧的情绪，术前良好的睡眠是很重要的，因此要叮嘱患者休息好。对害怕手术疼痛的患者，可让他想象手术可以消除疾病痛苦的折磨，用短期的手术疼痛换来健康，摆脱病魔的肆虐，使患者平静地接受手术。

术前，医务人员要与患者及其代理人谈话，并要求他们在手术协议书上签字，这属于常规制度。一般说，医务人员只有在征得患者或家属同意后才能手术。在手术协议书上签字，一是医方表示对患者人格的尊重，手术是以损伤为前提的，是否接受手术，患者完全有权决定。二是患方表示对医务人员的信任。协议书经过签字后，便形成具有法律意义的文件。

在谈话中的客观评价风险，既不要估计过高，也不能估计过低，必须恰如其分。不要过分自信，认为术前谈话只是形式，应付一下就行，凭自己的手术经验是根本不会出问题的。要防止患者采取轻率态度，如表示自己什么也不懂，医生怎么说就怎么做，还有的患者家属干脆把选择权推给医生。对此，必须向他们慎重指出，手术风险确实存在，一定要经过充分考虑再签字。

（三）术中言谈举止要慎重

手术中要坚持查对制度和汇报制度，防止出现差错事故。参与手术的医务人员应当表情庄重，举止安详、从容。手术是外科治疗的关键环节，是保证医疗质量解决患者疾病折磨的关键环节。医务人员表情要自然，决不能在非全身麻醉患者面前露出惊讶、慌张、无可奈何的表情，以免患者受到不良暗示，增加心病。术中医护人员讲话要格外小心，不讲容易引起患者误会的话，以免造成医源性疾患。非全身麻醉患者，意识清楚，对医务人员的举止非常注意，担心术中会发生意外，会对愈后造成不良影响，常会把医务人员的表现与手术情况联系起来，甚至会胡乱猜想，引起不必要的误会。

在手术台前还应避免谈论与手术无关的问题，这种谈论往往会引起患者恐惧，认为医务人员没有专心致志于手术，会影响手术的质量。手术中的任何声响，都可能成为对患者的不良刺激，这些事先都应给患者讲清楚，告诉患者应采取的应对方式，以免引起患者不必要的惊慌。患者的紧张和恐惧情绪会导致患者对疼痛的敏感，影响麻醉效果和手术进程。所以，稳定患者情绪是手术中应当重视的环节。现代手术室采用音乐疗法以舒缓患者的情绪，有些医院已开始了这方面的尝试。

（四）手术后的沟通

手术后及时发现问题和正确处理，对于稳定患者情绪，使患者比较顺利地度过手术恢复期是很重要的。要正确指导术后患者的活动，腹部手术患者术后应适当活动，以促进血液循环，有利于康复，让患者一有排气便告知医生；骨科患者术后要注意保持功能位置，注意加强功能锻炼；颈部患者术后应注意防止大出血，影响呼吸等。

每种疾病术后都有应当注意的事项，应告知患者。有些患者术后身心反应严重，即使手术非常成功，有些患者仍会对医生说疼痛严重，情绪极不稳定，对于这些患者更应加强沟通，消除他们的思想顾虑，除开展心理咨询外，还可以选用适宜的心理治疗方法，以消除其不良情绪，增强患者的康复信心。

（五）特殊手术的沟通

有些特殊手术，如重要脏器的切除手术、生殖系统手术、破坏容貌手术、截肢手术、器官移植手术等，由于情况特殊，会对患者产生一些特殊的心理反应。脏器移植后，患者会认为不属自己的器官进入体内，产生强烈的异物感，认为自己躯体的完整性受到损害，为自己的脏器丧失而恐惧不安，产生严重的焦虑和抑郁情绪。一些重要脏器的切除也会产生严重的心理反应。破坏容貌和截肢手术都会使患者产生自卑心理、缺失心理、对未来生活担忧的心理、对机能缺失而产生的绝望心理等，会使患者情绪低落，痛不欲生，以至丧失生活下去的勇气。因此，在施行这些手术前应讲清手术可能带来的严重后果，有时还可请家属或患者一起参加术前讨论，让患者意识到医务人员完全是为自己着想，从而减轻不安心理，心情舒畅地接受手术。

整形手术是一类很特殊的手术，一些患者由于先天畸形或容貌上存在严重缺陷，自卑心理非常严重，害怕受到周围人的轻视或嘲笑，因而非常希望能通过医学手段改善自己的状况。对待这类患者，要根据条件和可能制定方案，并告知手术后可能出现的问题。对不适宜手术者，要向他们解释清楚，不可勉强手术。做一位负责任的整形医生，不能像美容院那样，表面上吹得天花乱坠，实际上并不一定能取得良好效果。医学美容是医学的分支学科，它必须实事求是地面对患者，必须信守承诺，而不能采取欺骗手段对待患者。

外科医生与患者的沟通是建立在取得最好疗效、保障医疗安全基础上的，是建立在对患者热爱和对医学热爱的基础上的，是建立在患者健康利益第一、一切服从于患者健康利益需求基础上的，是建立在科学态度和保障医疗质量基础上的。离开这些，就难以建立医患间的良好关系。

第十一章 医患纠纷处置概论[①]

第一节 医患纠纷的概述

一、概念

医患纠纷指医方（医疗机构）与患方（患者或者患者近亲属）之间产生的纠纷。医患纠纷包括基于医疗过错争议产生的医患纠纷，也包括与医疗过错无关的其他医患纠纷（如欠付医疗费的纠纷、对疗效不满等等）[②]。

医患纠纷通常是由医疗过错或患者单方面不满引起的。医疗过错是指医务人员在诊疗护理等医疗活动中的过错。这些过错往往导致病人的不满意或造成对病人的伤害，从而引起医患纠纷。除了由于医疗过错引起的医患纠纷外，有时，医方在医疗活动中并没有任何疏忽和失误，仅仅是由于患者单方面的不满意，也会引起纠纷。这类纠纷可以是因患者缺乏基本的医学知识，对正确的医疗处理、疾病的自然转归和难以避免的并发症以及医疗中的意外事故不理解而引起的，也可以是由于患者的毫无道理的责难而引起的。亦有人称之为医疗侵权纠纷，即医疗服务的提供者与接受者之间对医疗行为及其后果是否侵权及侵权责任的争议。

二、特征

（一）发生过程的特殊性

医患纠纷只能发生在生病的公民到医疗机构就诊，并由特定的医生代表医院对其提供诊疗服务的过程中。如果某人生病后不是到医院就诊，而是私下里找自己熟悉的医生去治疗，医生不是代表医院执行职务，那么，即使此时造成了病人的残废或死亡等不良后果，且双方对这一后果及原因有不同认识，这仍然不属于医患纠纷，而是普通的民事纠纷。做这样区分的现实意义在于处理纠纷的法律依据是不同的，如果医生对患者的治疗行为是基于双方的私人关系，而不是代表医院，那么双方发生纠纷后只能依民法中有关损害赔偿的规定去处理；只有在医生作为医院工作人员具体执行职责时，双方的纠纷才能按有关医患纠纷的法律法规处理。处理依据不同，处理的程序就不同，处理的后果也会有很大差异。

---

①医疗事故作为医患纠纷的特殊形式，将列入第十三章，在本章中不做讲述。

②解放：《医疗纠纷处置概论》，浙江工商大学出版社2016年，第23页。

（二）种类的多样性

诊疗护理活动本身是内容相当广泛的活动，其对象又是文化素质、心理素质、机体素质等各方面都各不相同的人。这就决定了医患纠纷的表现形式和原因也是多种多样的。有的可能确实由于医院有失误，比如医生手术时因疏忽而切除了本不该切除的组织或器官；或者，将手术器物遗留在病人体内；或者，护士由于核对不严而给病人打错针或投错药等等。有的则可能是由于无法避免的原因造成，比如，某些疾病发展到一定程度后便无论如何也无法治愈，而病人或其家属却不能正确理解，由此而产生纠纷。不同类型的纠纷决定着不同的处理方式，也决定着作为当事人一方的医院及医生是否承担责任和如何承担责任。由这一特征可知，明确医患纠纷的种类是有重大的现实意义的。

三、种类

以导致纠纷的不同原因为标准，可以将医患纠纷分为医源性纠纷和非医源性纠纷两种。

（一）医源性纠纷

医源性纠纷，是指主要由于医务人员方面的原因引起的纠纷。医源性纠纷又可以分为两种情况，一种是由医疗过失而引起的纠纷，另一种是由其他原因而引起的医源性纠纷。

1.医疗过失纠纷

医疗过失，通常指医生或护士在诊疗服务中有过错或失误，并由此造成患者不同程度的机体损伤的过失行为，其中过失行为与损伤结果有因果关系。此类纠纷具体情况相当复杂，主要包括：

（1）手术方面的医疗过失纠纷

此类纠纷在整个医患纠纷中所占比重较大，造成过失的原因也多种多样。比如，某医生为一肾结石病人做取石手术。术前没有认真准备，也没有仔细查看X射线报告单，盲目地将病人送上手术台。医生凭着印象切开了右侧肾盂，结果没有发现结石，于是问病人哪边有结石，病人不知道；又问助手，助手也记不清，只好重新查看病历和X射线报告单，见上面清清楚楚地写着"左肾盂结石"的诊断。上述案例说明，手术医疗过失的主要原因是医生责任心不强，不做必要的化验和检查。采取"打开看"的轻率态度，以致造成了不良后果，产生纠纷。除上述原因外，还可能由于考虑不周，未排除手术禁忌而导致不良后果；或者准备工作不充分，如血源准备不足，待手术中发生变化急需输血却找不到相同型血，导致血液循环衰竭而死亡；或者由于知识、经验不足而误认器官，造成病灶未除又添新病甚至是严重新病或其他器官功能受损的不良后果。这些都是手术中较为常见的过失，也是最典型的责任事故。

（2）用药方面的医疗过失纠纷

用药是医务人员对患者进行治疗的主要手段，因使用药物过失对患者造成的不良后果而引起的医患纠纷是最常见的，情况也是多种多样的。归纳起来大致有：①用药原则方面的过失。此类过失多是由于医务人员医学基础差，医疗技术水平低。违背用药原则或禁忌，不但没医好病反倒加速了病症的恶化。②用药剂量上的过失。主要用药剂量过大，时间过长，使患者发生药物毒性反应、中毒死亡或发生其他中毒后遗症等，也包括药量不足，不能达到医疗效果，导致不良后果的发生。③用错药物的过失。即错误地停药，或非治疗药物当作治疗用药给病人服用。多由于护士或药剂人员不遵守核对制度造成。④药物过敏反应方面的过失。比如肌肉注射青霉素必须做皮肤过敏试验，如果因未做皮试便注射而发生过敏死亡，就属于典型的过失。

（3）护理方面的医疗过失纠纷

护理方面的过失常见的有护士责任心淡薄，不严格执行核对、交接班、巡视病房等规章制度。如某护士夜班时擅离岗位去会朋友，没有按时巡视病房，致使一患者坠床，引起内出血死亡。此外，由于核对不细而打错针、发错药的过失更为常见。如果是交叉性的，该给甲的给了乙，而该给乙的又给了甲，那就可能同时造成两人的伤、残、亡，这在实践中也确曾发生过。

（4）诊断方面的医疗过失纠纷

正确的治疗首先取决于正确的诊断，误诊和错诊势必发生错误的治疗，轻则延误治疗时机，重则造成死亡或伤残。但应当注意的是，误诊或错诊并不一定就构成医疗事故，限于各方面的客观因素，如疾病的早期症状不明显，特殊而又少见的疾病难于适时明确诊断；或因当时医疗技术水平、设备条件的限制等，都可能造成误诊或错诊，这些就不能笼统地认定为诊断过失。诊断方面的过失主要表现为以下情况；①错抄病理报告单；②把恶性肿瘤误诊为良性肿瘤，贻误病情，失去早期治疗的时机。

（5）输血方面的医疗过失纠纷

这类过失常见的有：①由于验血送血等环节疏忽，给受体（患者）输入了血型不合的血。②输入有污染的血。造成血液污染的情况有很多，总结起来主要有三个方面，一是在采血过程中，如采血器械或存放血液的器皿本身有污染；二是在采血后，如对所采血液放置、保管不当或在运输、贮存中污染；三是在输血过程中，按规定，输血器械应至少24小时或输4个单位血以后进行更换，没有及时更换就可能使血液受污染。由于污染的原因不同，如何确定责任者也就不同，不能因为输入有污染的血就直接确定为由输血的医院承担责任。根据医疗事故条例、消费者权益保护法等法律规定，由污染的血液造成患者损失的，一般先由接诊医院承担赔偿责任，再由医院根据实际情况向造成血液污染的责任者追偿。对受害的患者而言，则既可向医院求偿，又可向污染责任者求偿，也可同时向两者求偿。③输入有传染病源的血液。血液中含有传染病源，通常是由于采血者的原因，如工作疏忽，没有在体检中检出献血者的血液传染病携带情况等。

（6）麻醉方面的医疗过失纠纷

这方面的医疗过失主要表现在：①局部麻醉时麻醉药物误入血管引起全身中毒反应。②误注药物。例如，某医院为一患者做胃大部切除术，麻醉师误将酒精当作麻醉药注入患者椎管内，造成永久性运动功能和感觉功能的障碍。③药量过大，麻醉过深，造成不可逆性的损害。④满腹情况下未采取必要措施而进行全麻导致食物反流进入气管的。此外，全麻手术后患者未复苏便过早拔管，常会引起呕吐物吸入气管而致的窒息死亡或肺炎等。

（7）化验方面的医疗过失纠纷

化验检查是临床医师对患者采取治疗手段的客观依据，也是患者病情是否转归的标志，是现代医疗过程不可缺少的一个重要环节。但有个别的化验人员轻视化验工作，不安心于化验工作，化验中不负责任，从而导致事故，引发医患纠纷。化验方面的过失常见的有：①工作疏忽误填报告单，张冠李戴，不经核对就发出报告。造成对两人交叉错治的不良后果。②配制的化验试剂不符合标准，不能检测出正确的化验结果。

（8）医院管理方面的过失纠纷

主要表现在：①后勤管理松弛，如某医院食堂管理不严，造成患者大范围食物中毒等；②机械执行先交费、再治病的制度，背离救死扶伤精神；③其他医疗设备、设施不合理造成患者损害的。

2.医方其他原因引起的纠纷

医源性纠纷的另一种情况是由医方其他原因引起的纠纷。

（1）医务人员服务态度粗暴恶劣引起的纠纷

有些医务人员在诊疗服务过程中，态度冷漠，解答问题语言生硬，有的甚至出言不逊、恶语伤人、粗暴蛮横，使病人及其家属失去了对其的尊敬和信赖，如果恰逢医疗中有意外事件发生，就难免使早已气愤的家属对医疗意外产生误解，认为那是因为医务人员不负责任，甚至可能误认为是有意拿病人出气，从而导致更强烈的愤怒或不满，促使其做出过激行为，如毁坏医院设施、殴打医务人员等而引起医患纠纷事件。

（2）医务人员语言不当引起的纠纷

在诊疗护理过程中，由于各个医疗机构的条件、设备和医务人员的个人技术水平各不相同，加之疾病的发生和发展都有一个过程。因此，不同的医院和医生对同一种病症的认识和诊断治疗效果就必然会有一定的差异，尤其是当某些疾病在发病初期典型症状不明显，或者表现出的症状与其他疾病相类似时，这种差异会更明显。此时，如果病人从一个医院转到另一个医院或者改变经治医生，后来的经治医生如挑拨是非或说话不注意，就会种下医患纠纷的祸根。

实践中，有极个别的医务人员为了取得私利或发泄私愤，有意在患者和医院及医生之间挑拨是非，制造矛盾。如有的出于个人目的和私利，故意向患者或家属传递不该传递的信息，甚至添油加醋，歪曲事实真相，曲意逢迎患方的不合理需要；或在自己与患方之间有某种特殊关系，或对所在医院有某种不满，或与有关医生有某种恩怨时，常易发生此类情况。

在医疗实践中，也有医务人员在病人及其家属面前说话不注意，说出一些不适合说的事项，尤其是在病床前、手术台上、诊疗室以及抢救过程中，当着病人及其家属的面，或埋怨初诊医院或医生，或对初诊医院或医生因技术经验不足或认识不一致等而实施的不同诊治方法不分场合、对象地发表攻击或负面议论。

（3）违反制度开假诊断书引起的纠纷

诊断证明书是医生代表医疗机构出具的一种书面证明，它不仅是对病人所患疾病的性质及其对工作、生活影响程度的证明，而且也具有一定的法律效力，成为司法机关认定某种事实的证据。有的医师收受非法利益，为使病人达到长期"病休"以便既不失去公职又可从事其他职业捞钱；或诬诈他人打击陷害无辜者等不法目的，而将伤情或病情作"伪"作"重"。或者因病人与自己有一定利害关系的人存在"积怨"，在为病人做诊断证明时，便无视伤、病的真实情况，而将重伤重病作"伪"作"轻"。这种不真实的诊断证明书有时也会给医疗机构带来不应有的纠纷。

（二）非医源性纠纷

非医源性纠纷一般是由于病人或其家属及所在单位缺乏医学常识，或对医院的规章制度不熟悉、理解不准确引起的，也有的纯属是病人及其家属无理取闹造成的。

1.因患方缺乏医学知识而引起的纠纷

医生对疾病的诊治兼顾临床症状和病变的形成及发展变化规律，从现象和本质两个方面去研究病变机制，以便找出最佳的治疗方案。即便如此，由于人的个体差异，病变表现得不完全一致，药物对病变控制的疗效差异等等，总难免出现意外的情况。这并不是医生的失误所致。但由于患方只凭肤浅的一点常识，在并不懂病变复杂性和人体差异性等疾病本质问题的情况下，便固执地认为医疗上的意外事件是医疗事故，并到处控告申诉。

2.因患方有意嫁祸医方而引起的纠纷

这类纠纷有各种各样的具体起因。有的病人嫁祸医院的目的是骗取钱财，有的嫁祸医院的目的是为了骗取工伤抚恤。除上述较常见的嫁祸医院原因外，还有些个别情况。例如，一女因与他人通奸，而在其丈夫住院陪护期间乘机投毒，丈夫死亡后却说医院误诊误治，要医院承担责任。这是以掩盖和逃避刑事犯罪为目的而嫁祸医院。另外，也有地痞无赖式的恣意生事无理取闹的，以及在工伤、交通事故中为了让医院分担部分损失而嫁祸医院的。

第二节　医患纠纷的法律构成

对于涉及医患纠纷的法律构成的问题，是一个严格的法律问题，所以在本节中我们从法律层面做一解读。根据我国民事法律规定，医患法律关系的参加者为医方和患方。医疗行业是国家实行严格准入的行业，行业法规对医疗机构也有明确规定。医方，仅指医疗机构及其医务人员。患方，主要指病人或者其亲属、监护人等，作为民事法律关系的主体，必须具有民事行为能力。

一、主体

医患纠纷处置的主体包括医疗机构及其医务人员和与之相对应的患者本人及其家属。医方具体包括医院、保健院、卫生院、疗养院、门诊部、诊所、急救站、临床体检中心、妇幼保健院（站）等，医生、护士、实习医生、实习护士、后勤服务人员等；患方具体包括患者本人、患者的监护人（父母或人民法院指定作为监护人的直系亲属、基层组织）。

（一）医方

1.医疗机构

医疗机构，在我国是指按照国务院1991年2月发布的《医疗机构管理条例》规定取得医疗机构执业许可证，依法从事疾病诊断、治疗活动的法人、非法人组织和个体诊所。按《医疗机构管理条例》及实施细则，医疗机构是指依据条例和该细则的规定，经登记取得医疗机构执业许可证的机构。主要包括医院、保健院、卫生院、疗养院、门诊部、诊所、卫生所、急救站、临床检验中心、妇幼保健院（站）等医疗单位。按医疗机构的功能、任务、规模等，我国医疗机构可划分为以下十二种：①综合医院、中医医院、中西医结合医院、民族医医院、专科医院、康复医院；②妇幼保健院；③中心卫生院、乡（镇）卫生院、街道卫生院；④疗养院；⑤综合门诊部、专科门诊部、中医门诊部、中西医结合门诊部、民族医门诊部；⑥诊所、中医诊所、民族医诊所、卫生所、医务室、卫生保健所、卫生站；⑦村卫生室（所）；⑧急救中心、急救站；⑨临床检验中心；⑩专科疾病防治院、专科疾病防治所、专科疾病防治站；⑪护理院、护理站；⑫其他诊疗机构。

2.医务人员

对于"医务人员"这一概念的界定，在我国法律界、医学界和理论界都没有一个明确的说法。纵观我国相关法律规范文件，只有《执业医师法》第二条中对"医务人员"进行了狭义的界定，即"依法取得执业医师资格或者执业助理医师资格，经注册在医疗、预防、保健机构中执业的专业医务人员"。通过对文献资料的查阅，发现学术界和理论界对"医务人员"的范围界定存在广义和狭义两种认识。广义的"医务人员"是指所有从事医疗服务行业的人员。狭义的"医务人员"是指通过国家相关资格考试，经卫生行政部门批准和承认，取得相应资格及执业证书的并在各级各类医疗机构从业的卫生技术人员。对医疗机构来说，医务人员不仅包括具有执业资格的医生、护士、药剂人员和医技人员，还包括医疗机构的管理、后勤人员。

（二）患方

一般而言，患者本人即为患方。患者来医院就诊，所发生的医疗行为是针对患者的，一旦发生医患纠纷，医患纠纷处置的患方主体当然就是患者本人。但在实际生活中，往往存在一些特殊情况：患者为未成年人或精神病人，也就是民法上所称的无民事行为能力人或限制民事行为能力人，须由其父母或人民法院指定的监护人与医方订立医疗合同，此时，患者不能单独成为医患纠纷处置的患方主体。因此，医患纠纷处置的患方主体应包括两类人：患者及其监护人，即其父母或人民法院指定作为监护人的直系亲属、基层组织。

二、客体

医疗行为是医患纠纷法律关系的客体。医疗行为是一种专业性非常强的行为，其外延十分广泛。准确地界定医疗行为应考虑以下三个要素：第一，医疗行为的主体和实施对象是特定的。特定的主体是指医疗机构及其医务人员，医疗行为特定对象是患者。第二，医疗行为是专业行为，即医务人员应用医学专业知识和技术的行为。第三，医疗行为的目的不限于治疗疾病，其目的应界定为创造人的健康价值。综上所述，医疗行为应当是指医疗机构及其医务人员运用医学专业知识和技术为就患者进行健康价值创造的各种行为。

目前学界一般将医疗行为根据不同的标准做如下分类：第一，根据患者不同的健康需求，医疗行为可分为疾病医疗行为和非疾病医疗行为。第二，根据对疾病治疗的相对确定性可以将疾病医疗行为分为一般临床医疗行为和实验性临床医疗行为。第三，根据医疗行为是否符合法律规定，医疗行为可分为合法医疗行为和违法医疗行为。第四，根据医疗行为的产生依据，医疗行为可分为契约医疗行为和非契约医疗行为。

医疗行为本质上是民事法律行为。但是医疗行为的对象是人，医疗行为能否实现其治病目的不仅取决于医学发展的水平和医护人员的业务素质，还取决于患者的具体情形，如人与人之间因存在的个体差异导致患同种疾病时的表征、治疗方法、疗效会各不相同。因此，医疗行为又有不同于一般民事法律行为的特点。

1.高度专业性

医学科学的专门性、复杂性、综合性，要求从业者必须经过专门的教育培训，经过资格考试取得从业资格。

2.高风险性

医疗行为过程和结果均可能会发生危险性或不确定性。医疗行为在救死扶伤、渡人困厄的同时，时时刻刻伴随着高度的风险。

3.社会福利性

医疗行为不仅仅是关乎个人健康的法律行为，还是社会健康的前提，也是社会发展中保障人类共同利益的基础，全社会重视、支持并促进人类健康不仅仅是个体的追求，更是社会共同的追求。所以它时刻不离地受到社会整体的关注与维护。

4.评价标准的相对性

用于评价医疗行为的技术标准是相对的。这种标准受地域、人口因素的限制（如边远和相对落后地区的技术标准会低于经济发达地区，不同生活习惯的人口患某一疾病的概率不同）及操作人员素质的影响。

5.侵犯性

医疗行为虽然是以拯救患者生命、恢复患者健康、提高生活质量为目的的，但是在医疗过程中所采用的大多医学诊疗手段与治疗方法以及使用的药物，难免不对机体具有侵入性和损害性。

6.自主性

由于医学知识和技术高度专业性、技术标准的相对性、工作场所的排他性和医疗专家个人经验的差异性，在客观上造成医疗行为主体在技术措施的选择和实施上具有一定程度的自主性。

7.协同性

医疗行为的实施需要医患双方的共同努力，只有医疗一方尽心尽力，患者一方全力配合，才可能取得好的疗效。

8.系统性

医疗行为对人体健康的维护，不仅仅是治疗、手术及用药，还涉及对患者心理行为与生活习惯的调整，是围绕生命健康权益、提高生命价值的全部内容的维护与调理。

三、权利

（一）医方的权利

1.医疗机构的权利

医疗机构作为独立的法人组织，与其他民事主体一样，都拥有自己的权利。其在医疗行为实施过程中，主要有以下两个方面的权利：独立运营的权利；医患关系中医疗机构的权利。

2.医务人员的权利

医务人员是医疗活动的主体，也是医疗活动中医方的主要代表人。根据《执业医师法》《护士管理办法》等有关法律、法规的规定，医务人员在诊疗护理过程中享有下列权利：

（1）医疗诊治权

在注册的执业范围内，医生有权根据病人的情况进行必要的医学诊疗检查，选择恰当的医疗方案、预防措施、保健方法帮助病人恢复健康；有权依据病情、疫情的需要进行疾病调查或流行病学调查，采取预防措施和必要的医学处置；同时，医生有权根据病人的需要和医疗结果出具相应的医学证明。这是医生从事执业活动应当享有的基本权利。

（2）医疗设备使用权

医生行业是一个特殊的行业，医生要想圆满地完成本职工作，要想依法认真履行职责，仅仅靠自己掌握的知识和专业技术是难以实现的。因此，医生在医疗执业活动中应当有权享有使用与执业活动有关的医疗设备的权利，包括诊疗用品、器械等。

（3）科学研究权

医生属于科学技术工作者，享有从事医学科学研究、学术交流的权利，并且享有依法参加科学技术专业学术团体的权利。也就是说，医生在保证完成规定的医疗及其他有关工作的前提下，有权进行科学研究、技术开发、撰写学术论文、著书立说、参加有关的学术交流活动，依法成立或参加学术团体并在其中兼任工作、在学术研究和交流中发表自己的观点等。

（4）继续教育权

现代社会和科学技术的不断发展，要求医生及时更新知识，调整知识结构，不断提高道德修养和业务水平，这既是医生的权利，也是医生的义务。为保障医生的这一权利，各级卫生行政部门和医疗、预防、保健机构应当采取各种方式，开辟多种渠道，为医生参加培训、进修和各种形式的教育创造条件，提供机会，以切实保障医生这项权利的行使。

（5）人身安全权

医生的执业活动和医疗秩序受法律的保护，医生在执业活动中，人格尊严、人身安全不受侵犯。人格尊严是公民的一项基本权益，我国《宪法》第三十八条规定，中华人民共和国公民人格尊严不受侵犯。医生在执业活动中，有时因为医患纠纷，遭到患者或其家属的侮辱、诽谤、谩骂甚至殴打，这些行为侵犯了医生的人格尊严和人身安全，严重干扰了医生正常的执业活动，影响极为恶劣。

（6）获得经济待遇权

经济待遇是指社会给予某一职业从业者的物质报酬，包括工资、津贴、福利等。这是医生维持个人和家属生活，保持其工作能力的基本保证。获取工资报酬和津贴，是指医生有权要求所在单位及其主管部门根据国家有关规定，按时、足额地支付工资报酬。

（7）民主管理权

医生是医疗卫生队伍的主要力量，在医疗预防保健第一线工作，他们熟悉业务，了解情况，密切联系群众。他们最有权对所在机构的医疗、预防、保健工作和卫生行政部门的工作提出意见和建议，并依法对所在医疗机构的工作进行民主管理。医生对所在医疗机构的医疗、预防、保健工作和卫生行政部门的工作享有批评权和建议权，有利于调动广大医生对搞好医疗卫生工作的主动性和积极性，有利于对医疗机构和卫生行政部门的工作进行监督，及时发现问题和改进工作。

（8）强制执行权

在特殊情况下医生有限制患者的权利，以达到完成医疗行为的目的。依据行政执法的规定，行政机关和法律法规授权的组织在一些特定法律情形出现时，有依法强制执行的权利。如"非典"时期医生的特殊干涉，即为依据法律所实行的强制执行行为。

（二）患者的权利

患者权利一般是指患者在接受医疗卫生服务时应该享受的基本权利。与医疗有关的主要有生命健康权、肖像权、名誉权、隐私权、索赔权、要求惩戒权等。国内一些学者认为患者的权利主要包括：医疗保障权、知情同意权、秘密保护权和社会免责权。也有人认为患者的权利应包括：基本医疗权、知情同意权、保护隐私权、医疗选择权、监督医疗权、免除一定的社会责任权、医疗诉讼权、陪护与被探视权。

患者的权利应该是相对于医务人员的义务而言的，都是在与医务人员达成协议、接受医疗服务的过程中所享有的权利。主要应包括以下几点：

1.基本医疗权

世界卫生组织（WHO）明确提出"健康是人的基本权利"，任何人都有权享有必要的、合理的、最基本的诊治护理，以保障自身健康。基本医疗权主要包括就医权、获得诊断权、获得治疗权。

（1）就医权

就医权直接源于生命健康权，生命健康权是人的基本权利之一。1948年联合国通过的《世界人权宣言》中宣称："每个人有权使生活达到一定的水准，保证他自己及其家庭的健康和幸福，包括食物、衣着、住所、医疗和必要的社会服务。"我国《宪法》第二十一条规定"国家发展医疗卫生事业……保护人民健康"，保护人民健康的最根本途径就是确保公民患病时的就医权，维护患者得到诊治的权利。这些规定都是公民享有就医权利的法律证明。

（2）获得诊断权

在临床上，诊断是治疗的前提，没有翔实的、科学的诊断，治疗只能是盲目的治疗，它不仅会影响患者的生命与健康，而且还会给患者造成不应有的经济损失及精神负担。每一个患者都有权要求医务人员对自己的疾病进行详细、及时、客观的检查和诊断，以获得正确的治疗。而每一个医务人员都应尊重患者的诊断权，为患者提供尽可能详细、及时、正确的检查和诊断结果，一切敷衍了事、草率应付、无故拖延检查和诊断的行为都是对患者诊断权的践踏和侵犯。

（3）获得治疗权

1948年联合国《世界人权宣言》中提到，每个人有权使生活达到一定水准，保证自己及家庭的健康和幸福，包括食物、衣着、住所、医疗和必要的社会服务。《病人权利准则》中规定，病人有权利接受关怀和被尊重的照护。公民在患有疾病时，有从国家和社会获得物质帮助的权利，国家应当发展为公民享受这些权利所需要的医疗卫生事业。这是我国《宪法》第四十五条第一款所规定的公民权利，也是患者治疗权的法律依据。

2. 知情同意权

我国《执业医师法》第二十六条规定："医师进行实验性临床医疗，应当经医院批准并征得患者本人或者其家属同意。"《医疗机构管理条例》第三十三条规定："医疗机构施行手术、特殊检查或者特殊治疗时，必须征得患者同意，并应当取得其家属或者关系人同意并签字。"《医疗事故处理条例》第十条第一款明确规定："患者有权复印或者复制其门诊病历、住院志、体温单、医嘱单、化验单（检验报告）、医学影像检查资料、特殊检查同意书、手术同意书、手术及麻醉记录单、病理资料、护理记录以及国务院卫生行政部门规定的其他病历资料。"同时，为了保证资料的客观性，其第二款还规定："患者依照前款规定要求复印或者复制病历资料的，医疗机构应当提供复印或者复制服务并在复印或者复制的病历资料上加盖证明印记。复印或者复制病历资料时，应当有患者在场。"

3. 医疗自主权

患者有权自主决定接受或者不接受某一项医疗服务，有权拒绝接受非医疗性服务；有权转诊及进行一些特殊诊疗的自主决定等。完全行为能力人应以本人意愿为准，当父母、配偶同患者意见不一致时，应尊重患者本人意愿。患者的自主权不得干预医生的独立处置权。患者拥有以下三项自主权：①对于医疗机构选择的自主权；②对于医疗服务选择的自主权；③对于自己身体的自主权。

4. 隐私受保护权

隐私权即生活秘密权，包括一切与公共利益无关的个人信息，如公民个人的身体健康状况、生理缺陷、恋爱婚姻家庭状况、个人日记、信札等。因为医生有权接触患者身体和健康方面的任何秘密，所以才有需要强调保护患者隐私权，但并不等于只要接触到病人的隐私就是侵犯隐私权。

5. 请求赔偿权

在医疗活动中，因医疗机构及其医务人员违反卫生医疗管理法律、法规、部门规章和诊疗护理规范、常规，造成患者人身损害或财产损害时，患者及其家属有权依法提出经济赔偿要求，并追究有关人员或单位的法律责任。

6. 医疗监督权

在就医过程中，患者及其家属有权对医疗活动的合法性、合理性、公正性等进行监督，有权检举、控告侵害患者权益的医疗机构及其工作人员的违法失职行为，有权对保护患者权益方面的工作提出咨询、批评和建议。

四、义务

此部分内容中涉及的"义务"与第一章第二节中"医患沟通的主体"所述内容一致，此处不再赘述。

第三节 医患纠纷处置的方式

医患纠纷不是我国特有的，而是一个世界性现象，只是一些发达国家、地区的医患纠纷没有成为严重的社会问题。在日、美、英等国家，医患纠纷案件一度也出现数量剧增的现象，为此，这些国家就在相关制度上进行了改进，很好地防范和处理了医患纠纷。虽然国家体制不同，但我们相信，其他国家的先进经验是可以辩证地加以利用的，本书主要借鉴了三个国家的医患纠纷处置模式。

一、国外主要国家的医患纠纷处置

（一）美国模式

目前美国医患纠纷的处理方式主要是ADR（alternative dispute resolution）模式，其形式主要包括调解、仲裁、混合ADR。ADR包括：（1）监察人制度。指由中立的第三方收集纠纷相关信息并独立调查得出解决方案。（2）事实发现。中立方根据调查出具的纠纷事实不具有法律约束力，只是为纠纷当事人提供了一份事实依据。

1.调解

纠纷当事人在中立第三方的帮助下，通过协商，消除分歧，达成协议。在有些国家中，调解所达成的协议并不具有约束力。但我国2010年8月28日颁布的《人民调解法》第三十一条规定："经人民调解委员会调解达成的调解协议，具有法律约束力，当事人应当按照约定履行。"

2.仲裁

纠纷案件被提交给一个或多个中立的仲裁员，由仲裁员根据预先制定的程序做出最终裁决，此裁决具有法律约束力。

3.混合ADR

多种ADR方式混合进行使用，通常按一定的次序进行，如在"调解—仲裁"中，仲裁员应先进行调解，调解不成时才转入仲裁程序。在美国，所有的医院都须设立仲裁委员会，其中处理医患纠纷是仲裁委员会的一个重要功能。不过仲裁委员会仅仅是咨询服务性的机构，只是提供建议给医生、患者和家属，并不具备法律效力。如果调解不成，患者和家属还可聘请律师，代理其维权。若证明医方确有过失，特别是情节严重的，会处罚较高的罚金。另外，相关保险公司也会对医疗过程进行监督，若做出的相应鉴定认定医方确有过失，患者即可得到赔偿。因此在这种情况下，患者更愿意通过调解或法律手段解决医患纠纷，而不是到医院闹事或采取暴力维权。

为了解决庞大的医疗费用问题，美国在全国范围实行了按疾病诊断相关分组预定额付费制（Diagnosis Related Groups-Prospective Payment System，DRGs-PPS）的改革方案，构成了医疗保险机构支付医院住院费用的基础。DRGs-PPS在美国颁布实施后，大大减缓了医疗费用的增长速度，使其上涨幅度由16%～18%降至7%～8%。在社区层面采用了两种按"人头"付费的结算办法：一是"初级保健管理项目（Primary Care Case Manegement，PCCM）"；二是按人头付费"健康维持组织（Health Maintenance Organizations，HMOs）"。"PCCM"的注册参保者，除了常规的按项目付费获得的医疗服务之外，每人每月向初级保健医生支付3～6美元，以购买提供的初级保健服务。HMOs为参保人提供门诊和住院服务，还提供药品、口腔病治疗和其他服务。这种按人头支付的付费方式对医疗费用控制比较合理，能够鼓励医方注重预防保健工作，减少疾病发生，提高健康水平。

（二）日本模式

1.成立医疗评估机构，监督医院的行为

为了加强患者对医生的信任，日本于1995年成立了医疗评估机构，监督医院向患者提供优质服务，对医院进行测评并公布结果。这样一来，患者就会选择医疗评估合格的医院和医生看病，而那些不合格或者得分低的医院，就无人问津了。

2.设立专门的医疗事故研究机构

日本有专门的医疗事故研究机构。医院内部都设有安全管理委员会，收集医疗事故的信息，分析事故的原因，并进行记录，这样可以有效地防止医疗事故的再发生。并且定期召开会议，把相关研究结果通知给全体医护人员，督促大家在平时的工作中尽量避免类似问题。

3.推行"无过失补偿制"，保护患者的权益

当发生医疗事故的时候，医院要向有关部门报告，向患者和家属做出解释。属于医方错误的，医方需要真诚道歉，并给予经济上的赔偿；如果对责任存在争议的，可通过法律途径解决。不过日本的医疗诉讼案大都是和解的，原因是诉讼对原告的心理和经济压力都很大，所以往往患者及家属会选择和解获取赔偿金的方式。再者，厚生劳动省推行的"无过失补偿制"，即规定无论医方是否存在过失，受损害的家属都可以得到一定的补偿，充分保护了患者的权益，使得患者更加不愿意闹事。并且，日本在提高和解效率方面也做了很大的努力，大幅度缩短了纠纷处置时间，大大提升了和解率。

4.设立独立于法院的民事非诉讼调解机制

具体做法是由退休法官主持，由非法律人士参与组成调解委员会来斡旋、调解医患纠

纷，使当事人达成满意的解决纠纷的协议。这种做法既可以缓解患方的诉讼压力，也为纠纷的解决提供了专业的指导。

5.给医生购买医疗执业保险

为了保护医生的权益，由医院为医生购买执业保险，既保护了医务人员的权益，又可以通过保险公司及时解决部分纠纷或事故，不导致事态扩大。

（三）英国模式

英国属于典型的普通法法系国家，在处理医患纠纷时，以司法途径为主。在英国，既要求医生尽法定义务为患者服务，同时对于患者在治疗过程中或结束后与医疗机构或医生发生纠纷而提出赔偿要求时，要求患方承担举证责任，证明医生的失职行为。因此在英国，司法界潜意识地倾向于去保护医务人员。在预防医患纠纷发生机制上，通过信息公开化保障患者知情权，避免矛盾升级，也为医患纠纷的举证环节提供了信息来源。同时建立医疗信托责任制度，有效降低了医疗风险。

1.通过健全的法制使得信息公开化

英国的关于医疗信息的法律有《医疗报告获得法》（1988）、《健康数据获得法案》（1990）、《数据保护法案》（1998）。其中《医疗报告获得法》（1988）主要是授予公民可因就业或者保险的目的要求医生提供相关的医疗报告的权利。此外，该法还规定医师在提供报告后，还必须将副本保存6个月。如果公众认为报告中有不实的信息，可以提出修改的要求。不过当有关的信息的披露可能对患者有损害时，医生是有权拒绝披露的。如果披露的信息涉及他人，在未得到当事人许可之前，不可以公开信息。而且医方必须承担包括记录索取信息、经同意后披露医疗报告、修正或者将拒绝修正医疗报告的意见记录、保存报告副本至少6个月的责任。《健康数据获得法案》（1990）赋予公民查阅已死亡亲属健康记录的权利，该法案适用于英国整个卫生系统及全科医生所做的记录和私人健康部门。《数据保护法案》（1998）则要求有关数据控制人（包括英国全国卫生系统的组织）遵守有关数据保护的原则。此外法案还设立一个独立的公共机构——信息委员会办公室负责对数据保护事项的遵守和执行进行监督。该法案主要赋予个人及其授权代理人申请查看个人数据（包括健康记录）的权利。这些法律的制定，使得患者在医患纠纷发生时，患者及家属能够获得比较详尽又真实的医疗报告，有利于在诉讼时举证，保护患者的权益。

2.建立医疗责任信托制度

英国制定了《国民健康服务（医疗过失计划）条例》（1996），建立医疗责任信托制度（CNST），为公立医院医患纠纷赔偿提供经济保障，解决赔偿风险。该条例规定国民医疗服务体系的医疗机构应该对其雇佣的员工出现医疗过失和疏漏时承担替代赔偿责任。在有效期内，任何成员面对符合相关规定的医疗责任索赔和赔偿，卫生部可以根据相关规定以及案件的具体情况确定赔偿数额支付给成员。每个成员要向卫生部交纳一定费用，经费除了作为来年估算的投诉赔偿和相关工作费用外，不得挪作他用。在有效期内，卫生部在成员提出符合规定的医疗责任索赔时，要根据相关规定和案件情况赔偿给成员，包括身体和精神损失，以及因此造成的相关财产损失。由此看来，医疗过失计划应用到医患纠纷中，不但及时解决了赔偿问题，同时，由国民医疗服务诉讼委员会来承担处理医患纠纷和赔偿的主体，就有效减轻了医疗机构和保险机构的压力，避免了人为压低赔付的弊端。

二、中国香港及台湾的医患纠纷处置[①]

(一) 香港的医患纠纷处置

香港政府让卫生署和医管局分别负责医疗机构政策的制定和具体的管理，形成彼此监督的机制。目前香港的医院分为三种：第一种是公立医院，特点是收费低廉，但排队等候时间较长。第二种是慈善性医院，该类医院通常是由政府资助，但也会有数额巨大的民间资本以捐助的形式注入医院。第三种是私人医院，它的定位主要是高端市场，旨在为有消费能力的患者提供更便捷更优质的服务。香港患者在发生一般性的医患纠纷时，一方面可以向医疗机构或香港医疗机构管理局投诉，医疗机构一方会设专人负责投诉或提供协助，医管局也会依据投诉利害关系优先进行处理。若患者对医管局的裁决不服，可以上诉至公众投诉委员会，公众投诉委员会拥有独立的审议和裁决权，可以本着公平正义原则，针对患者的投诉向医疗机构提出建议，但对医疗机构没有强制的约束力。患者还可以向特区行政长官办公室、立法会秘书处等八个机构投诉医管局，以维护自己的合法权益。另一方面患者可以直接提起民事诉讼，通过走法律途径解决纠纷。香港建有完善的医疗事故处理机制。当发生医疗事故后，医疗机构应及时向医管局呈报与公开。并列有9类事故、2类重大风险事件发生后24小时内要向医管局汇报，同时积极与患者及患者家属沟通，缓解他们的情绪，接下来由医管局委任专家小组展开调查，最后根据调查报告，医疗机构做出改进，同时由医管局跟进进度，监督实施。

(二) 台湾的医患纠纷处置

目前，台湾医患纠纷的处置方式主要有：申诉、调解、民间团体协助、自力救济，最后才是提起诉讼。台湾地区充分发挥调解的纠纷解决功能，更将调解设置为法定的诉讼前置程序，以期通过强制调解加强沟通，减少不必要的诉讼。根据台湾学者的统计，自行协商或者通过第三方介入解决的纠纷占医患纠纷的50%～70%，而通过诉讼途径解决纠纷的只有10%～20%。

1.卫生行政主管机关调解

台湾新修订的《医疗法》第九十条规定："行政院卫生署"及各个县市卫生局下设医事审议委员会，该委员会的首要职责就是调解医患纠纷。此外，为了配合医患纠纷的调解

---

①解放：《医疗纠纷处置论》，浙江工商大学出版社2016年，第14–16页。

工作，"卫生署"于1998年4月制定了"医事争议调处作业要点"，此后许多地方政府也根据自身的特点制定了相关的条例或者办法。规定一般先由医患纠纷当事人向卫生主管机关提出调解申请，主管机关在受理申请后交由医事争议审理委员会调解，但调解没有法律效力，当事人可以不接受。

2.民间团体调解

对比官方调解的成绩，台湾地区民间处理医患纠纷却相当有成效。台湾民间成立了许多团体作为中立的第三方介入医患纠纷的调解与协商，如台湾医疗改革基金会（简称医改会）、消费者文教基金会（简称消基会）以及各地的医师工会等，其提供的服务主要有：成立互助团体，提供信息咨询，协助患方与医疗机构进行协商或者与患方共同对抗医疗机构等。这些民间团体在处理医患纠纷上发挥着重要的作用，使得调解的主体来源更为丰富。

台湾医改会成立于2000年。自成立之初就不断有医患纠纷的患者求助，它虽不介入单个的医患纠纷处理，但是可为当事人提供医疗信息咨询服务，以改善医患关系中的信息不对称。同时，台湾医改会还将收到的申诉定期整理，提炼总结有用的信息，做成指南，免费提供给各医疗机构。此外，对于医疗机构的医疗服务质量，医改会也会进行密切监督。

消基会接受的关于医药问题的投诉历年来都是占所有投诉的第二位，并且得到了大多数患者的信任。目前消基会的服务还仅限于帮助消费者进行医疗鉴定、协助患者与医院进行沟通与协商、捍卫消费者权利等。据调查，台湾地区有42%的患者及其家属在出现医患纠纷后会选择由消基会处理。

3.立法将调解作为诉讼前置程序

台湾地区《民事诉讼法》明确规定，因道路交通事故或医患纠纷发生争执的，在提起诉讼前应先经法院调解。也就是说，所有的医患纠纷案件在正式进入审判之前都要先进行诉前调解，这就是法定的强制调解。这体现了台湾地区普遍认同的原则：医患纠纷如果能够以和解方式达成协议，自然是最为理想的，以调解的方式解决争议进而达成协议，与和解一样能够让纠纷圆满解决。相较于诉讼，调解是迅速而节约成本的，且具有保护隐私的功能，对于医患双方的沟通与相处更是具有积极的作用，值得提倡。

三、中国大陆医患纠纷处置方式

（一）中国大陆医患纠纷处置发展

1950年以后，我国颁布了一些法律和法规，确立了一些涉及医患纠纷的规定，如关于尸体解剖的纠纷（医疗事故鉴定委员会也是从这时出现的）。但是在当时，这些医患纠纷的处理主要是由人民法院负责的，被认定为医疗事故的案件中大部分没有经过专业的医疗鉴定。对于专业性要求很强的医患纠纷来说，这种处置方式难免存在不合理性。

从1960年起到1980年之间，我国的医患纠纷不再由人民法院进行处理，而是改为相关的卫生行政部门进行处理。好处是，这些部门熟悉医疗业务，有权对医疗机构进行监督管理，而且有一定的权威性、专业性。但也有一些纠纷不能处理，如很多情况下由于缺乏相关的监督、缺乏强制力，患者的赔偿迟迟得不到有效执行。另外，卫生行政部门对一些"医闹"行为也无能为力，因而无法保障医院的工作秩序，更别提医生的人身安全了。这样一来，医患纠纷的处理更加困难。随着我国法制建设的不断完善，各地纷纷出台相关的规定，以期解决医患纠纷这一大难题。在总结各地的经验又经过相关部门的多方论证后，国务院于1987年6月出台了《医疗事故处理办法》，用于医患纠纷的解决。次年，卫生部又颁发了对处理办法的说明，详尽地解释了相关问题的处理办法，包括事故鉴定委员会设立时应遵守的规则、设立的形式、如何对医疗事故进行定性等，从而奠定了依法解决我国医患纠纷的基础。当前我国医患纠纷处置困难还有一个原因，即存在医患纠纷鉴定"二元化"的问题，造成该现象的原因是由于我国的行政立法、国家立法和司法解释等形式的立法不匹配。1991年我国颁布了《民事诉讼法》，对人民法院赋予了决定和指定鉴定的权利。十年之后，我国接连颁布了《关于民事诉讼证据的若干规定》《人民法院司法鉴定工作暂行规定》《人民法院对外委托司法鉴定管理规定》等，这些规定从不同的方面对医患纠纷及其鉴定进行了规范描述，目的在于方便法院处理医疗事故。2002年4月4日，国务院又颁布了《医疗事故处理条例》。该条例规定，被鉴定后确认为医疗事故的，应由责任方进行赔偿；若鉴定结果认定不属于医疗事故，则不需要进行赔偿。但是对医疗事故的鉴定结果是由当地的医学会组织专家得出的，鉴定办法则依据国务院卫生行政部门的有关规定，这属于行政体系内部的自我鉴定，存在一定的封闭性。因此，次年又颁布了关于《参照〈医疗事故处理条例〉审理医患纠纷民事案件的通知》，这样一来，我国对于医患纠纷的处理就形成了双重标准，处理方式也变得"二元化"。即一方面是法律上的二元化，如果医患纠纷构成了医疗事故，则要根据《医疗事故处理条例》的条款进行处理；未构成医疗事故的，若符合民事赔偿条件，要根据《民法通则》处理。另一方面是指医疗鉴定二元化，既有由医学会组织专家组进行医疗事故的技术鉴定，又有由法医进行的医疗事故的司法鉴定。法医在进行司法鉴定时，主要考查行医方在医疗过程中是否存在差错，其差错是否对患者造成直接的伤害等，因此也被称为医疗过错司法鉴定。

（二）医患纠纷的报告与处置

发生医患纠纷后，医疗机构应当及时向当地卫生行政部门报告，启动医患纠纷处置预案，并按下列程序处置：

（1）及时组织医院专家会诊，将会诊意见告知患者或者患者近亲属。

（2）在医患双方当事人共同在场的情况下，按《医疗事故处理条例》规定封存或启封现场实物及相关病历资料。

（3）患者在医疗机构内死亡的，按规定将尸体移放太平间或殡仪馆。医患双方不能确定死因或对死因有异议的，按《医疗事故处理条例》规定进行尸检。

　　（4）告知患者或者患者近亲属有关医患纠纷处置的方法和程序，答复患者或者患者近亲属的咨询和疑问。

　　（5）患者或者患者近亲属以及其他人员严重扰乱医疗工作秩序不听劝阻的，及时向所在地公安机关报警。

　　（6）参加了医疗责任保险的医疗机构，应当如实向医疗责任保险承保机构提供医患纠纷的有关情况。

　　（7）处置完毕后，向卫生行政部门提交医患纠纷处置报告，如实反映医患纠纷的发生经过及调查、处理情况。

　　卫生行政部门接到医患纠纷报告后，应当责令医疗机构立即采取有效措施，必要时派人赶赴现场指导、协调处置工作，引导双方当事人依法妥善解决医患纠纷。

　　公安机关接到严重扰乱医疗工作秩序行为的报警后，应当及时出警，依法处置。

　　医患纠纷发生后，双方当事人可以自行协商解决或者向医疗机构所在地的医患纠纷第三方调解委员会（以下简称"医调委"）申请调解，也可以向卫生行政部门申请医疗事故争议行政处理，或者向人民法院提起诉讼。

　　医患纠纷索赔金额2万元以上的，公立医疗机构不得自行协商处理，应当告知患者及其近亲属可到当地医调委调解或者向卫生行政部门申请医疗事故争议行政处理，也可向人民法院提起诉讼。

　　因药品不良反应或者医疗器械不良事件引起的医患纠纷，医疗机构应当根据鉴定结论向受害方支付补偿费用。

　　医疗机构支付补偿费用后，可以依法向药品或者医疗器械的生产者、经营者追偿。

　　经调解解决的医患纠纷，应当制作调解协议书。调解协议书由双方当事人签名、盖章或者按指印，经调解人员签名并加盖医调委印章后生效。依法达成的调解协议，双方当事人应当自觉履行。

　　医调委应当自受理调解申请之日起30个工作日内调结。因特殊情况需要延长调解期限的，经双方当事人同意，可以再延期30个工作日；超过期限仍未达成调解协议的，视为调解不成。

　　医疗责任保险机构可以参加医患纠纷调解，并协助医调委做好医患纠纷的受理、调查、评估及理赔等工作。

　　经医患双方当事人协商一致的协议、医调委调解达成的调解协议，应当作为医疗责任保险承保机构的理赔依据。医疗责任保险承保机构应当依据保险合同约定的保险责任，自申请理赔之日起10个工作日内支付赔偿金。

　　医疗责任保险承保机构未在10个工作日内支付赔偿金的，医疗机构应当先行垫付。医疗机构垫付赔偿金后，可依法向医疗责任保险承保机构追偿。

第十二章 一般医患纠纷的沟通①

第一节 和解中的沟通

一、医患纠纷的处理方式之一：和解

（一）概念

和解，顾名思义，和平解决。用法律术语解释即为在纠纷、矛盾发生后，双方当事人在平等的基础上自愿协商，互谅互让，进而达成和解协议，是没有第三方参与的一种解决纠纷方式。和解一般发生在法律诉讼前，是一种民事法律行为，也是当事人依法自主处分自己民事实体权利的表现。和解由于是主客体双方自愿进行的一种行为，因此不受时空限制，在纠纷发生后，处理矛盾的各种途径过程中，当事人在每个环节都可以要求进行和解。既充分尊重了双方的意愿，又节省了成本，同时还保持了双方一种和谐的关系。因此和解在解决纠纷过程中是第一选择，对于和解的内容、范围我们还需要进行明确的定义。此处我们先从当事人的和解意愿来规范和解的范围：双方当事人在纠纷处理过程中的任何时间、任何场合，有和解意愿时均可进行和解，达成和解协议。

（二）和解的特点

1.自治性

同诉讼、仲裁及调解相比，和解最大的特点在于解决纠纷无须借助第三方并且具有最高的自治性。和解是一种旨在相互说服的交流与对话过程，这种过程实质上是纠纷当事双方之间的一种交易活动。和解并不是一种特定的制度，在纠纷解决过程中，它更像是促使当事双方面对面地相互协商并达成协议的途径。

2.灵活性

形式和程序上的随意性使得和解具有极大的灵活性，正由于此，和解往往可以和其他纠纷解决方式同时使用，并在其中发挥重要作用。

（三）医患纠纷和解坚持的原则

1.自愿原则

医患纠纷和解制度最重要的是医患双方自愿协商和解，双方当事人均有主动选择权，因此，发生医患纠纷后，双方当事人自愿将纠纷以协商和解的方式解决，这是医患纠纷和

---

① 医患事故作为医患纠纷的特殊形式，将列入第十三章，在本章中不做讲述。

解机制能够成功运行的前提条件。当事人双方自愿原则的内容是广泛的，首先是医患纠纷协商和解程序的启动完全是建立在当事人意思自治的基础之上，必须是双方当事人达成和解的合意，若一方当事人不愿意运用协商和解的方式解决医患纠纷，则和解程序无法启动；其次，在和解过程中，若一方当事人不愿再继续和解，则应当尊重该当事人对自身权利的处置而停止和解程序。

2.依法和解原则

依法和解是指协商和解制度的案件范围要合法，协商的程序要合法，和解达成的赔偿金额要合法，不能是"大闹大赔，小闹小赔，不闹不赔"，坚决反对以下两种倾向：一种是，若一方当事人不愿再进行和解，应充分尊重当事人的程序选择权，当事人可以自行决定是否另行卫生行政部门的行政调解、人民调解或起诉，但坚决反对不顾当事人的意思自治权，坚决反对"医闹"；另一种是，坚决反对协商的赔偿数额与法院同类案件判决的赔偿数额严重不符，甚至大大低于或者高于法院同类案件判定的赔偿数额。

（四）医患纠纷和解的主客体条件

在协商中，医疗机构和患者双方作为民事法律关系主体，地位完全平等，任何一方不得以任何理由用任何方式向另一方施加压力，如医方不能利用自己的种种优势地位限制患方正当权益的实现，医患双方应在地位完全平等的基础上进行协商，可以共同委托负责组织医疗事故技术鉴定工作的医学会进行鉴定，然后在鉴定结论的基础上就赔偿问题进行协商。经过协商，医患双方达成一致。协商要达到的结果就是医患纠纷的和解。要实现和解，谈判双方应当具备以下条件。

1.患方主体应具备的条件

（1）参加和解的患方应具备完全民事行为能力

根据《民法通则》的规定，18周岁以上的公民是成年人，具有完全民事行为能力，可以独立进行民事活动，是完全民事行为能力人。16周岁以上不满18周岁的公民，以自己的劳动收入为主要生活来源的，视为完全民事行为能力人。因此与医院和解者一般需年满18岁。

（2）参加和解的患方应具备主体资格

参加和解的患方在法律上必须能够享有民事权利，依法承担民事义务。因此患方必须直接与医疗机构发生利害关系，如具备完全民事行为能力的患者本人。若医患纠纷中涉及的患者不具备完全民事行为能力，如未成年人、精神病人、昏迷病人等，此时与医疗机构和解的患方只能是患者的监护人。具体的监护人在法律上有明确的规定，如《民法通则》规定未成年人的法定监护人是父母，指定监护人可以是祖父母、外祖父母、兄长、姐姐、关系密切的其他亲属、朋友、未成年人的父母的所在单位或者未成年人住所地的居民委员会、村民委员会或者民政部门等。若医患纠纷中涉及的患者发生死亡的，则其继承人具有与医疗机构和解的资格，此时参加和解的患方必须是按顺序的第一顺序的所有继承人。《继承法》规定继承开始后，由第一顺序继承人继承，第二顺序继承人不继承。没有第一顺序继承人继承的，由第二顺序继承人继承。第一顺序继承人是：配偶、子女、父母。具备主体资格的患方既可亲自参加和解也可委托代理人参加和解或与代理人一起参加和解。虽然委托代理可以用书面形式，也可以用口头形式。但为了避免日后可能的纷争，委托代理应当采用书面形式。在授权委托书上应有患方和代理人的签字，应当写明代理人的姓名、代理事项、权限和期间。

2.医方主体要具备的条件

在医疗事故纠纷中，往往存在着多种责任的竞合，当事人有可能利用和解来规避行政责任与刑事责任，逃避法律制裁。因此，应当限定适用协商的医患纠纷的范围，应明确：凡涉及行政机关行政权和检察机关监督权的医患纠纷内容不适用协商和解，但其中的民事赔偿部分仍可进行和解。由于医患纠纷的发生主要基于医方的行为所引起的患方的指责及不满，因此医方的行为成为确立处理机制的重要依据，确定医方行为的范围成为和解解决医患纠纷的重要一环。医患纠纷根据不同情况，所涉及的责任也是不同的，必须明确医患纠纷的协商范围仅仅限于民事领域责任的承担问题。对于行政责任和刑事责任不适用协商的，应该厘清关系，依法通过行政或司法途径解决处理。这样，可以避免医方通过信息优势隐瞒不当的医疗行为，特别是重大医疗事故，借机逃避卫生行政部门的行政处罚和司法机关的刑事责任追究。协商不是"和稀泥""息事宁人"，协商是在医患双方对医患纠纷的性质、医方责任过错、患者的实际损害都有明确认定情况下的平等谈判。协商应该以事实清楚、责任明确为前提，这样也可以避免在协商中为患者提出不合理的赔偿要求提供温床。

（1）医方主体可以实行和解的条件

①经医学会技术鉴定属于医疗事故，由医患双方共同申请和解的医患纠纷；②经医学会技术鉴定不属于医疗事故，但认定医疗机构在诊疗或护理中存在过失、过错，由医患双方共同申请和解的医患纠纷；③未经医学会技术鉴定，但事实证明医疗机构在诊疗或护理中存在过失、过错，由医患双方共同申请和解的医患纠纷；④其他可以由和解方式处理的医患纠纷。

（2）医方主体不可以实行和解的要求

①涉及刑事处理的医患纠纷；②行政调解已经协议结案的医患纠纷；③其他不能以和解方式处理的医患纠纷。

医院方的调解参与人员应当是其法定代表人（院长、董事长）或其委托人，委托人参加的，应有授权委托书，并有明确的授权范围。

二、医患纠纷和解的一般过程

第一，出现医患纠纷，经科内解释患方不能接受的，应告知患方到投诉接待办反映情况，投诉接待办负责接待来访者，耐心听取患方意见，详细记录纠纷经过。

第二，事实经过明确，医方行为未有违法或违反医院规章制度及诊疗常规的，相关工作人员予以解释，事实经过不清及医患双方存有争议的，向相关科室发放医患纠纷调查表。

第三，相关科室接到医患纠纷调查表后必须认真调查分析，将结果反馈回投诉接待办。

调查分析的程序：（1）医患纠纷发生，患者及家属向医疗机构或其主管部门投诉，提出查处要求。

（2）医疗机构或其主管部门接到投诉后应立即指派专人妥善保管原始资料，封存病历等有关医疗物品，严禁涂改、伪造、隐匿、销毁。如患者死亡应主动提出尸体解剖。

（3）组织医疗机构的行政管理等相关部门组成纠纷处置组展开调查，并形成调查报告，必要时报告上级卫生行政部门。个体开业的医务人员、乡村医生发生的医患纠纷由批准开业的卫生行政部门组织调查、处理。

（4）调查内容。①纠纷发生的准确时间；②当事人的姓名、职称、职务；③主要经过；④重点情节；⑤核实患方提出的问题。

（5）初步认定医患纠纷的性质和依据。①有否为医疗缺陷，有无差错或事故的倾向；②各种并发症引起的纠纷；③服务态度问题；④费用负担；⑤患方对政策、规定不理解；⑥患方无理取闹。

（6）材料的收集整理。①双方的材料；②原始病历或复印件。

第四，熟悉有关法律法规和制度。在和解过程中，医患双方都应了解相应法律法规，以免所达成的和解协议违犯法律法规的强制性规定或侵犯他人的利益。

第五，处理医患纠纷时，如出现患者及其亲友殴打医务人员，扰乱医疗工作秩序，应及时报告保卫部门和公安部门，请求协助处理。

第六，如系一般医患纠纷，在调查后，则可由医务部（处、科）与患者协商解决。如患者或家属不接受，则将调查结果报医患纠纷处理领导小组或医疗机构领导。

第七，医患纠纷处理领导小组或医疗机构根据调查结果进行具体研究，查找问题，吸取教训，制定出处理意见。纠纷处置组织向医患双方调查取证，医患双方均应配合其工作，医疗机构应及时向纠纷处置小组提供该患者的病历、实物等资料，不得私自涂改。同时纠纷处置小组应从医学和法学两个角度对案件进行梳理。确定事故是否属于医患纠纷协商和解的案件范围，对于那些比较复杂、分歧较大、可能涉及行政责任和刑事责任的案件，纠纷处置小组应告知患方寻求卫生行政部门的行政调解、第三方人民调解或提起诉讼。

第八，将医患纠纷处置领导小组或医疗机构处理意见与患者或家属商谈，争取协商解决。如确属医疗机构问题，必要时予以经济补偿或赔偿。医患纠纷的发生和处理情况应报卫生行政部门。

第九，如纠纷仍未能解决，则可建议患者或家属诉诸调解、仲裁或者诉讼。

三、医患纠纷和解自身存在的问题及其完善

（一）存在的问题

1.自行协商的无序性

《医疗事故处理条例》只是规定当事人的自行协商可以作为解决医患纠纷的机制之一，但是对于如何协商、协商内容等问题都没有做出具体的规定。这就在选择自行协商方式的患者和医疗机构之间留下了很大的协商弹性。这种协商弹性如果运用得当就会促进医患纠纷得到高效解决；反之，如果运用不当就会显示出自行协商的无序性，出现没有法律节制的不良后果。无序性的起因是由于法律没有对协商程序、协商内容等做出规范，人们在选择自行协商时就会为了追求自身利益的最大化而提出不切实际的要求。例如，在医患纠纷的赔偿方面，就经常出现赔偿过度或者赔偿过少的情况。由于医患纠纷的成因及过错一般均较为复杂，医患双方在掌握的信息方面又存在不对等。作为患者的一方不花费大量精力采集信息，就无法查清事实并与医方达成公平合理的协议。从医患双方掌握的医疗信息程度看，患者是明显的弱势群体，没有专业医务人员和法律从业人员的帮助，他们很难找出纠纷协商中的关键点。这就容易出现两种极端，一种是暴力要挟、漫天要价；另一种就是云里雾里、任人鱼肉。从医方的角度看，面对粗暴无理的患者的暴力恐吓时，医方反而成了弱势一方。对于患方的无理要求，医疗机构往往抱着破财免灾、息事宁人的态度。从医患双方共同的角度看，由于协商解决机制的不完善而带来的无序性，使双方常常难以达成公平合理的协议。

2.对自行协商缺乏有效监督

通过协商解决医患纠纷是纠纷双方当事人在平等自愿、没有第三方参与的情况下达成的和解协议。正因为如此，协商解决医患纠纷方式具有较强的隐蔽性，容易成为卫生行政部门监管的死角。在医患纠纷中，如果医方认为自己在医疗过程中存在医疗过失或是有医疗事故的可能性，一般都会选择通过协商解决医患纠纷。这么做的目的是为了规避因为医疗事故而导致的行政处罚。在现实生活中，如果医生被认定为对患者造成医疗事故伤害，那么他将面临的不仅仅是经济损失，还可能会丧失名誉，影响将来的事业发展。正因为害怕承担医疗事故责任，医疗机构和医生在面对医患纠纷时，更愿意绕过卫生行政监管部门的监督选择协商解决。尽管《医疗事故处理条例》第四十三条规定了医疗事故协商解决的报告制度，但是这一规定在现实中并没有得到较好的执行，实际操作中，医疗事故瞒报、漏报的情况时有发生。因此，医患纠纷自行协商解决机制给医疗机构和医务人员规避医疗事故责任带来了便利，影响了卫生行政部门对于医患纠纷解决的监督。

（二）解决机制的完善

第一，在法律法规中进一步明确医患纠纷协商的范围。《医疗事故处理条例》第四十六、四十七条规定，仅对医患双方共同认定或鉴定的医疗事故，双方可以协商达成赔偿协议。而在现实中的实际情况却可以分为两种，一种情况是患者不明是非，讨价还价式的协商。而医疗机构为了逃避医疗事故或医疗过失责任，会对患者隐瞒真实情况，由医疗机构主导仅对赔偿问题进行协商。另一种情况是医疗机构迫于患者闹事压力而签订"不平等条约"。两种情况都不符合《医疗事故处理条例》中对于医患纠纷协商的具体规定，但又是现实中经常见到的。所以，应该对法律中关于医患纠纷协商的范围进一步放宽，将不属于医疗事故的医患纠纷纳入可以协商的范围。只有将现实中的医患纠纷协商纳入法律规定中，才能在医患协商中保护医患双方的利益。

第二，限制参加协商的人数。这一建议主要针对的是患者一方。因为在实践中，由于没有人数的限制，在患方与医方的协商过程中，经常出现男女老少全家出动的情况。人多意见就难以统一，而且也不好维持秩序，还有可能发展为"医闹"，不利于纠纷的解决。因此，应该在法律中明确规定双方参加协商的人数，尤其是患者一方的参与人数，以防止在协商过程中双方的平等对话演变成群体暴力行为。

第三，规定医疗机构的协助义务。医疗机构的协助义务应该贯穿于整个协商过程。因为医疗活动的专业性、技术性较强，而且在自行协商中，没有第三方的介入，患者很难从医方那里得到诊疗过程中的第一手资料。所以，在协商机制中应该加入医方的协助义务，这不仅有利于医患双方的协商地位平等，也有利于医方取得患方的谅解，从而缓解矛盾。

第四，在协商过程中，双方可以选择由法律专业、医学专业人士作为代理人参与协商。医患纠纷的协商并不单单涉及医学技术方面，还是一场关于双方权利义务的谈判。医患双方对于自己的权利义务在法律上的认识并不一定全面、彻底，因此，有必要规定双方在必要时可以选择法律专业或者医学专业人士参与解决医患纠纷的协商过程。医患纠纷的协商机制是医患纠纷非诉讼解决方式中的有效机制，其自由、灵活性应该加以发挥利用。同时，也应该在具体的应用中对协商机制的过度自由和专业性欠缺问题加以控制和解决。

四、医患纠纷和解沟通中的技巧

（一）和解过程中的沟通要求患方参与人员应当具有一定的专业知识

和解过程中为了实现有效沟通的目的，医疗方可建议患者方派遣具有一定的医学与法律知识的人员参与和解。这样既能保证事实认定过程更加顺畅，又能保证协商内容合法。同时，还能避免因为一方人员对有关内容理解有误，而使达成的和解协议在内容上出现显失公平而引起和解后反悔，再诉讼的情形。

（二）针对问题进行积极沟通，切忌拖延

首先，针对患方的疑虑、问题或希望了解不良结果的愿望，责任医师或医方领导应主动积极地给予解答，不可置之不理。此时，作为患方容易感情用事，语言过激或行为越轨，这时医疗方要以真诚沟通、解决问题的心态与其交涉。患者一方在听取医方的解释时也要有耐心，要善于抓住关键问题，如属于医疗事故、不良反应、并发症、医疗意外，还是过失。而不要在次要问题如服务态度、说话方式等方面过分纠缠。其次，解答时应注意说明、理由和依据应当充分。如果患方对医方的解释、理由等难以理解或存在疑问，医疗方应尽可能用通俗的语言进行说明或建议患方请教其他专业人员。医方在患方要求或必要时应出示相关文件或证据以促进沟通的顺利进行。对于患者以书面形式向医方提出要求进行调查的报告，医方应做出书面的、实事求是的回复，不得拖延。再次，如果不良后果并非医方过失和违法行为所致，在查清事实的基础上，应以沟通的方式取得患方的谅解。对于不能取得谅解的，也要做好可能发生的寻衅滋事的预防工作。

（三）畅通处理渠道，有效疏导患方情绪

医患纠纷往往发生在患者死亡或致伤、致残等患者及其亲属难以接受的治疗结果出现之后，此时患方心情悲痛、情绪激动，如认为院方在诊疗过程存在问题，便以向院方讨要"说法"的方式与院方发生纠纷。面对患方的情感发泄，不论是"有理"还是"无理"，院方均应采取积极有效的方式进行疏导。无论是负责诊治的科室，还是院方医疗管理部门，均有专人接待并听取患方的陈述。负责诊治的科室最好安排科室主任或了解整个诊疗过程且业务技术过硬的专业人员解释患方对诊疗过程所提出的疑问，科室其余人员对患方提出的疑问少做解答或不做解答，以免同一问题的解答因措辞、观念以及治疗过程的陈述不一而让患方产生歧义，不利于后续的协商和解。医疗管理部门专人负责向患方阐明医院的态度及医患纠纷发生后双方可选择的解决途径。有效的疏导可避免患方觉得"无处申冤"而致的矛盾激化，因此，医方要做到解释合理、回答谨慎、语言通俗，争取患方感情上的接纳，创造有效沟通的氛围，从而为双方协商和解创造条件。

第二节　医患纠纷行政调解中的沟通

一、医患纠纷的行政调解

（一）调解的条件

调解作为解决民事纠纷的重要途径之一，其特点主要表现在：第一，调解必须以纠纷双方当事人的自愿为基础，即调解是一种合意型的纠纷解决方式。"所谓根据合意的纠纷解决，指的是由于双方当事者就以何种方式和内容来解决纠纷等主要之点达成了合意而使纠纷得到解决的情况。"①调解尽管有第三方的介入，但是第三方的作用限于在纠纷双方之

---

① ［日］棚濑孝雄：《纠纷的解决与审判制度》，中国政法大学出版社2004年，第10页。

间进行劝解，提出建议性解决方案，而调解程序的启动、调解过程具体如何进行、调解协议的主要内容如何决定，这些都必须依纠纷当事人的自愿而决定。第二，调解解决纠纷需要居中调解者具有一定的权威性或影响力。许多情况下，纠纷双方当事人之所以愿意接受第三方的调解，乐意接受第三方提出的解决方案，其主要原因就在于第三方具有一定的权威性或影响力，这种权威性或者是社会地位方面的，或者是专业知识方面的。第三，居中第三方必须保持中立和客观。第三方如果在进行调解时有很强的倾向性，极力支持一方而压制另一方，或者极力将个人的解决方案强加于纠纷双方或一方头上，那么调解的结果很可能会显失公正，这是违背调解的原则和初衷的。调解是《医疗行政调解条例》中明确规定的解决医患纠纷的途径之一，也是在现实中运用较广泛的一种医患纠纷解决方式。

（二）医患纠纷的行政调解

行政调解是调解的一种，第三方是行政部门，即行政部门依据法律规定，在行政职权的范围内，以当事人自愿为原则，对特定的民事、经济纠纷、一般违法行为及轻微刑事案件居中调停，促使当事人协商解决纠纷。

卫生行政部门主持医患纠纷的调解是《医疗事故处理条例》规定的解决医患纠纷的途径，在本质上属于行政调解。所谓医患纠纷领域中的行政调解机制，是指在卫生行政部门的主持下，经医患双方的同意，就双方之间因医疗事故而产生的争议进行协商解决的活动。行政调解作为诉讼外解决方式或机制，是卫生行政部门在监督管理医疗机构的情况下对因医疗事故而发生的纠纷进行协调解决，以化解医患双方之间的矛盾，从而平息双方之间的纠纷。

依据《医疗事故处理条例》第四十六条的规定，发生医疗事故的赔偿等民事责任争议，医患双方可以协商解决；不愿意协商或者协商不成的，当事人可以向卫生行政部门提出调解申请，也可以直接向人民法院提起民事诉讼。由此得出，首先，卫生行政部门的调解局限在由医疗事故引起的民事赔偿等民事责任争议，其调解限制在医疗事故的范围内，即只有构成医疗事故才能要求卫生行政部门进行调解；其次，必须是针对医疗事故产生的民事赔偿等民事责任争议，而不能是其他方面的争议。

《医疗事故处理条例》之所以规定卫生行政部门的调解为解决医患纠纷的途径，是有其合理性的。第一，卫生行政部门是国家医疗卫生管理部门，其地位要求其保持中立性和客观性，其组成人员也多具有医学专业知识，有着纠纷处理专业知识上的优势。第二，卫生行政部门是对医疗机构进行行政监督管理的部门，由其对医患纠纷进行调解处理，可以及时了解医疗机构发生医疗事故的情况，从而对违反相关卫生法律法规的医疗机构及医护人员进行行政处理。第三，卫生行政部门通过对医患纠纷的调解，还可以了解医患纠纷的形成原因，有针对性地对医疗机构的管治、医务人员的素质予以监督和促进。

二、医患纠纷行政调解的特点

由于卫生行政部门自身的特点和行政权力的特性，卫生行政部门在医患纠纷解决中具有相当的优越性。医患纠纷行政调解与协商、人民调解、诉讼、诉讼调解等有着很大的不同，在许多方面有着自己的优势。

首先，专业技术性强。卫生行政部门作为行政主管部门，在调查事实真相、收集证据上具有先天的优势，这就克服了患方举证能力不足的缺陷。另外，还可以借助医学专业组织，比如医学会、医疗事故技术鉴定委员会的力量准确地认定是否为医疗事故及其造成的人身损害程度。这些都为合法、合理且有效地解决医患纠纷打下了坚实的基础。

其次，处理便捷高效、成本低廉。行政权具有行政力强、效能较高的特点，且方式灵活、程序简便、效率高，能够满足医患纠纷中患方急切得到结论来获得经济赔偿的心理，也利于患者的后续治疗。而且，行政调解作为国家行政服务社会的一部分，不收取当事人的费用，相当于免除了可能参加诉讼所需的诉讼费、鉴定费、律师费等，无疑为当事人节省了解决纠纷的成本。

再次，有利于医患纠纷的预防。行政部门在处理涉及自身职责的纠纷时，有利于及时发现行政管理中存在的问题及相关政策、规定的不足，可以及时调整政策，从而预防和减少纠纷。卫生行政部门处理医患纠纷，在保障受害人权益的同时，也可逐渐积累经验，将其反映到医疗改革的新政中，既利于健全医患纠纷行政解决机制，也警示了其他医疗机构避免同类问题的发生，将医患纠纷的处理与规范医疗服务有机结合起来。

此外，行政调解一般只在医患双方间进行，并不对外公开，在对患方隐私权的保护和对医方声誉的维护方面，显然也更具优势。

总之，卫生行政部门介入医患纠纷的解决具有其他主体无可比拟的优势。不仅具有专业优势，还具有职能管理的权威，同时其成本低、效率高、主动性与灵活性强，容易实现个案公正。如果当事人认为其处理不公正，还可以寻求司法救济作为最后保障。由于卫生行政部门处理医患纠纷具有上述优越性，在我国社会矛盾复杂多元的现状下，卫生行政部门解决医患纠纷的机制应大有可为，具有很大的开拓空间和发展前景。当然，医患纠纷行政调解制度也存在一些问题，但是这些问题可以通过制度的不断构建、法律的不断完善来加以弥补。

三、医患纠纷行政调解制度的原则

（一）自愿自治原则

自愿自治原则即指双方当事人在自愿的基础上自主自动处分自己的实体权利，具体表现在双方当事人愿不愿意进行调解，并在调解中可自主主张自己的合法权益决定是否接受调解结果。当然，自愿自治原则也应受到一定限制，"自愿"体现在当事人是否愿意进行调解，即当事人对是否启动行政调解有自主决定的权利，但一旦进入调解过程则不能随意退出;"自治"体现在当事人在是否接受调解结果时拥有对自己权利的自主处决权,并且一旦同意调解结果则不能随意拒绝执行。

(二)行政告知原则

行政调解启动前应进行行政告知。行政告知是指当事人向行政部门申请行政调解时,行政部门必须向当事人说明行政调解必须注意的事项和程序,不得置之不理和随意拒绝。不符合受理条件的应向当事人说明,并告知当事人不受理的原因及应当采取何种救济方式解决纠纷。在医患纠纷行政调解过程中进行行政告知,可以使医患双方当事人明确行政调解的有关要求,帮助当事人正确地行使自己的权利,从而有效地保护当事人的合法权益,更好地实现当事人的自主与自治,还可以尽可能防止和避免行政调解中违法和不当行政行为的发生。

(三)专业调解原则

专业调解原则,指在各个专业领域要建立由专业人才组成的行政调解队伍,坚持分类管理、动态管理,建立专兼职调解员信息档案,通过考试考核统一核发聘任证书,并建立健全调解员教育培训学习制度,开展岗前培训、在岗定期培训,组织经验交流、现场观摩、庭审旁听等活动,提高调解员的综合素质和调解能力。医患纠纷行政调解机构的工作人员必须具有专门的法律知识、医学知识和较为丰富的社会经验,这样有利于提高行政调解解决医患纠纷的效益和效率。

(四)积极沟通原则

确立医患纠纷行政调解的积极沟通原则,可以保证医患双方当事人享有充分地表达自己真实意思的机会。通过积极沟通,使双方当事人都了解对方的想法和合作的益处,进而达成谅解、实现妥协,并且及时得到专家或相关机构的咨询和协助,可以促使纠纷快速解决。

(五)合法合理原则

行政调解应在遵循法律法规的制约下运作,在遇到立法不完善或滞后时采取合理标准进行调解,即医患纠纷的行政调解必须以合法为前提。在现有的法律框架内进行,不得违背法律的禁止性规定或强制性规定;在法律没有明文规定时,既要符合合理原则,又要遵循公序良俗,还要兼顾双方当事人利益。

四、行政调解中沟通的技巧

(一)实事求是,以医学、法律知识为依据进行调解

行政调解只有以事实为根据,以医学和法学知识为依据才能保证调解过程的公正、合理,调节内容具有使人信服的说服力。所以,要求参与医患纠纷调解的工作人员必须具备相应的医学或法律知识,能够分析、判断病历及相关证据的可靠性,并从中发现是否存在引起争议的内容。如果参与人员无法看懂病历及相关证据中所记述的内容,在调解中就无法对事实证据做出分析，判明医疗行为是否有过错。同样，如果参与人员不了解法律的相关规定，也就无法判定责任主体，这只能导致调解中医学证据不足及法律责任不清，陷入沟通困境。因此，医患纠纷的行政调解不仅要强调第三方调解的居间地位，更要强调医学证据和法律知识的正确应用。在调解中不能只顾摆脱困境而不顾事实地简单和稀泥，甚至以情感代替法治，依人治社会"情、理、法"的次序以"情"为主地处理问题，而放弃法治的公正性保障。

可见，要"妥善解决医患纠纷、修复患方创伤心灵、增进医患和谐互信"，就必须尊重医学事实，依靠医学证据，在法律保障下公正处理问题，依法保护医患双方合法权益，维护社会和谐安宁。

（二）言无不尽，给医患双方当事人提供全面陈述的机会

行政调解作为居间性质的调解，调解人员应在认定医学事实的基础上就双方争议的问题进行调解。在调解过程中，要鼓励双方就争议问题进行全面陈述，并在他们各自的陈述中寻求共同点以获得问题的解决。首先，调解人员要进行有效倾听，要用耳、用心去倾听他们的诉求，礼貌、平等、尊重地对待双方当事人。在这样的沟通中获得问题解决的关键点，并使双方，特别是患方在倾诉中平复心情，为实现调解目标打好基础。其次，调解人员要有效掌控陈述过程，及时制止在一方陈述中另一方因不认可而出现的过激反应，使调解能够在和谐的氛围中进行。此时最有效的方法就是让医患双方心平气和地坐下来，在各自分别进行陈述的基础上主持双方进行辩解，从而发现问题的核心所在，并找出解决问题的方法。

（三）正确引导，化干戈为玉帛

一是引导医患双方进行换位思考。在解决纠纷时，调解人员要引导双方当事人从对方角度进行分析，运用换位思考设身处地地判定和理解对方的行为是纠纷解决的基础。二是以公正的态度消除医患双方对调解人员的抗拒心理。在调解过程中，调解一方作为中立者，也是最清醒的一方，他们所提出的建议往往是最符合双方诉求的。所以使医患双方当事人能听取调解人员的合理建议，是增强沟通的有效性，促进纠纷的顺利解决的必要过程。三是顾及当事人的利益，在互相让步中达成协议。在调解的最后阶段，往往是医患双方的利益争执，这时行政调解人员的沟通任务主要是合理分析医患双方各自的可及利益与期望利益之间的差距，及时督促双方当事人放弃一些不可及利益和无谓的面子，及时达成协议。此时的沟通要注意以下三点：一是沟通过程双方当事人应共同在场，以免一方怀疑调解人员偏袒另一方而导致前功尽弃；二是沟通中应给予双方以亲切和赞赏的表示，鼓励他们放弃不可及利益的行为；三是在沟通行为中仅居间调解，不对双方行为，特别是人格进行评价。

（四）重视法治，提倡道德良知

无论最终是否达成协议，调解人员都应在全过程对双方当事人进行法治和道德良知的宣传，尤其在调解结束后，应当以合理的语言、语调对当事人强调法治和道德良知对维护自身权益的重要性，提醒当事人能够依法维护自身权益，不做出过激行为。

第三节　第三方人民调解中的沟通

一、医患纠纷的第三方人民调解概述

（一）医患纠纷的第三方人民调解

医患纠纷的第三方人民调解是人民调解在医患纠纷调解中的具体应用，目前已发展为我国主要的解决医患纠纷的途径之一。

1.人民调解

人民调解，是指人民调解委员会的成员通过说服、疏导等方法，促使当事人在平等协商基础上自愿达成调解协议，解决民间纠纷的活动。当事人在人民调解活动中享有以下权利和义务。

权利：①选择或者接受人民调解员；②接受调解、拒绝调解或者终止调解；③要求调解公开进行或者不公开进行；④主表达意愿、自愿达成调解协议。

义务：①如实陈述纠纷事实；②遵守调解现场秩序，尊重人民调解员；③尊重对方当事人行使权利。

同时，人民调解委员会调解民间纠纷，应遵循下列原则：①在当事人自愿、平等的基础上进行调解；②不违背法律、法规和国家政策；③尊重当事人的权利，不得因调解而阻止当事人依法通过仲裁、行政、司法等途径维护自己的权利。

2.医患纠纷的第三方人民调解

医患纠纷的第三方人民调解是指医患纠纷的第三方人民调解委员会的成员通过说服、疏导等方法，促使医患双方当事人在平等协商基础上自愿达成调解协议，解决医患纠纷的活动。依据相关法律规定，医患纠纷人民调解委员会是专业性人民调解组织。各级司法行政部门、卫生行政部门应当积极与公安、保监、财政、民政等相关部门沟通，指导各地建立医患纠纷人民调解委员会，为化解医患纠纷提供组织保障。

医患纠纷人民调解委员会坚持"调解优先"的原则，通过"消除误解、加深理解、达到谅解、妥善调解"的方式，有效化解医患纠纷。其他主要原则如下：

（1）依法原则

依据法律、法规、规章和政策进行调解，法律、法规、规章和政策没有规定的，依据医学知识和道德规范进行调解。

（2）平等自愿原则

在双方当事人自愿平等的基础上进行调解。不得强迫医患双方中任意一方签署不符合自己意愿的协议。

（3）保留诉讼权原则

尊重当事人的诉讼权利，不得因未经调解或调解不成而阻止当事人向人民法院起诉。

（4）监督原则

医患纠纷人民调解委员会调解医患纠纷接受人民法院、司法行政部门及广大群众的监督。

（5）属地管理原则

医患双方申请调解医患纠纷，应当向医疗机构所在地医患纠纷人民调解委员会申请。但医患双方共同申请异地（非医疗机构所在地）调解的纠纷，被申请地医患纠纷人民调解委员会同意受理的也可异地调解。

3.医患纠纷人民调解委员会组成

人民调解员由人民调解委员会委员和人民调解委员会聘任的人员担任。人民调解员应当由公道正派、热心人民调解工作，并具有一定文化水平、政策水平和法律知识的成年公民担任。县级人民政府司法行政部门应当定期对人民调解员进行业务培训。

医患纠纷人民调解委员会人员组成，要注意吸纳具有较强专业知识和较高调解技能、热心调解事业的离退休医学、法学、心理学专家及法官、检察官、警官、律师、公证员等类法制工作者。原则上，每个医患纠纷人民调解委员会至少配备三名以上专职调解员，专职人民调解员应是熟悉医疗法律法规及调解业务的人员；涉及保险工作的，应有相关专业经验和能力的保险人员；要积极发挥人大代表、政协委员、社会工作者等各方面人士的作用，建立起专兼职相结合的医患纠纷人民调解员队伍。要建立医学、法学、心理学专家库，提供专业咨询指导，帮助医患纠纷调解委员会做到依法、专业、规范开展调解工作。

要重视和加强对医患纠纷人民调解员的培训，把医患纠纷人民调解员培训纳入司法行政队伍培训计划，坚持统一规划、分级负责、分期分批实施，不断提高医患纠纷人民调解员的法律知识、医学专业知识、业务技能和调解工作水平。

医患纠纷调解，包括医学、法学等评估活动均应遵循回避原则。凡与医患纠纷当事人有利害关系的、可能影响公正调解或评估的人员，均应回避。

人民调解员在调解中有下列行为之一的，由其所在的人民调解委员会给予批评教育、责令改正，情节严重的，由推选或者聘任单位予以罢免或者解聘：

①偏袒一方当事人的；②侮辱当事人的；③索取、收受财物或者牟取其他不正当利益的；④泄露当事人的个人隐私、商业秘密的。

人民调解员从事调解工作，应当给予适当的误工补贴；因从事调解工作致伤致残，生活发生困难的，当地人民政府应当提供必要的医疗、生活救助；在人民调解工作岗位上牺牲的人民调解员，其配偶、子女按照国家规定享受抚恤和优待。

二、医患纠纷第三方人民调解的特征

（一）自主性

程序的自主性，能够有效地节约人力、物力、财力以及时间成本，但是由于其具有很强的自主性，使得调解局面易出现无序现象。

（二）灵活性

医患双方可根据具体情况对调解程序进行删减，越过无实用价值的程序，在调解员参与和协调的前提下直接进行交流和谈判，能够方便双方达成共识，解决纠纷。

（三）专业性

调解委员会成员一般具有法学、医学、心理学、社会学等方面的专业知识及较丰富的实践经验。

（四）高效性

第三方人民调解是由专业调解员主持下进行交流、沟通的，较易达成一致的观点意见，比起双方自主协商更加公平有序，比起诉讼更有效率。

（五）便民性

第三方人民调解不收取任何费用，很经济便民，且其比起双方自主协商更加公平有序，比起诉讼更有效率。

三、医患纠纷第三方人民调解的条件

（一）患方与医疗机构之间存在医患关系

医患关系是指经医患双方确认的就医方为患方进行健康体检、疾病的诊断、治疗和保健康复过程中所发生的法律关系。进行第三方人民调解，首先必须确定患方与医疗机构之间主体上存在医患关系，这是进行调解工作的前提。只有双方确实在行为上存在医疗关系，才能对其发生的医患纠纷进行调解。

（二）双方当事人自愿

在协商和解无法达成的情况下，必须是由双方当事人自愿申请，才能开启第三方调解。若是有一方当事人不愿意进行第三方人民调解，则第三方人民调解委员会就无权调解。可以看出第三方人民调解给了当事人高度的自主权，并十分尊重当事人的意愿。整个调解的过程也都遵循自愿、平等、真实的原则，不得强迫医患关系中的任意一方进行调解。调解的结果不满意可以随时转向诉讼或者其他纠纷解决途径，任何个人或组织均无权干涉。

（三）有双方当事人共同认定的第三方调解机构

第三方的协助可以在解决当事人的纠纷时起到至关重要的作用。由于有第三方的帮助，当事人比较容易在很多问题上获得更全面的认识，从而取得互相谅解，进而达成和解，解决纠纷。当然第三方调解机构必须是双方当事人共同认为该机构是可以公正、公平、合理、合法地调解纠纷，而共同选择的机构。

四、医患纠纷的第三方人民调解的程序及协议

（一）医患纠纷的第三方人民调解的申请与受理

1.申请

当事人需要自愿向第三方人民调解委员会提交要求其进行纠纷调解的人民调解申请书。人民调解申请书应当载明下列事项：

（1）当事人的姓名、性别、年龄、民族、身份证号码、职业、工作单位和住所、联系电话；如果申请人或被申请人为法人或者医疗机构的，要写清法定代表人或者主要负责人的姓名、性别、年龄、民族、职务、联系电话、身份证号码和法人或者医疗机构的名称、地址。

（2）调解请求和所依据的事实、理由。即陈述申请调解的具体事项。

（3）当事人所请求的事项。即对于纠纷处理的具体要求，所请求的事项必须写明确，不能含糊其辞，有多个请求的需要分项列出来，涉及赔偿事项的，需要将赔偿数额具体列出。

（4）当事人需注明其自愿申请调解。当事人应当自己签名或明确授权他人代为申请。

（5）申请人的签名和指印，若申请书由他人代写，也必须有申请人的本人签名和指印；若申请人为医疗机构，需要加盖公章，注明申请日期。

2.受理

医患纠纷人民调解委员会受理本辖区内医疗机构与患者之间的医患纠纷。受理范围包括患者与医疗机构及其医务人员就检查、诊疗、护理等过程中发生的行为、造成的后果及原因、责任、赔偿等问题，在认识上产生分歧而引起的纠纷。医患纠纷人民调解委员会根据纠纷当事人的申请，受理调解纠纷；当事人没有申请的，也可主动调解，但当事人表示异议的除外。自愿申请调解医患纠纷的当事人申请调解纠纷，应书面申请。受理调解纠纷，应当进行登记。

调解员应当认真核实医患双方提供的材料。材料不符合要求或缺失的，要求其补正；负责安排并向有关人员通知调解时间、地点。

对突发的医患对立严重的医患纠纷，为及时缓解医患矛盾，可先行调解，后补办有关手续。

（二）第三方医患纠纷人民调解委员会的调解

人民调解委员会根据调解纠纷的需要，可以指定一名或者数名人民调解员进行调解，也可以由当事人选择一名或者数名人民调解员进行调解。人民调解员调解医患纠纷，应当坚持原则、明法析理、主持公道，及时、就地进行，防止矛盾激化。人民调解员根据纠纷

的不同情况，可以采取多种方式调解民间纠纷，充分听取当事人的陈述，讲解有关法律、法规和国家政策，耐心疏导，在当事人平等协商、互谅互让的基础上提出纠纷解决方案，帮助当事人自愿达成调解协议。

医患纠纷人民调解委员会调解医患纠纷，应指定一名专职人民调解员为首席调解员主持调解，还可根据需要指定若干人民调解员或邀请有关单位、个人参加调解。医患双方也可从专家库中选择兼职调解员参与。

调解员应分别向双方当事人询问纠纷事实和情节，了解双方的要求及其理由。必要时可向有关单位征集资料，核实情况，并向专家咨询。需要进行相关鉴定以明确责任的，经双方同意，可以委托有法定资质的专业鉴定机构进行鉴定。做好调解的基础工作。

首次调解一般采取"面对面"的调解形式，主要任务是充分听取医患双方的陈述和诉求，明晰医患纠纷的焦点，以便于有针对性地进行调解。调解前应核实医患双方的调解申请书、授权委托书等；医疗机构职业许可证、医师执业证及医疗机构法定代表人身份证；患方申诉材料、医方答复材料及患者病历。有委托代理人的还须查验代理人身份证件。

人民调解员在调解前还应以口头或书面形式告知当事人人民调解的性质、原则、效力及当事人在调解过程中的权利和义务。在医学、法学专家库中选定相应专家，对医疗机构诊疗过程、医院管理服务，结合患者诊疗结果，进行评估，制作医疗责任鉴定书。人民调解员应当在查明事实、分清责任的基础上，根据当事人的特点、纠纷性质、难易程度、发展变化等情况，采取灵活多样的方式方法，开展耐心细致的说服疏导工作，促使双方当事人互谅互让，消除隔阂，引导、帮助当事人在平等协商的基础上自愿达成调解协议。调解不成的，要防止纠纷激化，引导通过其他合法途径解决纠纷。

人民调解员在调解纠纷过程中，发现纠纷有可能激化的，应当采取有针对性的预防措施；对有可能转化为治安案件、刑事案件的纠纷，应当及时向当地公安机关或者其他有关部门报告。

人民调解员调解纠纷，调解不成的，应当终止调解，并依据有关法律、法规的规定，告知当事人可以依法通过仲裁、行政、司法等途径维护自己的权利。

人民调解员应当记录调解情况。人民调解委员会应当建立调解工作档案，将调解登记、调解材料、调解工作记录、调解协议书等立卷归档。

（三）调解协议的制作及履行

经人民调解委员会调解达成调解协议的，可以制作调解协议书，调解协议适用司法部统一的文书格式；当事人认为无须制作调解协议书的，也可以采取口头协议方式，人民调解员应当记录协议内容。协议书的内容必须合法、合理，语言表述必须明确清楚，不能模棱两可，不能为日后一方的反悔及拒不履行提供条件。调解结束后，医患纠纷人民调解委员会应督促当事人履行协议。

五、医患纠纷第三方人民调解的沟通技巧

在医患纠纷人民调解工作中，调解员的工作非常重要，如在"背对背"的调解模式中（医患双方不面对面协商，而是与调解员单独面谈），医患双方的意见都是通过调解员来传递的。因此，调解员在调解工作中要运用正确的沟通技巧，学会筛选有效信息，才能提高调解工作的最终效果与质量。

（一）有效倾听

首先，有效倾听是开启调解工作大门的钥匙。很多时候患方并不是完全将调解的关注点集中于赔偿数额上，除此之外的因素需要调解员去发现问题、思考问题，这就要求调解员要和患方建立一个比较融洽的沟通氛围，也只有给予患方真正的尊重、理解、支持，才能赢得患方的信任，沟通才能很好地推进。有效倾听可提升患方对医调委的信任感。其次，认真倾听患方诉求，表明你的态度是诚恳的，对案件是关注的。自然而然，患方就会产生信任感。再次，有效倾听可缓解患方对医方的不满情绪。患方到医调委进行调解，可能不仅仅是要实现解决纠纷、获得赔偿的目的，而满足其心理宣泄的需求也是很强烈的。通过宣泄，可以使患方倾吐精神压抑与困惑，此时只需要细微的安慰或同情，患方的心理便会平静得多。因此，进入到调解程序后，调解员要给患方时间进行心理的宣泄，认真地倾听患方的所求。最后，有效倾听可防止医患间存在的主观误判。在调解过程中，倾听患方诉说不仅是让患方有一个心理宣泄的渠道，也是调解员对患方进行心理解读的过程。注意倾听别人说话，可以获得更多信息，使判断更为准确。

（二）营造安静的沟通环境

调解员在与患方进行沟通时，应尽量保持安静，这样才有助于听说双方集中注意力。同时，这也是调解员对患方尊重的一种表现方式。调解员不仅应当在动作、声音方面保持安静，还要注意保持内心的宁静，即使对患方的话不完全认同，也不要急于打断患方，而是应当保持平静的心态，听患方把话说完。

（三）用语言激发患方对沟通的兴趣

调解沟通时，患方最需要得到回应的话语包括情绪感受、愿望与目的，以及情绪性判断。例如，患方提到某种感受，你可以给予同情性的回应，这种回应表面上看来似乎是冗余的话，但却正是患方所需要的回应，可以让他感到你的关心和理解，但这种回应的时机一定要把握恰当。

（四）避免与患方发生直接争论

直接争论通常带有比较强的攻击性，易使患方感觉到这是对他本人有意见，从而造成双方沟通不畅，影响沟通效果。如果调解员对患方所说的某个问题或事实有不同看法，最好不要直接对患方进行诘问，如"你能证明给我看吗"或"这不可能"等。面对有疑义的地方，调解员可以以征询的口气，与患方进行友好的探讨，这会让对方比较容易接受，对方一般也会礼貌地给予回应，愿意接受你所表达的观点。

（五）合理利用身体语言促进患者交流

常见的非语言活动包括：目光、面部表情、点头、手势、写字、看表、跷腿等，非语言活动可以传递给患方正面或负面的信息。如目光的游离说明注意力不集中。倾听患方说话时，适宜用温柔、关切的目光看着对方，让患方感到你在关注他、注意听他说话，但要避免长时间地盯视对方，避免目光的压迫性，应适当地转移视线，再继续目光追随。不过，这种转换的频率要适宜，否则，容易被误解为游移不定、心不在焉。又如频繁地看表、心不在焉地翻阅文件、拿着笔乱写乱画等非语言动作，这表明倾听者没有集中精力认真倾听谈话者说话。因此，倾听者在倾听过程中应该注意避免这类非语言动作。因为不适宜的动作一方面很可能遗漏一些重要的信息；另一方面不适宜的举动也会使说话人产生得不到尊重的感觉。

第十三章　医疗事故处理中的医患沟通

第一节　医疗事故处理概述

一、医疗事故

（一）医疗事故的概念

根据国务院发布的《医疗事故处理条例》第一章第二条，医疗事故是指医疗机构及其医务人员在医疗活动中，违反医疗卫生管理法律、行政法规、部门规章和诊疗护理规范、常规，过失造成患者人身损害的事故。

（二）医疗事故的构成

根据《医疗事故处理条例》的规定，医疗事故应由以下条件构成：

1.主体应是医疗机构及其医务人员

只有医疗机构及其医务人员在从事医疗活动中因过失造成患者人身损害的，才属于医疗事故。未经卫生行政部门批准，私自开业的非法行医人员，非法行医造成患者人身损害的，不能作为医疗事故处理。

2.医疗过程中必须有过失

过失是指医务人员应当预见自己的医疗行为可能发生的不良后果，因为疏忽大意而没有预见或者已经预见而轻信能够避免的心理状态。过失必须具备以下两个特征：

第一，有关医务人员应当预见也能够预见自己的行为可能发生不良后果（如造成病人死亡或者残废等）。如果医务人员不能甚至根本无法预见自己的行为可能发生的不良后果，则不构成过失。

第二，有关医务人员主观上既不希望也不放任不良后果的发生，而是否定不良后果的发生。

医疗机构在医疗活动中的过失有：（1）医院的管理混乱、规章制度不健全；（2）医疗设备陈旧，缺乏维护；（3）缺乏基本医疗护理条件；（4）对疑难病症未认真组织会诊，草率结论等。

医务人员在医疗活动中的过失有：（1）误诊；（2）不负责任，违反规程；（3）对病史采集、病员检查处理漫不经心，草率马虎；（4）擅离职守，延误诊治或抢救；（5）遇到不能胜任的技术操作，既不请示也不请人帮助，一味蛮干；（6）擅自做无指证有禁忌的手术检查等。

3.医疗机构及其医务人员必须有违规行为

这里的违规行为是指违反医疗卫生管理法律、行政法规、部门规章和诊疗规范、常规的行为。这里的法律泛指宪法、法律、法规和其他规范性的法律文件；诊疗规范、常规不仅包括法律、法规以及规章中规定的规范，也包括医疗单位内部制定的具体的操作规范。如果医疗机构及其医务人员的行为没有违反法律、规章制度、操作规程、技术要求等，即使造成了事实上的损害结果，也不按医疗事故处理。

4.必须有人身损害的后果发生

医疗事故构成上所说的损害后果指因医方违反义务的行为给患者造成人身损害后果。2002年施行的《医疗事故处理条例》对于损害的后果不再要求达到一定严重程度，只要造成了患者的人身损害，就可以构成医疗事故，大大地扩大了医疗事故的范围。这里的人身损害包括：（1）死亡；（2）健康损害，一是组成人的身体的躯干、肢体、组织及器官受到损害使其正常功能得不到发挥，二是虽然表面上并没有使患者的肢体、器官受到损害，但却致其功能出现障碍；（3）身体损害，是指一些虽未影响患者肢体、组织和器官的功能，但确对身体器官、组织有一定损害，给患者造成身体痛苦或者精神痛苦，如刀伤留下的疤痕。

5.医疗机构及其医务人员的行为与人身损害后果必须有因果关系

在医疗过程中，医务人员是否对所发生的患者人身损害后果负责，必须查明后果是否由医务人员的过失行为所致，只有查明后果与医务人员的过失行为之间有因果关系，才能认定为医疗事故，医疗机构及其医务人员才承担相应的法律责任。医疗事故中的因果关系包括：（1）一因一果，一个损害结果由一个违法行为所造成；（2）一因多果，一种医疗过失同时引起多种损害结果；（3）多因一果，一种损害结果是由多个医疗过失行为引起的；（4）多因多果，多个医疗过失行为引起多个损害结果。

（三）不属于医疗事故的情形

在医疗活动中发生的人身损害后果，并非都是医疗事故，只有符合医疗事故构成要件的才能确认为医疗事故。《医疗事故处理条例》第三十三条规定，有下列情形之一的，不属于医疗事故：

（1）在紧急情况下为抢救垂危患者生命而采取紧急医学措施造成不良后果的；

（2）在医疗活动中由于患者病情异常或者患者体质特殊而发生医疗意外的；

（3）在现有医学科学技术条件下，发生无法预料或者不能防范的不良后果的；

（4）无过错输血感染造成不良后果的；

（5）因患方原因延误诊疗导致不良后果的；

（6）因不可抗力造成不良后果的。

（四）医疗事故的分级

《医疗事故处理条例》第四条规定，根据对患者人身造成的损害程度，医疗事故分为四级：

一级医疗事故：造成患者死亡、重度残疾的；

二级医疗事故：造成患者中度残疾、器官组织损伤导致严重功能障碍的；

三级医疗事故：造成患者轻度残疾、器官组织损伤导致一般功能障碍的；

四级医疗事故：造成患者明显人身损害的其他后果的。

二、医疗事故的处理原则

《医疗事故处理条例》第三条规定，处理医疗事故，应当遵循公开、公平、公正、及时、便民的原则，坚持实事求是的科学态度，做到事实清楚、定性准确、责任明确、处理恰当。

所谓公开是指程序公开、证据内容公开、适用法律公开等。

所谓公平是指医患双方在处理医疗事故中地位平等；医患双方在处理医疗事故中的权利、义务统一。

所谓公正是指程序上公正、实体上公正。

所谓及时是指处理医疗事故和医疗事故争议要及时，《医疗事故处理条例》对此有明确的时限要求，如负责医疗事故技术鉴定的医学会受理鉴定申请并收到全部鉴定需要的资料后45天内必须出具医疗事故技术鉴定书。

所谓便民是指在服务上、在处理途径上都要方便患方，如规定不论医疗事故争议或医疗事故发生于任何等级、类别的医疗机构，受理和处理的都是医疗机构所在地卫生行政部门，特殊规定的情形除外。

三、医疗事故处理的一般程序

医疗事故发生后，医疗机构和医务人员应立即采取处置措施，以防止对患者损害后果的扩大，减少给患者造成的损失，同时也有利于医疗事故的及时、妥善处理。处理医疗事故的一般程序主要适用《医疗事故处理条例》规定的程序。同时，处理医疗事故的一般程序还适用《中华人民共和国民事诉讼法》《中华人民共和国行政诉讼法》和《中华人民共和国刑事诉讼法》等法律的规定。

（一）报告

《医疗事故处理条例》第十三条规定："医务人员在医疗活动中发生或者发现医疗事故、可能引起医疗事故的医疗过失行为或者发生医疗事故争议的，应当立即向所在科室负责人报告，科室负责人应当及时向本医疗机构负责医疗服务质量监控的部门或者专（兼）职人员报告；负责医疗服务质量监控的部门或者专（兼）职人员接到报告后，应当立即进行调查、核实，将有关情况如实向本医疗机构的负责人报告，并向患者通报、解释。"第十四条规定："发生医疗事故的，医疗机构应当按照规定向所在地卫生行政部门报告。发生下列重大医疗过失行为的，医疗机构应当在12小时内向所在地卫生行政部门报告。"规定报告制度有以下作用：

首先，发生医疗事故或事件后，立即报告上级医师或行政领导，便于及时采取有效的补救措施，尽最大可能地减轻事故或事件给患者带来的不良影响。

其次，及时掌握第一手资料和证据，有助于医疗事故或事件的准确鉴定、准确定性和正确处理。因此，发生医疗事故或事件后，只有立即报告，医疗单位才能及时派专门人员保管各种为查明案情所需的材料和封存保留现场，以避免发生某些不利于医疗事故或事件的鉴定和处理的情况。

再次，医疗事故发生以后，医疗机构和患者及其家属对事故或事件的性质及发生的原因往往发生争议，难以统一认识，这就要求进行技术鉴定或尸检。立即报告，医疗单位或卫生行政部门才能及时进行调查、处理，特别是对死亡事件，可以及时进行尸检，确保尸检结果的准确性。尸检应在48小时内组织有资格的机构和人员进行。医疗单位或者病员家属拒绝进行尸检，或者拖延尸检时间超过48小时，影响对死因的判定的，由拒绝或拖延的一方负责。

最后，对医疗事故的确认和处理有争议时，提请地市医学会进行鉴定，由卫生行政部门处理。对医疗事故技术鉴定专家组所做的结论或者对卫生行政部门所做的处理不服的，病员及其家属和医疗单位均可在接到结论或者处理通知书之日起15日内，向上一级医疗事故技术办公室共同申请再次鉴定，或者向上一级卫生行政部门申请复议，也可以直接向当地人民法院起诉。

（二）及时采取措施防止损害扩大

《医疗事故处理条例》第十五条规定："发生或者发现医疗过失行为，医疗机构及其医务人员应当立即采取有效措施，避免或者减轻对患者身体健康的损害，防止损害扩大。"医疗机构采取的及时有效的措施包括：为确认过失行为造成的损害程度而进行必要的辅助检查；为减轻损害后果而采取必要的药物、手术等治疗方法；为避免医疗事故争议而采取的其他措施。这些措施应具有很强的针对性和有效性，以力争把对患者造成的损害程度降到最低。

（三）保管各种资料，封存现场实物

《医疗事故处理条例》第九条规定："严禁涂改、伪造、隐匿、销毁或者抢夺病例资料。"第十六条规定："发生医疗事故争议时，死亡病例讨论记录、疑难病例讨论记录、上级医师查房记录、会诊意见、病程记录应当在医患双方在场的情况下封存和启封。封存的病历资料可以是复印件，由医疗机构保管。"第十七条规定："疑似输液、输血、注射、药物等引起不良后果的，医患双方应当共同对现场实物进行封存和启封，封存的现场实物由医疗机构保管；需要检验的，应当由双方共同指定的、依法具有检验资格的检验机构进行检验；双方无法共同指定时，由卫生行政部门指定。疑似输血引起不良后果，需要对血液进行封存保留的，医疗机构应当通知提供该血液的采供血机构派员到场。"

掌握第一手资料和证据，是对医疗事故或事件做出准确鉴定、准确定性、正确处理的前提条件。因此，医疗单位在接到有关当事医务人员、其所在科室发生医疗事故的报告以后，应依法做好保管和封存工作，以免发生不利于医疗事故处理的事情。

（四）调查

医疗单位对发生的医疗事故或事件，应立即进行调查、处理，并报告上级卫生行政部门。个体开业的医务人员发生的医疗事故或事件，由当地卫生行政部门组织调查、处理。病员及其家属也可以向医疗单位提出查处要求。对医疗事故或事件进行调查的过程，实际上就是为处理医疗事故或事件寻找根据，分析造成事故或事件的原因和过程，这是整个处理医疗事故或事件的关键环节。调查的过程一般涉及以下几个方面：

第一，证据的检验。首先，病员的病历是记载病情发展过程、记录医生医治方法和思路、反映医生责任心的最原始的资料。为了查明事故真相，必须对病历进行文件检验以判断病历是否被涂改。其次，对现场勘察提取的药品、药瓶和残存的药液、病员的血液、尿液及分泌物做药物分析和标本。再次，如果怀疑病员错输异型血、怀疑换错新生儿、怀疑同种异体器官移植不当，则需要做血型检验。最后，若怀疑事故是由医疗设备故障造成的，则需请专业人员对医疗设备及医疗器械等进行检验，以确定是否存在设计缺陷，有无机械故障或电路故障等。

第二，对活体进行检查，对尸体进行解剖。对活体进行检查是指对患者进行体格检查以确定患者是否残废，是否有组织器官损害导致的功能障碍，确定残废的程度及功能障碍的程度，为医疗事故的正确处理提供客观、科学的依据。对尸体进行尸检主要是对尸体进行病理解剖和法医解剖，以确定死亡的原因。

第三，对医疗单位负责人、责任医务人员、病员及其亲属、在场病友等的调查访问，针对医学疑难问题咨询医学权威等。在处理医疗事故过程中，不应忽视对医患双方的询问。因为对医患双方进行询问可以得到一些对医疗事故处理有用的信息，而且可以更好地消除医患双方的矛盾，沟通双方，以使医疗事故顺利得以解决。

（五）做出结论

医疗事故处理部门应在调查、研究的基础上，最后做出对事故的处理意见。对不构成医疗事故的案件，应以书面形式详细地向患者及其家属说明情况和理由。对构成医疗事故的案件，则要根据《医疗事故处理条例》及其他法律法规的规定，责令医疗责任人员承担民事责任或行政责任，对构成医疗事故罪的，要依法追究其刑事责任。

医疗纠纷情况复杂，政策性强，医疗单位和卫生行政部门在接待和处理上必须严肃认真，做好各个环节的工作。

（六）医疗事故处理过程中应关注的三个环节

1.接待

接待来访者的首要问题是使来访者建立起信赖感。无论有无医疗过失，都要向病人或家属表示慰问，态度诚恳热情，即使对方发怒或出言不逊，也要疏导、说服；切勿动怒。对来访者一定要耐心听，认真记，尽量多搜集与纠纷有关的材料，为开展调查提供依据。对问题不要轻易做肯定或否定的回答。来访者陈述意见时不要打断，不要插话或者做不必要的解释，防止误认为是包庇、袒护。最后必须根据事实做结论，只有周密的调查研究才能做出正确的分析判断。因此，病历、实物、现场需妥善保存和保护。

2.尸体解剖

家属流露出对医疗过程有不满时，有关医务人员就要有所准备，病员死后书面通知并引导家属进行尸检。根据相关规定，尸检要由卫生行政部门认可的专门机构和有资格的人员进行，目的是分析诊断死因，查明有无过失，手术是否误伤器官等，为鉴定和处理争议提供客观依据。

3.善后处理

善后处理一定要不徇私情，坚持原则，力求定性准确，处理恰当，结案迅速，不留尾巴。这就要争取病员或亲属的谅解、配合和支持，紧紧依靠当地政府和社会各有关部门。在达成协议的基础上最好履行公证手续，签订公证协议书，以免反复，使协议具有法律效力。

四、医疗事故的处理方式

根据《医疗事故处理条例》的规定，医疗事故处理可以有三种方式：一是医患双方自行协商解决；二是卫生行政部门解决；三是通过诉讼解决。这三种方式的顺序既不能颠倒，也不能并行而是有先后次序的，即首先是医患双方协商解决；其次是卫生行政部门的处理；再次是经人民法院受理解决。

（一）医患双方自行协商解决

医患双方自行协商解决医疗事故纠纷，实践中一般采取两种形式：一种是由医疗单位的法定代表人（一般是该单位负责人）出面与病员及其家属协商，也可以由医疗单位的法定代表人授权该单位所属成员作为代理人出面协商；另一种是通过非诉讼调解协商解决医疗事故纠纷。

所谓非诉讼调解，是指参与处理医疗事故纠纷的医疗单位的法律顾问，以事实为根据、法律为准绳，实事求是地对双方当事人进行说服调解，促成医患双方自愿协商，公正合理地解决医疗事故纠纷。在调解中，法律顾问不应偏袒任何一方，尤其要禁忌一味站在医疗单位一方损害患者方的合法权益。

专业律师提醒，非诉讼调解有作为法律顾问的律师参与，更有利于公正、合法、及时地解决医疗纠纷。

（二）卫生行政部门处理

医疗事故纠纷，经医疗单位和病员及其家属通过自行协商，对医疗事故的确认（定性）和处理不能达成协议时，应由当地医疗事故技术鉴定委员会进行鉴定之后，由卫生行政部门进行处理。卫生行政部门对医疗事故纠纷的处理，既有行政调解又有法律仲裁的双重性质。

（三）诉讼解决

《医疗事故处理条例》第四十六条明确规定："发生医疗事故的赔偿等民事责任争议，医患双方可以协商解决；不愿意协商或者协商不成的，当事人可以向卫生行政部门提出调解申请，也可以直接向人民法院提起民事诉讼。"

法律赋予每个公民向人民法院起诉，通过诉讼程序解决医疗事故纠纷的权利。为了使病员及其家属和医疗单位更好地行使向人民法院提起诉讼的权利，在向人民法院起诉时，应注意如下问题：

（1）应向当地人民法院起诉；

（2）必须在诉讼期间内向人民法院起诉。《中华人民共和国民事诉讼法》第七十五条第二款规定："期间以时、日、月、年计算。期间开始的时和日，不计算在期间内。"也即是说，期间是从当事人接到通知书的第二天算起，不应把接到通知书的当天计算在内。

第二节　医疗事故处理中的沟通

一、医疗事故处理中沟通的意义和目的

医疗事故引发的医患纠纷，在责任承担上有着明确的主体——医疗方。这就表明，在医疗事故处理中的医患沟通主要集中在赔偿范围、数额等方面。因医疗事故给患者及家属带来巨大的身心损害，引发了医患间的紧张关系；同时，也给医院和医生造成了极大的精神压力。虽然法律法规设定了赔偿标准，但在具体执行时往往因情势不同需要具体把握。在这一过程中，合理的沟通能够化解或部分化解医患之间的矛盾，修复或重建医患关系，更为合理地保障双方的权益。所以，良好的沟通具有重要的意义。

（一）有利于平和处理，避免激化矛盾

对大多数医疗事故的患者一方来说，他们所持的情绪或愤怒，或悲伤，或恐慌。面对这种强烈的情感反应，医方要积极进行沟通，化解医患之间的矛盾，疏导患方情绪。平和处理医疗事故，既能防止对患方造成进一步的伤害，也能有效预防对医方不利社会影响的造成或扩大。

（二）有利于及时解决问题，减轻双方压力

医疗事故发生后，给患者及其家属带来巨大的身心损害已成为不可避免的事实，如果不及时、合理地沟通，已造成的事故损害还会在精神和物质上给患者一方带来更大的压力，甚至拖垮患者一方，造成对患者一方更加的不公平。同样，因不及时沟通也会导致患方长期纠缠医院和医务人员，影响医疗一方的正常工作和生活，也会影响医疗机构的形象。

（三）有助于重建和谐的医患关系

在医疗事故处理中，如果医疗方能主动承担责任，积极与患方沟通，不仅能在患方谅解的基础上达成一致意见，维护社会公平，尽快解除医患危机，还能督促医务人员提高责任意识，树立"责任医院""诚信医院"的形象，提升潜在患者对医疗机构的理解与信任，从而构筑和谐的医患关系。

二、医疗事故处理中的沟通原则

（一）不激化矛盾

在发生医疗事故后，患者往往对医疗机构和某些医务人员失去了信任，抱有极大的不满和愤怒，这时就需要处理者具备沉着、冷静、自信、耐心、容忍的心理素质去回应患方，避免进一步激发矛盾。

（二）不进行无原则地让步

在医疗事故处理的沟通中，医方必须在把握自身角色和责任的同时，从患者的角度思考问题，以积极的心态和敢于承担责任的勇气与患方就事故善后进行协商沟通。但不能无原则地迁就患方，或因名、因利，甚至毫无原则地答应患方的无理要求，损害医疗方自身的利益。

（三）尊重事实，尊重科学

在医疗事故处理中，医患双方是在以事实为依据的基础上，通过详尽、公正调查和医学鉴定查明造成病人不良后果的原因、性质、程度及其因果关系的，责任性质的认定也是在调查取证基础上依法进行划分的。因此，在处理中的沟通必须尊重已认定的事实，不得凭主观臆断，随意地对事故结论进行曲解或更改。对于确实存疑的，可依法重新申请鉴定。

（四）依法解决问题

在医疗事故发生后，医患双方在处理的过程中，必须坚持以法律为准绳。依据宪法、法律、法规的相关设定和医学常规解释、分析、说明问题，特别是对医疗活动是否构成医疗事故，医疗事故的程度、责任的大小，以及应当承担责任的范围等都要以明确的法律规定为依据，做到合法、合理、公平、公正地解决问题。

三、医疗事故处理在不同时期的沟通

（一）医疗事故发生及报告阶段

1.医疗事故发生及报告阶段的沟通准备

医务人员在此时需要有充分的心理准备，明确先处理情绪再处理事情的处理顺序。

（1）心理准备

沉着冷静，耐心面对医疗事故。面对医疗事故，医方处理者（医务人员和医院管理者）常常会遭遇各种压力和困境，这些压力和困境容易使医务人员产生消极情绪和胆怯心理。处理者要求具备沉着、冷静、自信、耐心、容忍的心理素质。

（2）情绪准备

控制自己的情绪，平和处理医疗事故。能否控制情绪是能否有效化解医患冲突的前提之一。对大多数医疗事故的患者（方）来说，他们所持的情绪或愤怒，或悲伤，或恐慌等强烈的情感反应都会使人身心疲惫不堪。对于这样的恶性情绪，大多数人会选择逃避或者防御。而逃避或防御都不利于医疗事故的处理。处理者如果选择了愤怒地回应，这样会使情况变得更糟，进一步激发矛盾。

（3）氛围准备

封闭而安静的环境有利于双方沟通。接待医疗事故处理要提供一个支持性的、相对舒适的氛围，接待者应提供一个独处的环境。

（4）问候方式的准备

语言性问候：在发生医疗事故后，患者往往对医疗机构和某些医务人员失去了信任，充满着不满和愤怒，这时就需要医务人员重新树立形象，以可信赖的形象去修复这种被撕裂的医患关系。充满关切、尊重和热情的问候语会让患者感觉到温暖和值得信任。

非语言性问候：友好的语调和流露出同情的眼神对于建立起双方的信任大有帮助。在多数情况下，"如何说"比"说什么"对沟通的效果更加重要。而"如何说"则主要是由非语言信号来决定的。非语言沟通主要包括肢体动作语言和副语言等。良好的非语言沟通能有效消解患者对医方的敌意。

2.造成患者伤残的医疗事故发生及报告阶段的沟通

（1）事故发生时的沟通

发生医疗事故后，立即报告的同时及时采取有效的补救措施，尽最大可能地减轻事故或事件给患者带来的不良影响，并如实告知患者及其家属可能出现的不良后果，让患者及其家属有一定的心理准备。

（2）收集证据资料中的沟通

发生医疗事故时，虽然医院在医疗事故中负举证责任，但患者也不应消极等待，应尽量收集有利于自己的一切证据。首先，要保存好自己已有的就诊资料；其次，向律师咨询

医疗事故处理中需要的证据，对于缺失的证据，如门诊及住院病历、化验单及各类检查结果、体温单、医嘱单、处方等，这些可以要求医疗机构复印。在复印或者复制病历资料时，患者应要求自己在场，复印完之后还应要求医疗机构加盖公章。此外，还可以向同一病房的病友了解患者住院期间的情况作为相关证据，或请他们作为相关证人。

（3）事故性质及发生分析中的沟通

导致患者伤残的医疗事故发生后，医患之间应对事故发生的前因后果，医务人员的技术水平、经验和责任心，在医疗过程中的操作是否规范合理做一次详细、全面的沟通，以便对医疗事故的发生是由于医疗机构及其医务人员的疏忽大意还是由于不可抗拒的因素所造成的做出大概的判断，患方最好咨询或者请律师与医疗机构沟通，以便能全面、细致地了解情况。

（4）保管和封存现场实物及资料中的沟通

发生医疗事故争议后，对于医疗事故责任认定必不可少的实物及资料，如会诊意见、疑难病例讨论记录、上级医师查房记录，患者应要求医疗机构依法在双方当事人在场情况下进行封存；对在抢救急、危患者未能及时书写病历的，患者应要求依法定时间据实补记；对因输血反应引起的事故，血液、血浆和输血设备的封存应由医疗机构通知采供血机构派员到场，在医院、血站、患方三方共同在场的情况下进行封存；对因输液反应引起的事故，应由医疗机构和患方双方共同在场的情况下进行封存。对于封存的物品需要检验的，应当由双方共同协商指定的、依法具有检验资格的检验机构进行检验，如不能共同指定的，由基层人民法院、主管行政机关或负责鉴定的医学会指定机构进行鉴定。

（5）活体检查时的沟通

活体检查是一项对患者身体伤害程度进行确认的医疗行为。因此，在进行活体检查之前医务人员应充分尊重患者的知情同意权，就检查的目的、作用、依据、损伤、风险以及不可预测意外等情况以通俗易懂的方式向患者及其家属告知，在患者及其家属了解情况，明确同意之后，方可进行进一步的检查。

3.造成患者死亡的医疗事故发生及报告阶段的沟通

（1）即时告知

发生医疗事故后，立即报告的同时及时与患者家属沟通，做好善后准备工作，尽最大可能地减轻事故或事件给患者家属带来的不良影响，并如实告知患者家属病人的死因；如死因不明确时，应如实告知患者家属病人死因不明的事实，并告知他们如需明确死因需对尸体进行解剖确定。

（2）收集证据资料中的沟通

死亡患者的证据资料主要是病历资料，在患者死亡后，医疗方应据实补记抢救记录，在六小时之内与其他病历资料一起封存；对于有必要进行死因判定的，告知家属需要对尸体进行进一步检查。

（3）事故性质及发生分析中的沟通

在死亡事故发生后，可能的死因判断是医患双方沟通的主要环节，其中医疗方需要如实向患者家属告知患者死亡的疾病性质、医疗行为中存在的问题以及医疗方的责任，并对事故性质和发生原因进行分析并做出解释。

（4）决定和进行尸体解剖时的沟通

患者死亡后，对不能确定死因或者对死因有异议的，医务人员可以向患方提出对尸体进行解剖检查的建议，并说明尸体解剖的目的、意义、有关尸体解剖的规定等。在获得患方同意后，由患者直系亲属签署尸体解剖同意书；如果不同意进行尸检的，应当由患者直系亲属明确签署"不同意进行尸检"的意见并签名。经办医师还应将谈话的内容、时间、地点以及参加人员等情况明确记录并备案。

（5）善后处理中的沟通

纠纷中大多数是死者家属对病情的变化和治疗的并发症不能理解和接受，家属的心情充满着悲痛和愤怒，这时他们不但需要悲愤发泄的出口，而且往往会谋求获取高额的经济赔偿。因此，医疗方在善后处理中一定要坚持原则，不徇私情，力求定性准确，处理恰当，结案迅速，不留尾巴。这就需要以十分真诚的态度站在患方的立场上进行沟通，争取患者亲属的谅解和配合，力求抚慰患方的伤痛，并紧紧依靠当地政府和社会各有关部门积极协调、安抚患者家属。如果能够达成和解协议或调解协议，最好履行公证手续，签订公证协议书，以免反复；达不成协议的，告知患者家属可对医院提起民事诉讼，但仍需进行合理沟通，预防医闹等不良行为的出现。

（二）医疗事故认定阶段的沟通

1.医疗事故认定阶段的沟通准备

（1）有效倾听

首先，有效的倾听有利于处理者了解双方对待医疗事故处理的想法和要求，从而为自己选择适当的解决方式提供必要信息。其次，有效的倾听是帮助患方倾泻情绪的一种有效方式，是建立和谐医患关系的必要途径。

集中精力，专心倾听，不轻易打断患方讲述，不轻易反驳患方。接待时，要注意在患方坐定后，用热情、真诚、关怀的态度，集中精力，专心倾听患方对医疗事故处理的要求和条件。要注意听患方讲述治疗疾病存在的问题，了解患方在治疗中的不满之处和要解决的问题，以备做好应对措施，未雨绸缪。同时，接待者不要轻易打断患方的谈话或轻易反驳患方，因为，此时患方情绪不稳，容易激动，言语激烈，争论和反驳往往更容易激怒患方，即便有时是由于患方的误解引起的，也要在听完患方全部的表述之后再进行解释和澄清。

（2）及时核对

为了确认纠纷的接待者理解无误，接待者需要对患方所指出的医务人员、医疗过程及内容、处理要求等进行概括性的复述，在患方对复述内容确认无误后，再让其审核谈话记录并做确认签字。

（3）以同理心安抚患方

医生必须在把握自己的角色和责任的同时，从患方的角度思考问题。以同理心探究患方的感觉，通过倾听和察言观色来深入了解患方的情绪和感觉，并进行换位思考，设身处地地对患方所面临的境况进行分析并给予患方真诚的解答和贴心的抚慰。

（4）有责任意识

医务人员不仅要会治病，更要会待人。要有高度的责任心，急病人之所急，对病人要耐心、关心。发生医疗事故争议后，主要负责医生应就诊断、用药、手术等情况与患方及时沟通，积极疏导患方的不满情绪，获取患方的再次信任，实现医患关系的零距离。

2.对认定所依据材料采取证据保全措施时的沟通

证据保全是取证制度的重要环节，是收集证据工作中不可分割的一部分，这期间医患双方的沟通是保证事故真相得到确认的重要环节。在医疗事故的认定中，需要保全的医学证据主要是：①病历等医学文书的保全，其目的是保证在事故发生后不被恶意篡改、毁损，以使其能成为医患双方无争议的证据资料；②可疑医疗物品的保全，其中可疑医疗物品包括疑似输液、输血中残留的液体、血液或血浆、输液或输血设备以及各类用药残余，这一环节的保全目的是保证这类物品不被恶意毁损、污染或遗弃，以使其能在进行医学鉴定时对事故争议的核心问题提供科学的原始证据资料，便于通过鉴定了解损害原因与治疗行为的关联性。所以此时的沟通主要有以下几个方面：

（1）对患方质疑补记的解释沟通

在这一内容的沟通中，患方可能提出篡改病历资料的质疑，医务人员要对手术、抢救等行为发生后进行事后补记的法律规定和据实补记的重要性做出合理解释，告知他们：①在完成后6小时内补记是法律的规定，并非医疗方欲盖弥彰的行为；②据实补记的内容只能是手术、抢救等不能及时完成记录的行为，是完整病历制作过程的一部分，对之前已形成的病历记录是不容许更改也无法更改的。

（2）病历资料封存中的沟通

病历资料由双方共同封存，由医疗机构保存是法律、法规的明确规定，患者一方有异议的，医疗方要耐心解释，并告知患者一方可依法对封存的病历资料申请复印，以使其享有的知情权得到保障。

（3）疑似输液物品封存中的沟通

在封存疑似输液中残留的液体、输液设备以及各类用药残余时，患者一方往往会主观认为就是输液导致的事故，此时医务人员要耐心解释，说明这些疑似物品只是在没有明确事故原因时，被怀疑为可能导致损害发生的物品，并不能说明是医生用药错误或治疗错误，有药物本身的原因导致的，也可能是患者身体本身的原因引发的，在没有进行医学检查、检验时，医疗方也不能确定造成损害的原因。因为医疗方的目的是排除对患者身体损害的一切可能，既然出现的损害已超出了医疗方的考虑范围，我们只能进行进一步的医学检查、检验，以期取得患者一方的支持，共同封存。

（4）疑似输血物品封存中的沟通

在封存疑似输血中残留的血液或血浆、输血设备时，患者也会主观认为就是输血导致的事故，此时医务人员同样要耐心解释，说明这些疑似物品只是在没有明确事故原因时，被怀疑为可能导致事故发生的物品，并不能说明是医生或血液提供者有过错；并及时通知血液提供者到场，与血液提供者、患者三方共同完成封存。在这里，既要注意不能主观地把责任推给血液提供者，也不可大包大揽、勇敢承担责任。同时，要明确告知患者即使是输血造成的损害，也不一定是医疗事故，因为这类损害可能来自血液本身，也可能来自血液制品的制造过程，也可能来自输血设备，还可能来自患者的特殊体质，当然，也可能来自医疗行为。

3.医疗事故调查处理结果通报、反馈时的沟通

医疗事故争议调查处理结果出来后，应当及时向患者或家属通报反馈，并邀请当事医务人员、当事科室领导或院级领导耐心地向患者及其家属进行解释、说服和疏导，尽可能把问题讲清楚，让患者及其家属得到明确的答案。

4.认定费用承担的沟通

根据《医疗事故处理条例》第三十四条的规定，医疗事故技术认定可以收取认定费用。经认定，属于医疗事故的，认定费用由医疗机构支付；不属于医疗事故的，认定费用由提出医疗事故处理申请的一方支付。即如果医院提出申请，不管结果怎样，都得出鉴定费；如果患方提出申请，只有结论不是医疗事故时，才要出鉴定费。

5.再次认定的沟通

根据《医疗事故处理条例》第二十二条的规定，当事人对首次医疗事故技术鉴定结论不服的，可以自收到首次鉴定结论之日起15日内向医疗机构所在地卫生行政部门提起再次鉴定的申请。若是患方提出再次认定，医方应积极配合患方，提交所需材料；若是医方提出再次认定，应及时告知患方。

（三）医疗事故赔偿及支付阶段的沟通

1.医疗事故赔偿及支付阶段的沟通准备

（1）有高度重视的态度和公正处理的立场

并不是所有医疗事故纠纷都能够如愿以偿地解决，但处理者对医疗事故争议的高度重

视和公正的立场则是取得患者信赖和谅解的关键。因此，医疗事故纠纷处理一定要坚持公平、公正、公开、便民的原则，不能毫无原则地偏袒医务人员，只有这样，处理者才能在患者面前取得信赖。

（2）有真诚的道歉与对患方谅解的感激

不论患者自身的误解，还是属于医方的责任，医疗事故纠纷的处理者都应当向患者表示道歉。医疗服务质量和医疗技术追求无止境，发生医疗事故说明医方在服务和技术上存在一定问题，患方的投诉有助于促进医院综合实力的提升，从而不断追求更高标准的服务水平和更精湛的医疗技术。

（3）始终保持友好和平的处理意识

医患双方不是矛盾的对立面，即便发生医疗事故纠纷时也是如此。发生医疗事故时，医患双方的共同敌人是存在的问题，因此不要把投诉的患者视为敌人。医院要积极主动去解决问题，并为患者提供便利和帮助，进行应有的赔偿，不应有消极的态度和抗拒的心理。

2.赔偿权利人争议的沟通

一般来说，当医疗事故导致患者伤残时，损害赔偿请求权的主体是患者本人，当医疗事故导致患者死亡时，损害赔偿请求权就归属其近亲属。同时，在患者的身体遭受严重损害或死亡时，其近亲属也可请求精神损害赔偿，具体人数应依法律、法规的规定确定。

3.赔偿范围争议的沟通

（1）直接损失确认中的沟通

直接损失是指患者因遭受医疗上的损害而造成的现有财产的实际减少。它是由人身损害直接引发的可计算的损失，主要包括医疗费、住院伙食补助费、护理费、陪护费、丧葬费、交通费、住宿费、残疾生活补助费、残疾用具费等费用。

医务人员在与患方就直接损失赔偿进行确认沟通时，应要求患方提供有关的票据凭证，根据票据凭证直接计算赔偿数额。同时，医务人员在计算赔偿数额时应秉持公开、公正原则，准确计算赔偿数额，并积极与患方沟通，向其解释说明赔偿数额的计算结果。对于患方不支持提供票据凭证的，造成的损失由患方承担。

（2）间接损失确认中的沟通

间接损失是指当事人已经预见或能够预见的并可以期待、必然能获得的利益损失。一般是指只要不发生医疗事故，患者即应获得的收益，如误工费、患者经营的企业停业造成的利润损失、被扶养人生活费等。

针对这部分损失赔偿，《医疗事故处理条例》中有明确的计算标准，如对于误工费规定"对收入高于医疗事故发生地上一年度职工平均工资3倍以上的，按照3倍计算。"但在实践中，有些患者仅凭单位所出具的证明或者一份工资单来证明自己的收入高于医疗事故发生地上一年度职工平均工资3倍以上的，这是不够的。因此，医方在确定间接损失赔偿金额时，应要求患者提供由银行出具的个人收入证明和国家税务机关出具的税单。同时，医患双方必须遵循诚实信用原则，以善意的方式真诚协商解决医疗事故赔偿争议。

（3）精神损害抚慰金确认中的沟通

所谓精神损害抚慰金是指对患者及其近亲属因医疗事故造成的心理上或生理上的痛苦加以抚慰而给予的金钱补偿。但由于抚慰金并不是实际造成的损害，因此在赔偿的时候是比较难确定的。这就需要医患双方互相协商、互让互谅，尤其是医方要站在患方的角度去考虑，要表达出真诚的歉意，争取得到患方的谅解，抚慰患方精神上所受到的伤害，使医患双方对精神损害赔偿金额达成一致。

参考文献

[1] 张云德，严祥，严慧萍.医学证据学实用教程［M］.兰州：兰州大学出版社，2007.

[2] 张云德.医学证据学［M］.兰州：兰州大学出版社，2003.

[3] 张理义，严进.临床心理学［M］.第3版.北京：人民军医出版社，2012.

[4] 张云德.卫生法学［M］.兰州：兰州大学出版社，2017.

[5] 姚树桥，杨彦春.医学心理学［M］.北京：人民卫生出版社，2013.

[6] 张云德.心理学导论［M］.兰州：兰州大学出版社，2017.

[7] 解放.医疗纠纷处置论［M］.杭州：浙江工商大学出版社，2016.

[8] 王锦帆.医患沟通学［M］.北京：人民卫生出版社，2006.

[9] 西尔弗曼，库尔茨.医患沟通技巧［M］.杨雪松，等，译.北京：化学工业出版社，2009.

[10] 陈伟.医患沟通艺术［CD］.北京：中国科学文化音像出版社，2012.

[11] 周桂桐.医患沟通技能［M］.北京：中医药出版社出版，2013.

[12] 刘华山，江光荣.咨询心理学［M］.上海：华东师范大学出版社，2014.

[13] 刘士国.医事法前沿问题研究［M］.北京：中国法制出版社，2012.

[14] 刘慧军.医学人文素质与医患沟通技巧［M］.北京：北京大学医学出版社，2013.

[15] 胡佩诚.临床心理学［M］.北京：北京大学医学出版社，2009.

[16] 朱婉儿.医患沟通基础［M］.杭州：浙江大学出版社，2009.

[17] 李怀东.医学人文关怀的基本内涵［J］.中国医学伦理学，2012，25（4）：537.

[18] 张品南，夏作利，朱海乐.从医学人文视角看医患沟通及其法律责任［J］.医院管理论坛，2012，29（11）：7.

[19] 董玉坤，刘宇.尊重患者权利重视告知与沟通化解医患纠纷［J］.现代医院管理，2009，29（2）：7-9.

[20] 康良国，吴超，黄锐.相似安全心理学的基础研究［J］.中国安全科学学报，2017（4）.

[21] 周庆环，李红，王杉，等.北京大学七年制医学生人际沟通能力培养模式初探［J］.医学教育，2003（6）：13-15.

［22］金萍.医患沟通的方法与技巧［J］.医院管理，2015（87）：128-129.

［23］王娟，李莉，庄红平，等.医患沟通不良的心理学分析［J］.中国医学伦理学，2010，23（3）：16-17.

［24］倪辕.医患纠纷的现状分析及对策［J］.辽宁中医药大学学报，2011，5（13）：207.

［25］黄远珺，刘婷.浅谈医患沟通的方法［J］.求医问药，2012，10（3）：540.

［26］许剑峰，王文习，孙志.医患沟通的心理学技巧［J］.继续医学教育，2007，4（29）：119-120.

［27］吴国军.浅议和谐社会视野下的人的主体性觉醒［J］.法制与社会，2009（8）：328.

［28］石俊华，罗刚.现代医学科学发展对法律的挑战［J］.医学与法学，2012（4）：9-10.

［29］吕广振，崔泽.关于我国公共卫生监督体制改革的建议［J］.中国公共卫生，1997（2）.

［30］张琪，王浩宇，章秀明，等.高校临床与咨询心理学研究生对心理测量伦理的认知和态度［J］.中国心理卫生杂志，2017，31（1）：30-34.

［31］孔繁军，孙相东.医疗保障法律关系探讨［J］.理论前沿，2005，21.

［32］钱亚芳，王国平.《医疗事故处理条例》法律困境及处理对策［J］.中国卫生事业管理，2006（5）.

［33］李婉丽.关于《医疗事故处理条例》若干法律问题的探讨［J］.当代法学，2003.

［34］向春华.职业病保护的法律救济［J］.中国社会保障，2009（11）.

［35］李群.《咨询心理学》实践教学改革探索——以"助人自助"为目标［J］.合肥师范学院学报，2016，34（5）：104-107.

［36］杨芙蓉.试论行政指导在卫生行政执法中的运用［D］.苏州大学，2009.

［37］李炳坤.我国医疗服务中的关怀伦理探析［D］.南华大学，2012.

［38］丁宗禅.医患沟通存在的问题及沟通研究——以昆明市妇幼保健院为例［D］.云南大学，2013.

［39］崔荣昌.医患关系中的医患沟通研究［D］.山东大学，2008.

［40］冯军强.某综合医院医患沟通现状调查分析与对策引导的研究［D］.第三军医大学，2008：1199-1200.

［41］罗秀梅.医患沟通的影响因素研究［D］.暨南大学，2009.

［42］肖适崎.内科住院病人抑郁发生状况及相关因素的研究［D］.中国医科大学，2006.

[43] http：//blog.sina.com.cn/s/blog_62bae1640100gpen.html

[44] http：//yh707.njmu.edu.cn/html/lljc/0812310B9K8KIKGH/

[45] http：//baike.so.com/doc/5376905-5613032.html